多层螺旋 CT 心脏成像与冠状动脉造影

Multi-slice CT Cardiac Imaging and Invasive Coronary Angiography

主　编　陈步星　胡大一　洪　楠

副主编　温智勇　徐仲英

主　审　许玉韵

编　委　（按汉语拼音排序）

陈　雷　陈步星　陈威威　戴　晖
郭旭梅　洪　楠　胡大一　康　枫
李学斌　马凤云　齐旭红　任　冰
阮剑洪　孙淑红　田　婷　王　枫
温智勇　吴　舰　谢文丽　许玉韵
徐仲英　张跃林　赵希哲　周全红

北京大学医学出版社

图书在版编目（CIP）数据

多层螺旋CT心脏成像与冠状动脉造影 / 陈步星，胡大一，洪楠主编. —北京：北京大学医学出版社，2007. 10（2017. 12重印）

ISBN 978-7-81116-339-1

Ⅰ. ①多… Ⅱ. ①陈… ②胡… ③洪… Ⅲ. ①计算机X线扫描体层摄影－应用－心脏病－成像 ②冠状动脉造影 Ⅳ. ①R814.42 R816.2

中国版本图书馆CIP数据核字（2007）第136400号

多层螺旋CT心脏成像与冠状动脉造影

主　　编： 陈步星　胡大一　洪　楠

出版发行： 北京大学医学出版社

地　　址： （100191）北京市海淀区学院路38号　北京大学医学部院内

电　　话： 发行部 010-82802230；图书邮购 010-82802495

网　　址： http://www.pumpress.com.cn

E-mail： booksale@bjmu.edu.cn

印　　刷： 北京佳信达欣艺术印刷有限公司

经　　销： 新华书店

责任编辑： 高　瑾　　**责任校对：** 金彤文　　**责任印制：** 郭桂兰

开　　本： 787mm × 1092mm　1/16　**印张：** 13.5　**字数：** 326千字

版　　次： 2007年10月第1版　2017年12月第2次印刷

书　　号： ISBN 978-7-81116-339-1

定　　价： 128.00元

前　言

选择性冠状动脉造影术过去一直被认为是诊断冠心病的“金标准”。尽管选择性冠状动脉造影检查总体上还是比较安全的，但因是有创伤性检查，存在一定程度发生合并症的风险，患者往往不太容易接受，并且将近有1/3患者冠状动脉造影结果正常，因此也并非所有患者均需要行选择性冠状动脉造影检查。近几年各种诊断冠心病的无创伤性检查技术发展迅速，其中多层螺旋CT（MSCT）冠状动脉成像在诊断冠心病方面取得丰硕成果，是CT发展史上一个重要的里程碑。自2000年推出4层MSCT至2004年底推出的64层MSCT仅用了短短的4年多时间。由于64层MSCT时间和空间分辨率大大提高，加上强大图像后处理技术的应用，使得心脏CT检查技术得以成熟。目前国内已经有多家医院引进64层MSCT，有少数医院引进128层MSCT，在本书即将出版之际，国外已开始将256层MSCT应用于临床。MSCT冠状动脉造影成像正成为心血管医生和影像学医生共同研究的热点。鉴于MSCT成像技术发展迅速，如何充分合理利用MSCT技术，对心血管疾病进行合理应用和评估变得非常重要。当前也迫切需要一本相关专业书籍供心血管工作者和普通内科医生了解和掌握该项技术，真正做到合理检查与应用。

有鉴于此，本书主要内容将对MSCT成像在心脏病领域中的应用价值进行介绍和评价。考虑到读者对象主要是广大临床医生，本书前几章是对MSCT心脏成像发展历史、成像方法和图像的后处理技术进行简要介绍；同时结合MSCT图像，对MSCT成像的正常心脏和冠状动脉解剖结构以及MSCT评价冠状动脉狭窄的方法进行介绍。通过上述内容的介绍，期待临床医生对MSCT心脏成像有个大致的了解。本书的重点内容是MSCT心脏成像对冠状动脉疾病进行评价，因此将选择性冠状动脉造影作为参考标准，利用MSCT心脏成像技术评价冠心病、钙化性动脉粥样硬化、冠状动脉血运重建效果和冠状动脉变异等；同时也就MSCT评价易损斑块方面的最新进展进行了讨论。另外，本书还对MSCT成像在诊断冠状动脉疾病之外的常见心血管疾病，如先天性心脏病和外周血管疾病进行了评价。

与既往不同的是，本书由临床心血管专业医生与放射科医生共同合作编写，以心血管医生为主，从临床角度阐述MSCT在心脏疾病诊断的作用与评价。书中入选的图像均为64层和128层MSCT图像，并辅以文字注解，以图像诠释文字，更好地帮助读者理解相关内容。希望本书能成为MSCT心脏成像技术供临床医生和放射科医生使用的有益、较新又能密切结合临床实际的参考用书，并期望对提高心血管疾病的诊断水平有所帮助。这里特别要感谢许玉韵教授在百忙之中阅读书中所有章节，并提出许多宝贵意见。

由于经验不足，加上时间仓促，本书难免会有不少缺点和不足，请大家尤其影像学的专家及医生给予批评指正。

编者

2007 年 7 月

序言一

随着现代心脏病学的快速发展，心脏病诊断与治疗的方法越来越丰富。经皮介入诊断由于其立体直观及测量方便的优势，已经成为冠心病、先天性心脏病及其他心脏结构和功能异常的主要诊断方法。但是这种有创检查还具有一定的风险。所以无创检查方法仍然在临床上应用广泛，包括X射线、磁共振、核素显像等。从 X 射线诊断到 21 世纪的多层快速螺旋 CT，放射心脏病诊断经历了一个多世纪，而且随着影像技术的不断发展，目前在临床上使用的64层螺旋CT，较其上代多层螺旋CT，扫描速度更快，时间空间分辨率更高，且受呼吸心率的影响小，在冠状动脉成像方面有着特殊的应用价值，为冠心病的无创检查提供了一种安全可靠的手段。不同研究显示其对冠心病患者诊断的敏感性达 80% 以上，特异性可达90% 以上，且阴性预测值较高，达94% 左右。由此可见，冠脉螺旋CT对评价血管节段和排除冠心病方面非常有用。随着对冠状动脉易损斑块的研究认识的深入，螺旋CT对此也有一定的价值。但是，也应该注意到其对冠心病诊断的局限性，比如心律失常和严重钙化对影像的影响较大。如果对某些环节进行改进，我们相信螺旋CT将很大程度地替代有创介入诊断。此外，多层螺旋CT，结合其他无创检查手段，如超声、核素扫描等，也将大大地提高其他心血管疾病，如先天性心脏病和外周血管疾病的诊断质量和效率。本书通过对螺旋CT技术的原理、方法和其在心脏病学领域实际应用价值的介绍，将对从事心血管病学和放射影像学的广大临床医务人员提供有用的学习参考，对指导临床实践有积极的意义。

龚兰生

2007 年 7 月

序言二

冠心病是心血管病常见病之一，又是心血管病的主要死因，其中超过一半的冠状动脉事件发生在没有症状的人群。因此，早期诊断冠心病具有重要意义。尽管选择性冠状动脉造影术是诊断冠心病的“金标准”，但它是一项有创检查，有一定危险性且价格相对昂贵，患者亦不太容易接受，故不宜作为冠心病的筛查手段。多层螺旋 CT（MSCT）冠状动脉成像这一无创技术的迅速发展为诊断冠心病及其他心血管病提供了更多可选择的手段。由于64层MSCT时间和空间分辨率较高及强大图像后处理技术的应用，使64层MSCT在扫描速度、图像清晰度等技术上有了质的突破。总之，MSCT冠状动脉成像是一项无创、低危、快速的检查方法，并已成为一种重要的冠心病早期筛查及冠状动脉血运重建术后随访手段。一次成像可完成冠状动脉钙化程度分析，冠状动脉狭窄评价及冠状动脉斑块评价以及心脏结构和功能分析。但也有其局限性，如患者有严重血管钙化、心动过速、心律不齐等原因造成图像伪影或图像质量不良，将影响对结果的分析。因此，迫切需要能有这方面的专业书籍供在临床一线的医生，尤其是心血管医生了解和合理应用这一新技术。

庆幸在我有生之年能看到并认真阅读、学习了陈步星、胡大一及影像学专家合作及时编写的这本MSCT心脏成像技术及相关参考书的15个章节的内容，尤其对MSCT心脏成像的解剖结构、对心脏结构及功能分析、如何阅读和判断以及对其他心血管疾病的检查应用有了初步和深刻印象，受益匪浅。个人认为本书新颖、简要、图文并茂，结合临床实际，又能从临床角度阐述MSCT在心血管疾病的诊断与评价作用，并简要介绍了MSCT的基础知识。书中入选的图像是作者在临床一线工作中收集的64层和128层MSCT图像资料。因此，我相信该书将较好地指导广大临床工作的心血管及影像学科医生的临床实践。相信这种跨学科合作将会更好地促进卫生事业的发展。

许玉韵

2007 年 8 月

目　录

第一章　多层螺旋 CT 心脏成像的历史

第一节　概述

心脏和血管组成人体的循环系统，血液在其中按一定方向循环流动，称为血液循环。心脏是由心肌组织构成的空腔器官，是血液循环的动力装置。心脏由心包、心肌、瓣膜构成固有结构，心肌与瓣膜共同将心脏分隔为心房和心室，左、右心房和左、右心室之间分别是房间隔和室间隔。心房心室同时与肺循环和体循环系统的大血管相通，构成血液在心脏内的流动通路。心脏自身由冠状动脉供血并通过冠状静脉回流。

心脏的主要功能或者说根本功能是循环功能，即在心脏电生理活动的节律控制下，心肌不停地有规律地做收缩和舒张交替的运动，舒张时容纳静脉血返回心脏，收缩时将血液射入动脉，推动血液沿单一方向循环流动。这种运动形式与水泵类似，故心脏的循环功能又可称之为泵血功能或泵功能。此外心脏还具有分泌心钠素和其他具有生物活性成分的内分泌功能。

人体血液循环的主要任务是完成体内物质的运输，维持机体新陈代谢，因此，作为血液循环原动力的心脏，其结构和功能是否正常具有极其重要的意义。心脏结构异常和功能异常之间往往具有复杂的因果关系及相互作用，结构异常程度和功能异常程度之间也往往不平行或不匹配。只有从心脏的结构和功能两方面作出评价，才是对心脏完整的评价。由于心脏的泵功能主要是以物理运动的方式实现，所以以物理原理为主的各种影像学方法是目前临床对心脏结构和功能评价的主要客观检查手段。临床症状、体征及心肌酶学等化验检查也是评价心脏结构和功能的有效方法。

医学影像学以 X 线引入临床应用为起点，至今已逾百年历史。X 线及其后发展的各种影像学方法均具有穿透性的特点，能够透过体表观察人体内部结构，极大地拓展了诊断学的范畴，提高了诊断的准确度。在 X 线应用于临床最初的几十年间，心脏领域的影像学研究主要以 X 线透视及摄片为主。与肺脏和骨骼不同，心脏内部缺乏天然对比，故 X 线下仅能观察心脏大血管的外形，并通过其外形的改变推断内部结构异常，或者观察心包、心瓣膜或冠状动脉的钙化。随着技术进步，新原理和新方法不断产生。目前，用于心脏结构和功能评价的医学影像学方法除了常规 X 线检查外，还包括冠状动脉造影及心房心室大血管造影、超声成像（ultrasonic imaging）、核医学（nuclear medicine）、核磁共振（nuclear magnetic resonance，NMR）或称磁共振成像（magnetic resonance imaging，MRI）、计算机体层成像（computed tomography，CT）等。冠状动脉造影仍是诊断冠状动脉狭窄的金标准。心房心室大动脉造影广泛用于先天性心脏病，尤其是复杂的心脏畸形的结构及血流动力学方面的评价。自20世纪60年代超声检查被引入临床后，二维、三维及多普勒超声等以其简便易行的优势成为现在临床进行心脏结构和功能评价的首选方法。核医学的诊断方法主要应用于心肌灌注、心肌梗死范围及存活性的研究。MRI和CT随着近年来技术的进步，迅速成为心脏领域的最新手段，对心脏形态和功能的各个方面给予有效的评价。

第二节　多层螺旋CT成像在心脏疾病检查中的应用历史

1972年，G Hounsfilde博士成功地将传统的X线摄影与计算机技术相结合，发明了CT并因此获得了1979年诺贝尔医学和生理学奖。30余年来，CT的硬件及软件技术经历了数次跨越式发展，CT也逐渐应用于心脏领域并成为一项成熟的技术。

最早期的CT，由于结构上的不成熟，导致扫描及成像时间过长，只能应用于脑部等静止的结构。技术进步后，扫描和成像时间缩短，胸腹部可以通过屏气克服呼吸运动的影响。当时的CT，每屏气一次，只可以完成胸部或腹部单层图像的扫描成像，如果层厚是10mm，通常需要屏气20～30次才能完成整个胸部的扫描。而心脏每分钟数十次的搏动，使得此时的CT无法应用于心脏。

传统CT的扫描方式是X线球管旋转扫描，检查床移动到下一扫描位置（即进床过程），再次旋转扫描，再次进床，每次扫描获得单层图像。1989年，应用滑环技术和连续进床技术，CT实现了X线球管旋转的同时进行扫描，由此诞生了螺旋CT（helical or spiral CT）。螺旋CT使扫描时间大为缩短，单次屏气20～30s即可完成整个胸部或腹部的扫描。1998年北美放射年会上，多层螺旋CT（multi-slice CT or multi-detector CT，MSCT or MDCT）推出，意味着CT技术的又一次大的进步。多层螺旋CT以多层排列的探测器代替以往的单层探测器，并且随着探测器的增宽，X线球管发射的也不再是传统的扇形X线束，而是锥形X线束。多层螺旋CT的X线球管每旋转一周，可获得探测器宽度范围上的多层图像，因此扫描速度再次大大提高，采集速度是单螺旋CT的数倍，完成单器官扫描时间缩短到数秒到十余秒。也正是因为探测器的增宽，多层螺旋CT在实现快速扫描的同时可实现大范围的扫描，例如，单次屏气即可完成胸腹联合扫描，所以多层螺旋CT也被称为容积CT（volume CT，VCT）。多层螺旋CT在推出之初，仅为4层CT，随后迅速出现8层、10层、16层、32层、40层、64层和128层CT等众多产品。目前，国内外的多层螺旋CT以16层和64层CT居多。

多层螺旋CT的快速大范围扫描使心脏CT检查得以成熟，具体来说，针对心脏不间断有规律搏动的特点，多层螺旋CT主要通过软硬件技术手段在下列方面进行设计及优化：

第一，提高时间分辨率。提高时间分辨率的意义在于降低心率对心脏CT成像质量的影响，提高检查的成功率。多层螺旋CT心脏成像的时间分辨率是一个复杂的概念，包括形成单层图像的时间分辨率（X-Y轴时间分辨率）和完成整个心脏扫描所需的时间（Z轴时间分辨率）。X线球管旋转的速度越快，探测器宽度越宽，时间分辨率也就越高，同时扫描原始数据的重建算法也影响时间分辨率，采用多扇区重建算法比单扇区重建算法能获得更高的时间分辨率。现在，64层CT可以在特定条件下实现最高40多毫秒的图像时间分辨率，5s内完成整个心脏的扫描。目前，又有双源CT推出，即配置两个X线球管及两个对应的探测器，能够进一步提高时间分辨率。

第二，提高空间分辨率（尤其是Z轴空间分辨率）。提高空间分辨率的意义在于使心脏的精细结构显示得更清晰。CT扫描获得的是X-Y轴图像，即轴位（横断位）图像，但心脏结构具有复杂的几何构象和空间走行，尤其是冠状动脉，需要在轴位以外的层面观察其解剖形态，因此必须利用Z轴数据对轴位图像重组。过低的Z轴空间分辨率将使重组图像模糊且出现锯齿状边缘。自16层CT起，CT实现了体素各向同性，即横断面图像的空间分辨率（也称X-Y轴分辨率）基本等同于纵向的空间分辨率（也称Z轴分辨率），这就意味着扫描获得的横断面图像重组为冠状、矢状或其他方位的图像后无明显失真。多层螺旋CT的空间分辨率与单排探测器的采集厚度、探测器的排列方式、原始数据的插值重建算法、X线球管的焦点尺寸和形状等因素有关。目前，64层CT的Z轴空间分辨率可以达到0.4mm左右，128层CT的分辨率可达0.31mm。

第三，优化图像后处理技术。薄层大范围的CT扫描使数据量骤增，优化影像后处理技术的意义在于更高效地处理庞大的数据流，同时使CT诊断由二维平面模式向多维空间模式发展。在心脏CT领域，可以实现冠状动脉分析、心功能分析、计算机辅助诊断技术等。优化图像后处理技术主要依赖工作站的软硬件完成。

多层螺旋CT使心脏CT检查得以成熟和普及，但最早有效进行心脏CT检查的却不是多层螺旋CT，而是电子束CT（Electron Beam CT，EBCT）。电子束CT也称超高速CT，在1983年前后发明并应用于临床。电子束CT的设备结构与普通CT及螺旋CT有本质区别，它采用电子枪产生电子束，并通过聚焦及偏转线圈控制电子束方向，使之扫描环形阳极靶（钨靶），代替了传统CT上机械旋转运动的X线球管，没有任何机械运动，工作过程全部电子化，这是它能进行高速扫描的基础，也是它的真正创新之处。电子束CT的特点是扫描速度快，成像时间短，其每周扫描时间最快约50余毫秒，适合于心脏等运动器官。正是由于上述特点，电子束CT也被认为是CT技术的巨大进步，可将其划分为新一代CT。但是，电子束CT由于设备昂贵，在国内外装机数量有限，除了扫描速度快外无其他明显优势，而且，随着CT的发展，64层及64层以上CT的最高时间分辨率已经与电子束CT接近或相当，而多层螺旋CT的空间分辨率优于电子束CT。因此，多层螺旋CT普及率明显高于电子束CT。多数学者认为电子束CT是CT发展中的一个重要的旁支。电子束CT在心脏CT领域的工作是开拓性的，现在多层螺旋CT对心脏检查中的许多技术和方法即源于电子束CT。

第三节　影响多层螺旋CT心脏成像检查的技术因素

多层螺旋CT心脏成像检查能否取得高清晰图像取决于多种因素，为提高心脏CT成像的成功率，有必要对影响心脏多层螺旋CT检查的各种因素进行分析。

一、心率

由于心脏不停地做有节律的收缩和舒张运动，因此，心率对心脏CT检查的影响最显著。心率的影响主要包括心率过快和心律不齐两个方面。

正常成人的平均心率约为75次/分，即一个心动周期约为800ms，其中心房的收缩期和舒张期分别约为100ms和700ms，心室的收缩期和舒张期分别约为300ms和500ms，心房和心室共同的舒张期约为400ms。虽然现在多层螺旋CT的最高图像时间分辨率可达40ms

左右，但这并不意味着多层螺旋CT的X线球管可以在这么短的时间内完成一周的旋转并成像，受到机械装置原理和材料等的限制，现在的多层螺旋 CT 球管旋转最快约为 350 毫秒 / 周。数百公斤甚至上吨的旋转机件以接近每分钟200转的速度旋转，所需要的功率是相当惊人的，由此产生的向心加速度约为重力加速度的十余倍。尽管如此，350ms对于心动周期来说仍然相当长，所以，多层螺旋CT进行心脏检查时，必须利用心电门控技术，即利用多个不同心动周期中相同的时相（一般是舒张晚期，此时心脏相对运动幅度较小）的数据进行图像重建，这种心电门控也被称为回顾性心电门控。多层螺旋CT的图像时间分辨率是在硬件基础上依靠软件算法获得的，对心率十分敏感（尤其是采用多扇区重建算法时），如果心率加快，心动周期更短，心脏搏动对图像的影响必然增大，即运动伪影加重，表现为图像模糊，血管显示不清，锯齿状改变错位不连续等。如果心律不齐，每个心动周期长短不一，进行重建的数据不一定均来自舒张晚期的时相，也会导致图像紊乱或错位不连续。对于4层或16 层多层螺旋 CT，一般认为心率小于 60 ~ 75 次 / 分时，图像质量较好[1-5]。Hoffmann 等[6]对 50 名心率在 45 ~ 103 次 / 分的患者研究表明，对于 16 层 CT，心率和图像质量呈显著负相关，获得最佳图像质量时的心率小于等于75次/分，而在期前收缩或心律不齐的患者中，88% 患者的图像无法达到临床诊断要求。Nieman 等[7]将 78 例患者按心率快慢分为 3 组，第 1 组心率为 49 ~ 62 次 / 分，第 2 组为 63 ~ 72 次 / 分，第 3 组为 73 ~ 104 次 / 分。结果第 1 组 78% 的冠状动脉节段可用于分析，第 2、3 组分别为 73% 和 54%，检测冠状动脉狭窄的敏感度和特异度三组分别为 97%、74%、67% 和 96%、94%、94%。对于 64 层 CT，心率在 75 ~ 80 次 / 分也可获得较满意的心脏 CT 图像质量[8-10]。双源 CT 更可以在 80 ~ 100 次 / 分的心率下获得符合临床诊断要求的 CT 图像[11-13]。

电子束 CT 没有机械旋转结构，通过电子束偏转完成每周旋转的时间远小于心动周期，受心率过快的影响比多层螺旋 CT 小，并且，电子束 CT 采用前瞻性心电门控技术，即通过 R 波触发扫描，当心律不齐时，对少数不规则出现的 R 波可以漏过不触发采集，对心律不齐的敏感性低于多层螺旋 CT[14-16]。

心率过快和心律不齐导致心脏 CT 的图像质量显著下降，甚至检查失败，除了对 CT 设备的性能进行改善外，实际工作中还可以综合采取下列措施提高检查的成功率。首先，当患者来到医院的影像科室时，不要立即开始检查，最好让患者休息一段时间后处于静息状态下再开始检查；检查前与患者进行必要的沟通，使之对检查过程心中有数，消除紧张情绪，有利于心率的平稳缓和；连接好心电门控装置后，除了观察患者的心率是否满足检查要求外，还需要正确地对患者进行呼吸和屏气训练，使之配合检查，同时可观察患者屏气与不屏气时是否有明显的心率变化。多层螺旋CT往往根据屏气前的心率自动选择扫描时的螺距，如果屏气后心率变化明显就会导致螺距与心率不匹配，影响图像质量，这种情况下，可在扫描前人工输入患者屏气后的心率值使之匹配[17]。其次，对于心率超过 70 ~ 80 次 / 分的患者，在没有禁忌证的条件下，CT 检查前约 1 小时可采取药物控制心率，最好使心率控制在 70 次 / 分以下。其中，最常使用的是 β 受体阻滞剂，例如美托洛尔或普萘洛尔，口服和静脉途径给药均可[5, 18-22]。Shim 等[23]使用 16 层螺旋 CT 在心脏 CT 检查前 1 小时给 15 例心肌缺血的患者口服普萘洛尔 20 ~ 40mg，并与 24 例对照组比较后得出结论，使用 β 受体阻滞剂降低心率后，心脏 CT 显示冠状动脉的图像质量明显改善，尤其是对右冠状动脉的显示。

此外，根据心率选择单或双（多）扇区算法对CT重建图像也有明显影响。双（多）扇区算法能提高多层螺旋CT的图像时间分辨率，适用于心率较快的患者，但其代价是使空间分辨率有所下降，并且对心律不齐更加敏感，因此，心率较慢的患者采用双（多）扇区算法不一定是最佳策略。綦维维等[17]对78例患者的心脏CT图像进行分析后认为，心率小于70次/分的患者适用于单扇区算法，70～80次/分的患者适用于双扇区算法。

部分CT设备还具备心电门控编辑功能，通过插入或删除心动周期，人为调整心跳节律，使部分偶有心率不齐患者的图像质量得到改善[10]。

二、数据重建技术

如前所述，目前的多层螺旋CT均采用回顾性心电门控。由于多层螺旋CT扫描获得的是连续容积数据，图像可以在心动周期（R-R间期）的任何时间段重建，因此选择合适的重建时相以保证图像质量是十分重要的，尤其是对冠状动脉的观察。多数研究认为，在50%～70%的R-R间期重建图像质量比较好，这个时期一般是处于舒张中期，对于冠状动脉显示良好[5, 24-26]。但左冠状动脉前降支、回旋支及右冠状动脉最佳的重建时相仍有细微差别，Hong等[21]认为，左冠状动脉前降支重建最佳时相为50%和60% R-R间期，左冠状动脉回旋支为60%，右冠状动脉为50%。Kopp等[24]认为，左冠状动脉前降支最佳时相为60%～70% R-R间期，左冠状动脉回旋支为50%，右冠状动脉为40%。Achenbach等[25]则认为左冠状动脉主干及前降支重建最佳时相为70%～80% R-R间期，左冠状动脉回旋支及右冠状动脉为50%。实际工作中，一般可选择50%～70%的R-R间期重建，必要时增加其他重建时相，从中选择最佳的重建时相，不过，增加重建时相会成倍的增加工作量，降低效率，因此需要根据实践经验和实际情况均衡图像质量和工作效率之间的关系。与多层螺旋CT相似，电子束CT图像质量也与前瞻性心电门控的触发时相有关，其时相选择类似于多层螺旋CT[15-16]。

多层螺旋CT采集的容积数据经过重建后得到的是横轴位断层图像，通常有数百层的图像。不论是观察冠状动脉，还是观察心房心室等，一般都要对横轴位图像进行重组，以其他的方式或角度进行显示，由于16层以上的多层螺旋CT实现了体素的各向同性，重组的图像空间分辨率等同于横轴位图像，保证了重组图像具有良好的图像质量。结合横轴位图像和重组图像观察，方能得出比较全面的结论。横轴位图像重组的方法通常有如下几种：最大密度投影法（maximum intensity projection，MIP）、多平面重建（multiplanar reformations，MPR）、表面遮盖显示（surface shaded display，SSD）、容积重现或体绘制（volume rendering，VR）、仿真内镜（virtual endoscopy，VE）等[27-35]。其中，MPR属于二维平面图像，适于多角度观察心脏形态结构，而且，还可以沿任意路径行曲面MPR（图1-1）。

以冠状动脉走行为路径，进行冠状动脉曲面MPR，能将弯曲走行的冠状动脉“展开”，有利于其全程的显示（图1-2，图1-3）。

而且MPR保留了心脏各结构的真实密度，对细微结构显示良好。MIP、SSD及VR等方法均为指定三维空间内符合指定密度的组织结构的立体图像，在医学影像学后处理工作站上，这些方法产生的图像可以任意角度旋转，以便从不同角度进行观察。MIP一般用于显示冠状动脉，方法快速，图像类似血管造影，与SSD方法相比能显示更多细节（图1-4，图1-5）。

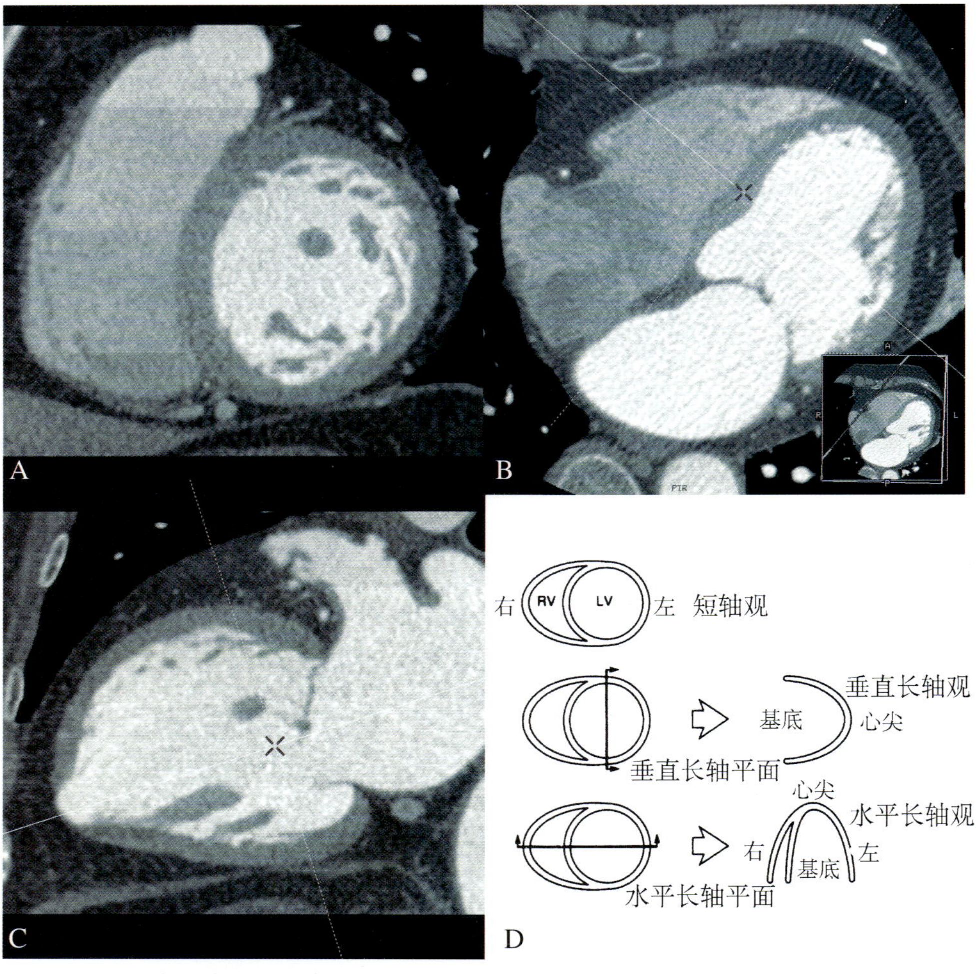

图1-1 A至C为心脏MPR重建图像。A，左室短轴位图像；B，左室垂直于室间隔的长轴位图像；C，左室平行于室间隔的长轴位图像；D，心脏长短轴模式图

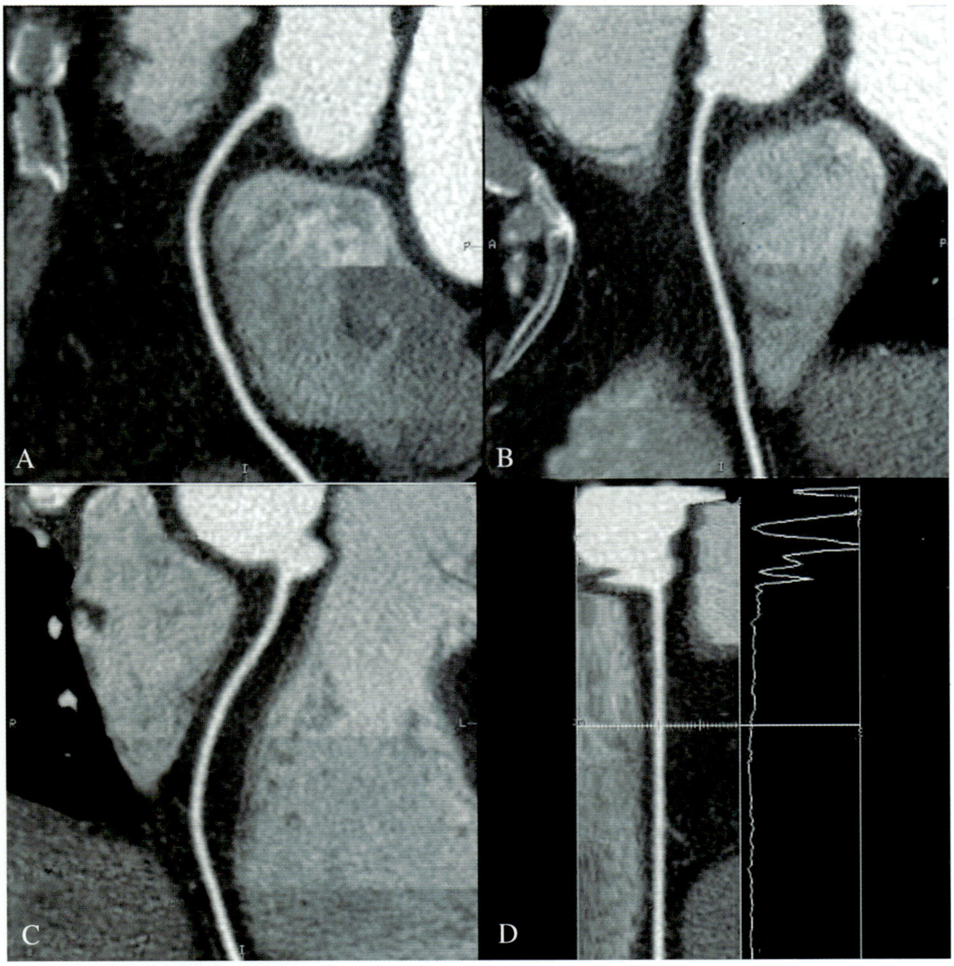

图 1-2　右冠状动脉曲面 MPR 图像。A 至 C，不同角度右冠状动脉曲面 MPR 图像；D，右冠状动脉血管拉直图像

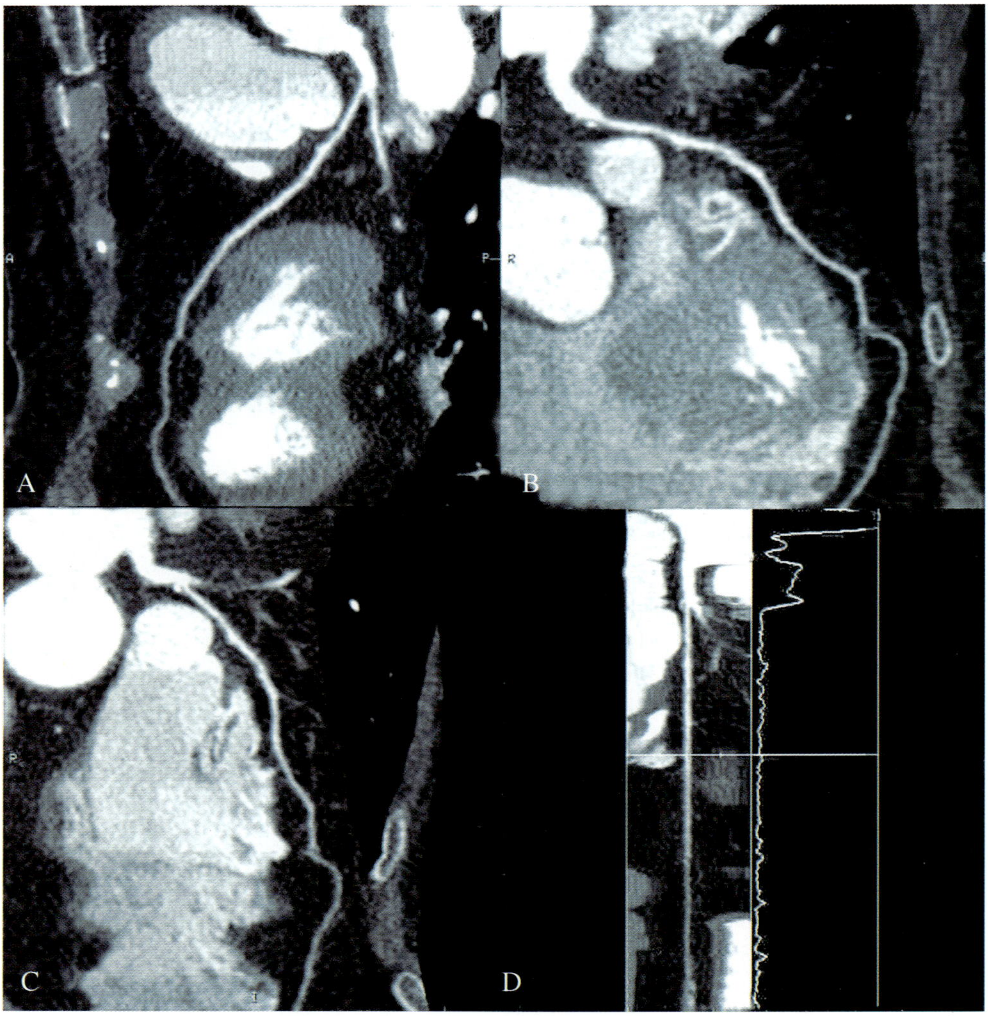

图 1-3　左冠状动脉前降支曲面 MPR 图像。A 至 C，前降支不同角度曲面 MPR 图像；D，前降支血管拉直图像

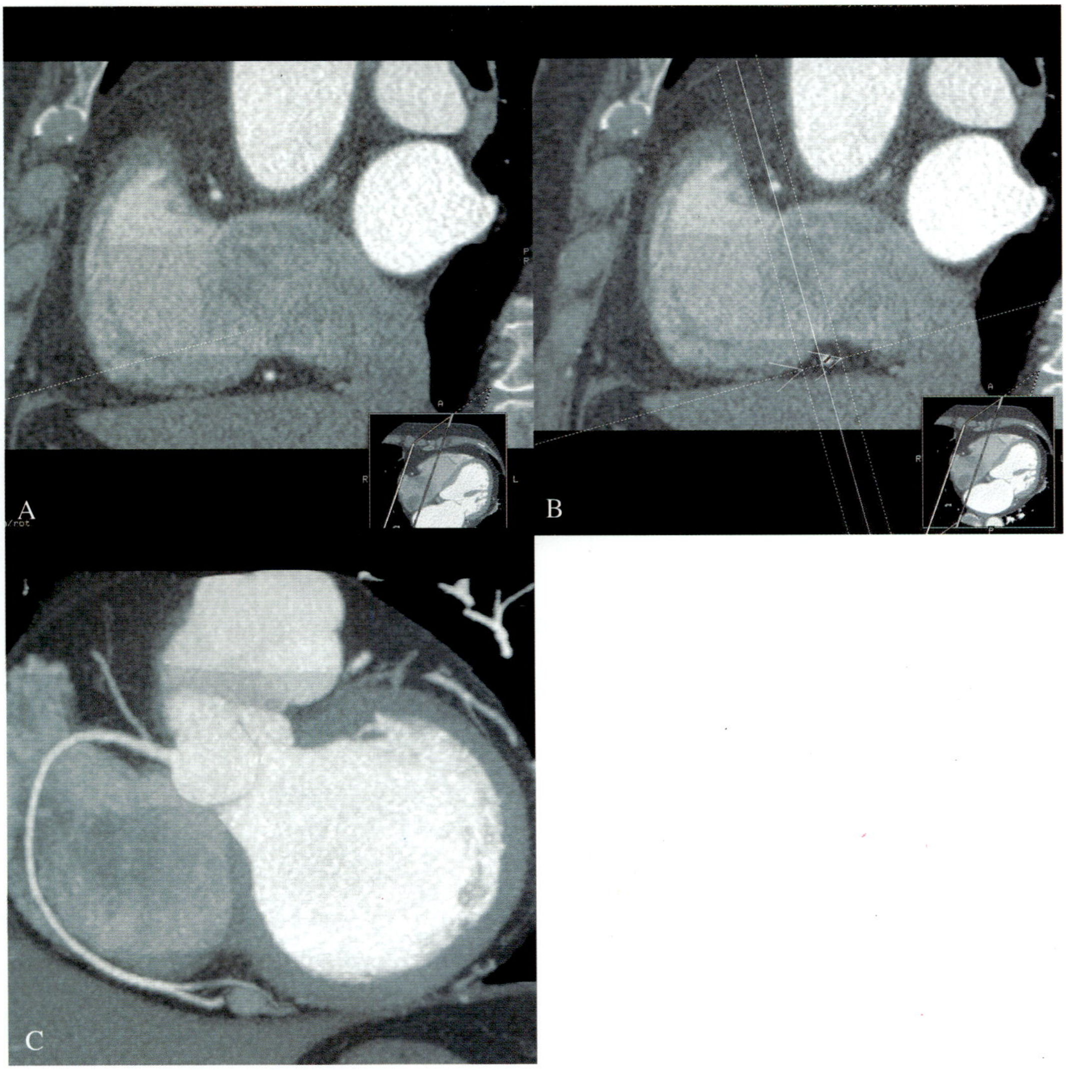

图 1-4　右冠状动脉 MIP 重建图像。A，经右冠状动脉近段和远段的 MPR 图像，显示管腔横断面；B，MPR 图像上确定用 MIP 方法重建右冠状动脉的重建范围；C，MIP 重建显示右冠状动脉

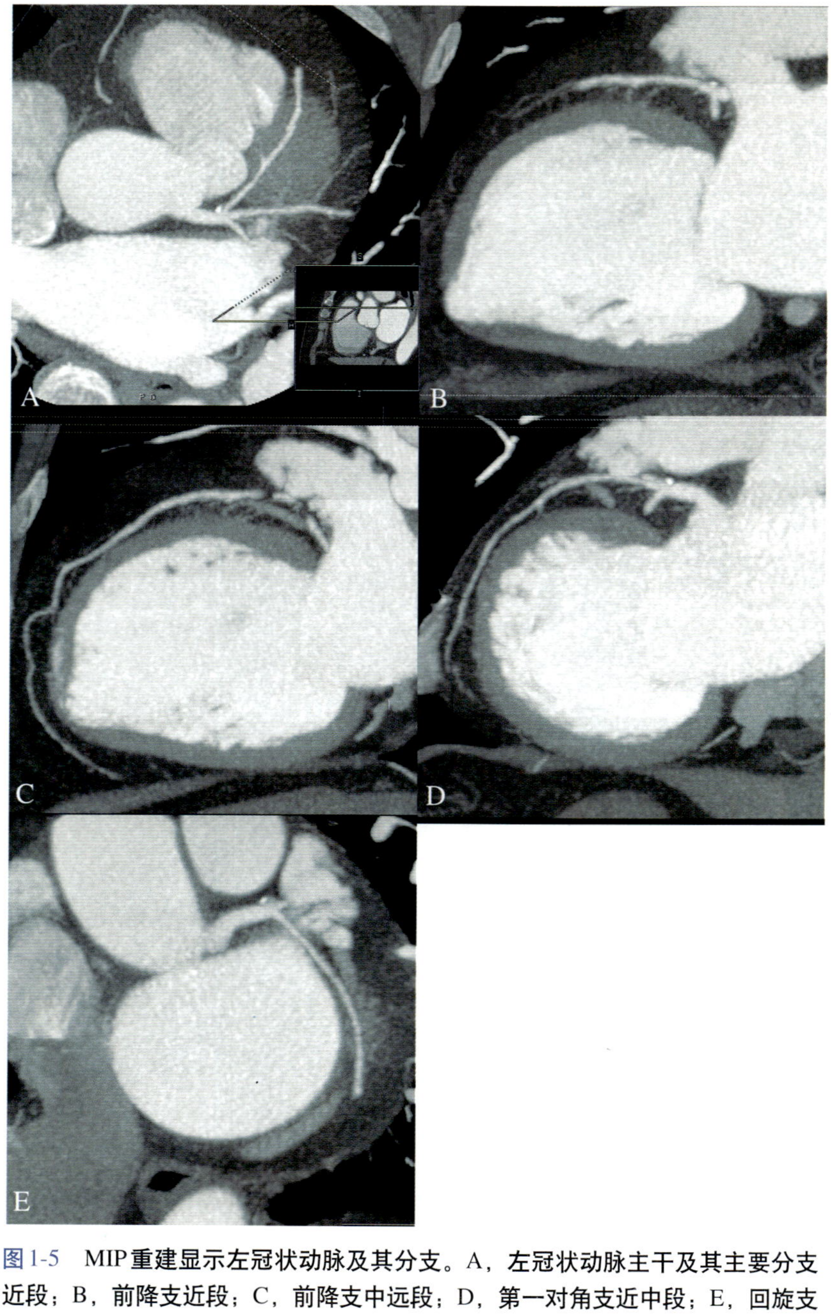

图 1-5 MIP重建显示左冠状动脉及其分支。A，左冠状动脉主干及其主要分支近段；B，前降支近段；C，前降支中远段；D，第一对角支近中段；E，回旋支近中段

不过，用MIP时，若指定空间过小，冠状动脉及其分支走行往往超出范围，无法全程显示，尤其是左冠状动脉及其分支，指定空间过大，周围其他血管、心室、胸骨、肋骨、脊柱等密度超过冠状动脉的结构会遮挡冠状动脉。并且MIP立体感不强。SSD过程复杂，需要仔细地选择密度区间，区分感兴趣组织和其他非感兴趣组织，在此基础上，还要仔细地增减那些无法通过密度区分的结构，操作者的经验和熟练程度对SSD重组的效果和效率影响巨大。SSD最终对所选择的结构形成外表面并予以光照和阴影渲染，立体感强，但对细微结构显示不佳。由于SSD可以选择特定组织和结构，在心脏CT中，可以通过SSD重组心腔或心肌，计算其容积或质量，也可以总体上显示冠状动脉的大致情况。VR类似SSD，也需要进行密度和组织选择，最终形成的图像可以用多种颜色区分不同结构，显示更为生动（图1-6）。

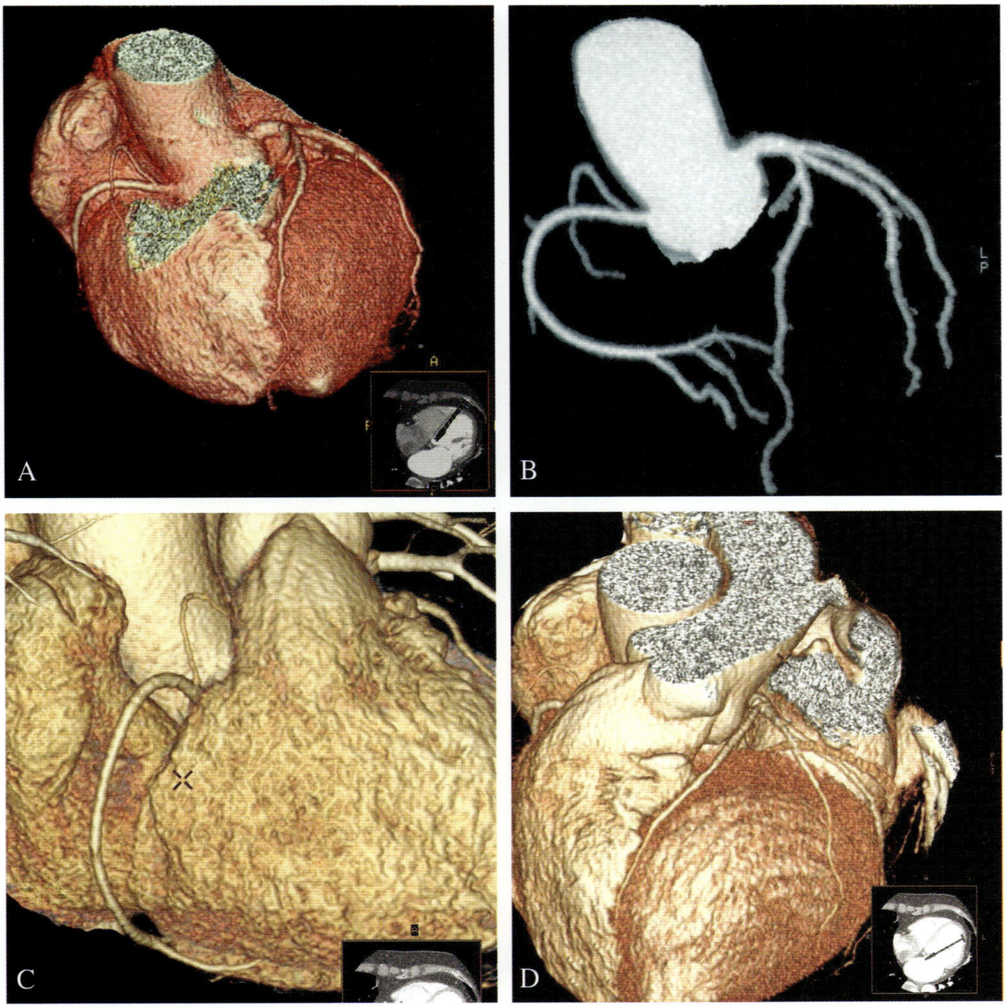

图1-6　VR以及MIP重建图像显示心脏及冠状动脉。A，心脏VR重建图像；B，冠状动脉MIP图像；C，右冠状动脉VR重建图像；D，左冠状动脉及其主要分支VR重建图像

仿真内镜则是对心腔或血管腔内表面进行重建，形成类似内镜的效果。目前临床应用较少。

三、造影剂的应用

应用心脏多层螺旋 CT 对心脏结构和功能的检查通常需使用造影剂，其主要目的是通过造影剂充盈血管腔和心腔，使血管腔和血管壁，心腔和心肌的密度产生显著差异，对上述结构进行形态和功能分析；通过造影剂在心肌内的循环分布过程，分析心肌供血情况；此外，心脏肿瘤或肿瘤样病变也需要进行增强扫描。造影剂一般采取高压注射器肘静脉内团注的方法，根据使用造影剂的目的，调整造影剂注射速率、注射量和注射时机使其同CT扫描参数相匹配。对于心脏 CT，最常见的检查目的就是要清晰显示冠状动脉，注射时机的选择主要是通过实际测量造影剂循环时间确定，即正式注射造影剂之前先注入少量造影剂（一般为 20ml 左右），固定于升主动脉根部层面以每秒 1 帧或每 2 秒 1 帧连续扫描，测量主动脉根部（冠状动脉开口处）造影剂浓度达到峰值的时间，据此确定扫描时机。也可以测量血管内造影剂峰值浓度（CT值），据此设定扫描触发阈值，正式注射造影剂时，当血管内 CT 值超过设定阈值即触发扫描。对于多层螺旋 CT，每秒注射含有 1g 碘（造影剂的有效成分），持续注射含总量40g碘的造影剂可充分显示冠状动脉管腔及管壁[36]，一般可设定注射速率为 3 ~ 5ml/s，每 ml 含碘 350 ~ 370mg 的造影剂总量 80 ~ 100ml。如果使用双针筒的高压注射器，可以在团注造影剂后立即注射生理盐水，一方面可以在减少造影剂用量的同时保持冠状动脉内造影剂浓度，另一方面可减轻上腔静脉内造影剂浓度防止其产生伪影[37]。

此外，使用造影剂存在出现过敏及其他不良反应的可能，临床工作中需注意。

四、放射剂量

由于多层螺旋CT心脏检查采集时层厚薄、扫描覆盖范围大以及采集效率高等原因，患者实际接受的X线辐射剂量成为多层螺旋CT临床应用当中必须考虑的问题[38]。尤其是如果将来将多层螺旋 CT 作为在无症状人群中筛查冠心病的常规方法时，这个问题将更加明显。例如，国外有研究表明[19]，对于 4 层螺旋 CT，使用回顾性心电门控，在 1 ~ 1.25mm 层厚的条件下，心脏 CT 的放射剂量等同于冠状动脉造影检查，是年人均背景辐射剂量的 2 ~ 3 倍。如何在不降低图像质量的前提下降低放射剂量，也是心脏 CT 检查中重要的研究领域。目前降低扫描剂量的主要技术手段包括：智能滤过技术、自动毫安条件、自动毫安设置、可变速扫描和期相选择曝光技术、电子束CT方式扫描等[39-41]。随着这些技术的成熟，它们将有望成为CT 心脏检查的标准程序中的一部分。也许，这些技术将作为CT 心脏检查的标准设置而应用于检查过程中，作为CT的使用者或作为医学影像学医师，在操作CT或解读CT图像时，可能没有特别注意到这些技术的应用及其产生的作用，但是减少放射剂量，关注放射防护，应是放射影像从业人员的主要职责之一。

五、其他影响心脏 CT 检查图像质量的因素

除了上述的技术因素外，尚有其他情况可能影响心脏CT检查[42-43]。例如心功能不全等

可导致循环时间异常，影响扫描时机的判断及造影剂在心腔及冠状动脉内的分布，进而影响检查效果。手术置入的金属夹、金属支架、冠状动脉钙化、心脏起搏器的金属导线等高密度物质有可能产生明显的线束硬化伪影，影响对正常结构的观察。扫描时呼吸运动或患者身体的其他运动也可导致检查失败。体重超重的患者图像噪声明显增加。

参考文献

1. KuettnerA, Trabold T, Schroeder S, *et al.*Noninvasive detection of coronary lesions using 16-2detector multislice spiral computed tomography technology: initial clinical results. *J Am Coll Cardiol*, 2004 , 44 : 1230-1237.
2. Martuscelli E, RomagnoliA, D′ Eliseo A, *et al.* Accuracy of thin slice computed tomography in the detection of coronary stenoses. *Eur HeartJ*, 2004, 25:1043-1048.
3. Ropers D, Baum U, Pohle K, *et al.* Detection of coronary artery stenoses with thin-slice multi-detector row spiral computed tomography and multiplanar reconstruction.*Circulation*, 2003, 107:664-666.
4. 洪澄, Becker CR, 朱芳, 等. 冠状动脉狭窄的多层螺旋 CT 诊断. 中华放射学杂志, 2002, 36:605-608.
5. 毛定飚, 滑炎卿, 王鸣鹏, 等. 心率及重建相位窗对多层螺旋 CT冠状动脉造影图像质量的影响. 中华放射学杂, 2004, 38:521-524.
6. Hoffmann MH, Shi H, Manzke R, *et al.* Noninvasive coronary angiography with 16-detector row CT: effect of heart rate. *Radiology*, 2005, 234:86-97.
7. Nieman K, Rensing BJ , van Geuns RJ, *et al.* Non-invasive coronary angiography with multislice spiral computed tomography: impact of heart rate. *Heart* , 2002 , 88:470-474.
8. Leschka S, Wildermuth S, Boehm T, *et al.* Noninvasive coronary angiography with 64-section CT: effect of average heart rate and heart rate variability on image quality. *Radiology*, 2006, 241:378-385.
9. Mahnken AH, Hohl C, Suess C, *et al.* Influence of heart rate and temporal resolution on left-ventricular volumes in cardiac multislice spiral computed tomography: a phantom study. *Invest Radiol*, 2006, 41:429-435.
10. 王锡明, 武乐斌, 李振家, 等. 64 层螺旋 CT 在冠状动脉造影中的应用. 中华放射学杂志, 2005, 39:1201-1204.
11. Achenbach S, Ropers D, Kuettner A, *et al.* Contrast-enhanced coronary artery visualization by dual-source computed tomography:initial experience. *Eur J Radiol,* 2006, 57:331-335.
12. Johnson TR, Nikolaou K, Wintersperger BJ, *et al.* Dual-source CT cardiac imaging: initial experience. *Eur Radiol*, 2006, 16:1409-1415.
13. Scheffel H, Alkadhi H, Plass A, *et al.* Accuracy of dual-source CT coronary angiography: first experience in a high pre-test probability population without heart rate control. *Eur Radiol*, 2006, 16:2739-2747.
14. 董智, 朱杰敏, 刘喆, 等. 心率过快、心律不齐及起搏器置入患者的电子束 CT 冠状动脉成像. 中华放射学杂志, 2006, 40:273-275.
15. Lu B, Shavelle DM, Mao S, *et al.* Improved accuracy of non-invasive electron beam coronary angiography. *Invest Radiol*, 2004, 39: 73-79.
16. Mao S, Budoffm J, Bin L, *et al.* Optimal ECG triggerpoint in electron beam CT studies: three methods for minimizing motion artifacts. *Acad Radiol*, 2001, 8: 1107 - 1115.
17. 綦维维, 武靖, 杜湘珂, 等.64 层螺旋 CT 心脏冠状动脉检查质量控制和扫描参数优化研究.中华放射学杂志, 2006, 40:1322-1325.
18. Herzog C, Arning-Erb M, Zangos S, *et al.* Multi-detector row CT coronary angiography: influence of reconstruction technique and heart rate on image quality. *Radiology*, 2006, 238:75-86.
19. Schoepf UJ, Becker CR, Ohnesorge BM, *et al.* CT of Coronary Artery Disease. *Radiology*, 2004, 232:

18-37.

20. Becker CR, Ohnesorge BM, Schoepf UJ, *et al*. Current development of cardiac imaging with multidetector row CT. *Eur J Radiol*, 2000, 36:97-103.
21. Hong C , Becker CR, Huber A, *et al*. ECG-gated reconstructed multi-detector row CT coronary angiography: effect of varying trigger delay on image quality. *Radiology*, 2001, 220:712-717.
22. Pannu HK, Alvarez W Jr, Fishman EK, *et al*. Beta-blockers for cardiac CT: a primer for the radiologist. *Am J Roentgenol*, 2006, 186 (Suppl):S341-345.
23. Shim SS, Kim Y, Lim SM, *et al*. Improvement of image quality with beta-blocker premedication on ECG-gated 16-MDCT coronary angiography. *Am J Roentgenol*, 2005, 184:649-654.
24. Kopp AF, Schroeder S, Kuettner A, *et al*. Coronary arteries retrospectively ECG-gated multi-detector row CT angiography with selective optimization of the image reconstruction window. *Radiology*, 2001, 221:683-688.
25. Achenbach S, Ulzheimer S, Baum U, *et al*. Noninvasive coronary angiography by retrospectively ECG-gated multislice spiral CT. *Circulation*, 2000, 102:2823-2828.
26. 邝平定, 张敏鸣, 朱建华, 等. 多层螺旋 CT 回顾性心电门控冠状动脉重建的最佳 R-R 时相及其临床应用. 中华放射学杂志, 2004, 38:178-183.
27. Napel S, Marks MP, Rubin GD, *et al*. CT angiography with spiral CT and maximum intensity projection. *Radiology*, 1992, 185:607-610.
28. Lawler L, Fishman E. Multi-detector row CT of thoracic disease with emphasis on 3D volume rendering and CT angiography. *Radio graphics*, 2001, 21:1257-1273.
29. van Ooijen P, van Geuns R, Rensing B, *et al*. Noninvasive coronary imaging using electron beam CT: surface rendering versus volume rendering. *Am J Roentgenol*, 2003, 180:223-226.
30. Nieman K, Oudkerk M, Rensing BJ, *et al*. Coronary angiography with multi-slice computed tomography. *Lancet*, 2001, 357:599-603.
31. Achenbach S, Giesler T, Ropers D, *et al*. Detection of coronary artery stenoses by contrast-enhanced, retrospectively electrocardiographically-gated, multislice spiral computed tomography. *Circulation*, 2001, 103: 2535-2538.
32. Becker C, Knez A, Leber A, *et al*. Detection of coronary artery stenoses with multislice helical CT. *J Comput Assist Tomogr*, 2002, 26:750-755.
33. Nieman K, Cademartiri F, Lemos PA, *et al*. Reliable noninvasive coronary angiography with fast submillimeter multislice spiral computed tomography. *Circulation*, 2002, 106:2051-1054.
34. Ropers D, Baum U, Pohle K, *et al*. Detection of coronary artery stenoses with thin-slice multi-detector row spiral computed tomography and multiplanar reconstruction. *Circulation*, 2003, 107:664-666.
35. 雷子乔, 韩萍, 田志梁, 等. 16 层螺旋CT后处理方法在评价冠状动脉狭窄中的应用价值. 临床放射学杂志, 2006, 25:126-129.
36. Becker CR, Rist C, Hong C, *et al*. Contrast bolus optimization in four row multi-detector CT angiography of the coronary arteries. *Eur Radiol*, 2003, 13 (suppl 1):585.
37. Fleischmann D. Use of high concentration contrast media: principles and rationale-vascular district. *Eur J Radiol*, 2003, 45:S88-S93.
38. Morin R, Gerber T, McCollough C. Radiation dose in computed tomography of the heart. *Circulation*, 2003, 107:917- 922.
39. 梁长虹, 黄飚. 多层 CT 技术飞速发展, 临床应用不断创新. 中华放射学杂志, 2006, 40:901-902.
40. 张森, 杜湘珂, 李剑颖. 心电图调制电流对于容积CT心脏扫描图像质量及曝光剂量的评估.中华放射学杂志, 2006, 40:974-976.

41. d'Agostino AG, Remy-Jardin M, Khalil C, *et al.* Low-dose ECG-gated 64-slices helical CT angiography of the chest: evaluation of image quality in 105 patients. *Eur Radiol*, 2006, 16:2137-2146.
42. Nakanishi T, Kayashima Y, Inoue R, *et al.* Pitfalls in 16-detector row CT of the coronary arteries. *Radio graphics*, 2005, 25:425-438.
43. Choi HS, Choi BW, Choe KO, *et al.* Pitfalls, artifacts, and remedies in multi-detector row CT coronary angiography. *Radiographics*, 2004, 24:787-800.

第二章　多层螺旋CT心脏成像检查的基本方法

多层螺旋CT心脏成像检查能否取得高清晰图像取决于多种因素，为提高心脏CT图像质量的优良率和MSCT检查的成功率，在MSCT检查前、检查过程中应考虑到影响心脏多层螺旋CT检查的各种因素。

一、扫描前准备工作

当患者来到医院的检查室时，不要立即开始检查，最好让患者休息一段时间后处于静息状态下再开始检查。检查前与患者进行必要的沟通，使之对检查过程心中有数，消除紧张情绪，有利于心率的稳定。如有明显心律不齐、心脏瓣膜关闭不全、植入人工心脏起搏器、造影剂过敏等特殊情况，不建议作本检查。在检查之前还应做如下工作。

（一）心率的监护

稳定的心率对心脏MSCT检查非常重要；目前对稳定心率有两种可供选择的方法。第一种方法，对β受体阻滞剂无禁忌证的检查者在检查前常规给药物，如检查前给美托洛尔50～100mg；如果在CT扫描前心率＞75次/分，有建议给予静脉注射β受体阻滞剂，如艾司洛尔500μg/kg或美托洛尔5mg静脉注射[1]。第二种方法，对静息心率＞70次/分的患者，给予口服β受体阻滞剂；对于心率较慢且相对稳定的患者，可在冠状动脉造影扫描开始前1～2分钟舌下含服硝酸甘油使冠状动脉扩张，从而达到最好的检查效果。对于心率波动较大的患者，必要时给予吸纯氧，流量为2～4L/min。

（二）患者的摆位

患者的体位为足先进，去除紧身内衣，使患者处于较舒适的状态，同时也可避免内衣对电极的摩擦。

（三）心电监护仪的准备

将心电监护仪的电缆连接到扫描架上，并将心电监护仪上的三条导线与心电模拟器连接好。在患者的左、右侧锁骨下及肋弓下固定电极，按图2-1所示将患者身上的三个电极与心电监护仪上的三条连线按黑、白、红的顺序连接，连接好之后心电监护仪上会出现患者当前的心电图和心率；此时如果连接正常，扫描室内操作台上的门控键呈现绿色，否则该键呈现红色，无法进行正常扫描（图2-2）。

（四）呼吸训练

当心电监护仪与患者连接之后，开始对患者进行屏气训练，通常为吸气后屏气。虽然冠状动脉的扫描时间为5s左右，但为了获得稳定的心率，一般在患者屏气后5s开始扫描，患者的实际屏气时间为10s，因此在进行呼吸训练时要对患者进行超过10秒的屏气训练，在患者屏气时注意观察患者的心率变化，如患者的心率变化在10s内超过5次/分，可给予患者吸纯氧（2～4L/min），并反复进行几次类似的训练。通过上述方法后，如果患者在

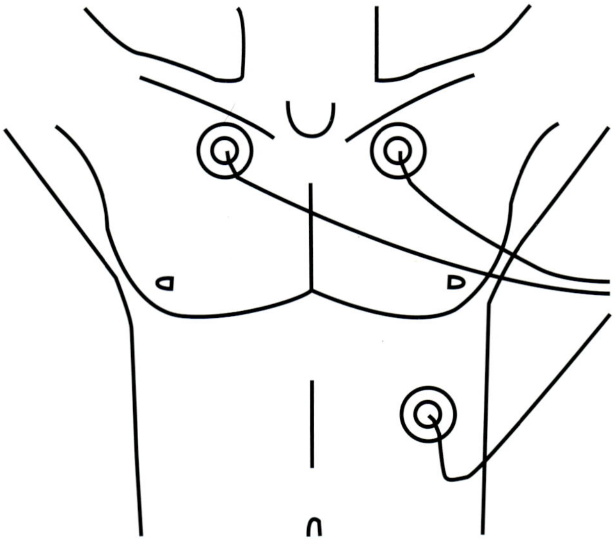

图2-1　监护仪上的三个电极颜色指示分别置于双侧锁骨下和左肋弓下

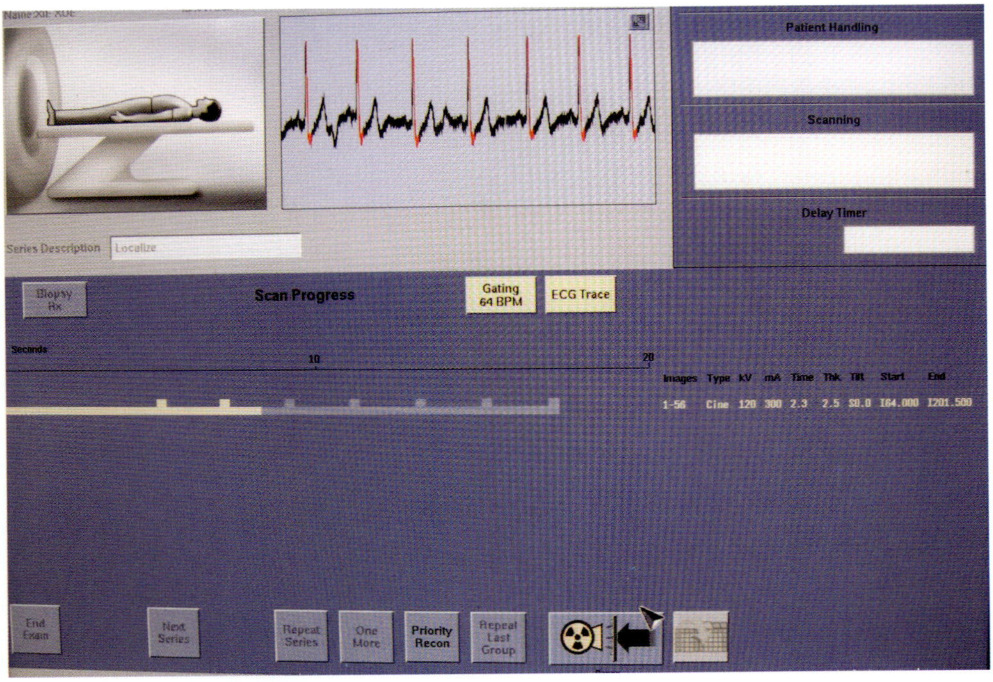

图 2-2　心电监护仪连线与患者连接后，CT 扫描机上出现的界面

屏气前后心率仍超过 5 次 / 分，这时开始扫描，实际心率可能与扫描时差距较大，将造成配位不准，图像质量不佳。此时可以通过呼吸训练时对心率的观察，人工设置患者在启动扫描后可能的心率，对这种心率变动进行改善，称为心率覆盖（override），进而改善图像质量。

二、造影剂的准备

MSCT对心脏的结构和功能进行成像检查时通常需使用造影剂，其目的是通过造影剂充盈血管腔和心腔，使血管腔和血管壁、心腔和心肌的密度产生显著差异，因而可对心脏结构和功能进行分析。造影剂一般采取高压注射器肘静脉内团注的方法，根据使用造影剂的目的，调整造影剂注射速率、注射量和注射时机使其同 CT 扫描参数相匹配。

（一）造影剂的选择

目前常用的 CT 造影剂按浓度分为每 ml 含碘 300mg、320mg、350mg 和 370mg。冠状动脉的特点是弯曲而细长，其分支和远端血管直径小于3mm，因此每ml含碘300mg和320mg的造影剂由于碘浓度相对较低不利于冠状动脉远端和小分支的显示，同时由于管腔浓度相对不高而缩小了与软斑块的密度差，不利于对斑块的观察和测量；每ml含碘350mg和370mg的造影剂均能提供对冠状动脉远端和细小分支的显示，但是在造影剂首次经肘静脉回流至右心房时，在上腔静脉和右心房产生强烈的伪影，每ml含碘370mg的造影剂更为明显，尤其在使用单筒高压注射器不用盐水冲洗的情况下，这种伪影会影响对冠状动脉的诊断。综合考虑，每 ml 含碘 350mg 的造影剂更适合于冠状动脉造影。

（二）造影时机选择及造影剂用量

对于冠状动脉 MSCT 造影来说，注射时机的选择主要是通过实际测量造影剂循环时间确定，即正式注射造影剂之前先注入少量造影剂（一般为20ml左右），固定于升主动脉根部层面以每秒1帧或每2秒1帧连续扫描，测量主动脉根部造影剂浓度达到峰值的时间，据此确定扫描时机。也可以测量血管内造影剂峰值浓度（CT值），据此设定扫描触发阈值，正式注射造影剂时，当血管内CT值超过设定阈值即触发扫描。对于多层螺旋CT，每秒注射含有 1g 碘（造影剂的有效成分），持续注射总量含 40g 碘的造影剂可充分显示冠状动脉管腔及管壁[2]，一般可设定注射速率为 3 ～ 5ml/s，每 ml 含碘 350 ～ 370mg 的造影剂总量 80 ～ 100ml。

单筒注射器　吸入 90ml 造影剂，其中 20ml 用于测定循环时间，65ml 用于冠状动脉造影。也有人建议先吸入90ml造影剂，再缓慢吸入30ml生理盐水，可降低上腔静脉和右心房伪影，但操作稍显复杂，且有时可能会造成造影剂被盐水稀释。

双筒注射器　如果使用双针筒的高压注射器（图2-3），可以在团注造影剂后立即注射生理盐水，一方面可以在减少造影剂用量的同时保持冠状动脉内造影剂浓度，另一方面可减轻上腔静脉内造影剂浓度防止其产生伪影[3]。当使用双筒注射器时，一个注射筒中吸入80ml造影剂，另一个注射筒中吸入40ml生理盐水（图2-4）。由于盐水的注射是在造影剂注射完成后立即启动，因此造影剂的用量和注射时间就比较重要，造影剂用量不合适，盐水可能起不到稀释上腔静脉和右心房造影剂的作用或是将主动脉及冠状动脉的造影剂稀释了[3-4]。

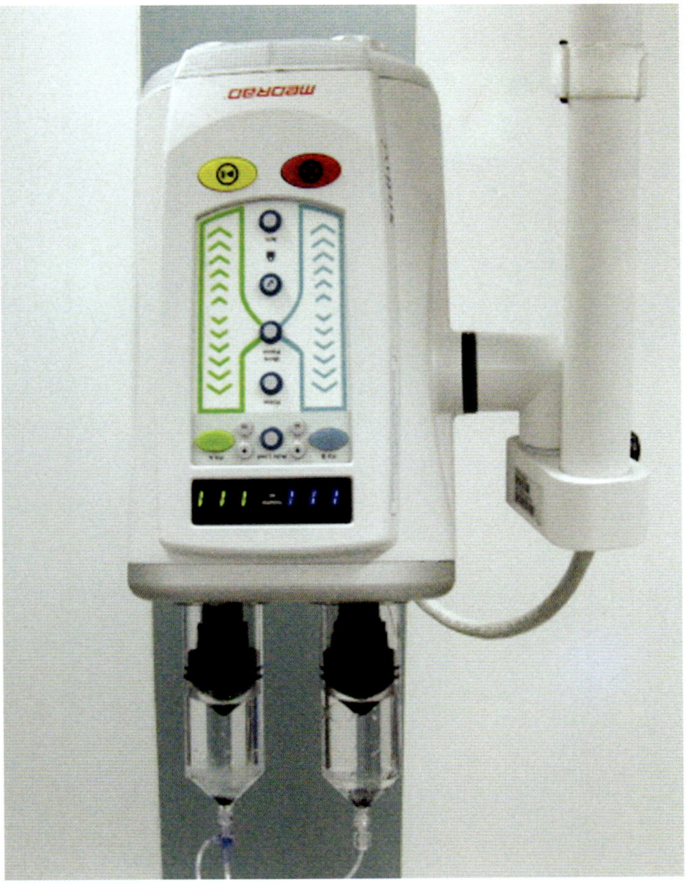

图 2-3　双筒注射器

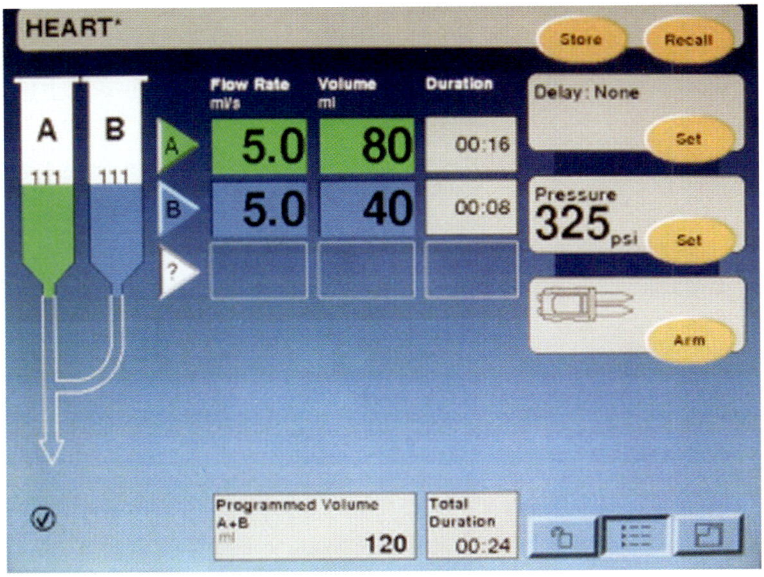

图 2-4　双筒注射器操作界面图

如何确定合适的造影剂用量　根据主动脉根部的时间密度曲线，以图 2-5 所示为例，确定造影剂的峰值时间为7×2+8=22s，造影剂到达主动脉根部的时间为2×2+8=12s，而盐水的注射速度与造影剂一样（即 12s），在造影剂注射完 12s 后，盐水开始逐一对主动脉根部及冠状动脉内的造影剂进行稀释。因此，必须在盐水达到前的最后一个点（即 2×1+8=10s）开始扫描。根据造影剂峰值时间及扫描的延迟时间，通过调整造影剂的用量而达到最佳扫描图像，即造影剂的注射时间 =26 － 10=16s，而造影剂的注射速率是 5ml/s，则造影剂的用量为 16×5=80ml。

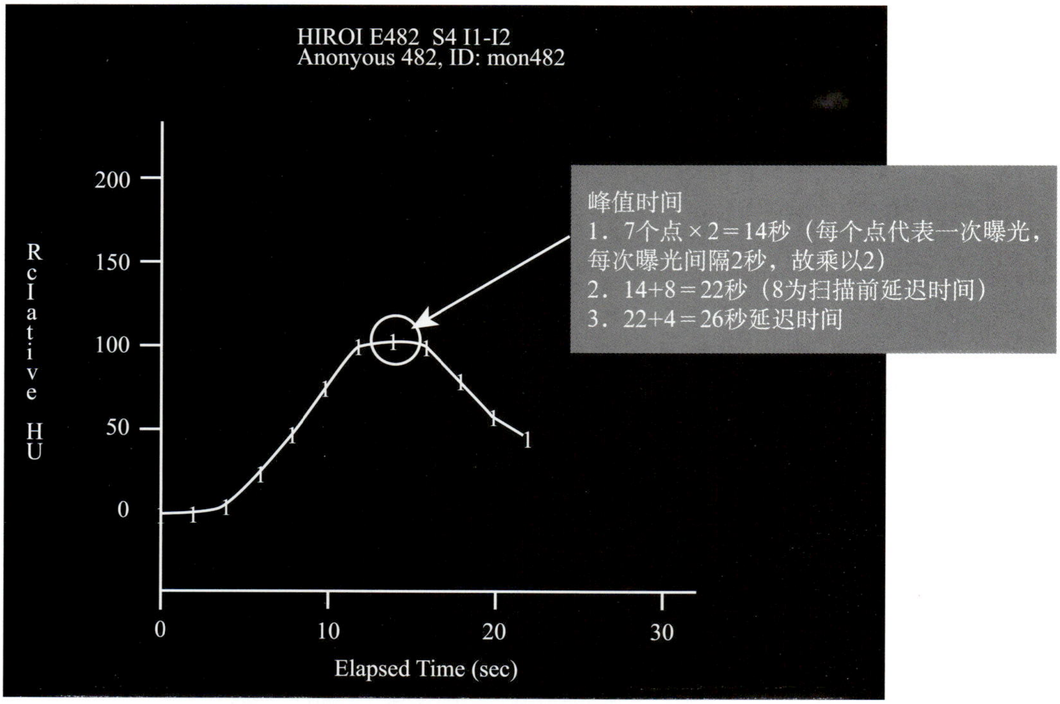

图 2-5　峰值时间的确定及延迟时间的计算

如果用公式表示，为 V=（Td － Ta)×R，其中 V 代表造影剂用量，Td 代表扫描延迟时间，Ta 代表造影剂（盐水）达到前最后一点的时间，R 代表注射速率。由此可见，在注射速率不变的情况下，Td和Ta基本上保持不变，这时增加造影剂的用量会延长造影剂在主动脉和冠状动脉处于峰值时间（平台期），同时会延迟盐水的注射时间，降低对上腔静脉和右心造影剂的稀释作用；造影剂用量减少，会缩短主动脉和冠状动脉的造影剂灌注平台期，甚至会被盐水稀释降低强化效果。

此外，使用造影剂存在出现过敏反应及其他不良反应的可能，临床工作中需注意。

三、扫描

进行MSCT扫描时，尽可能保证操作过程的流畅，以减少患者在扫描床上的等候时间，从而避免患者因焦虑或紧张而引起心率的上升或波动。下面以 GE 公司 128 层 LightSpeed VCT 为例简要介绍心脏 CT 扫描方法。

（一）预扫描确定心脏上方（心底部）与心脏下方（心尖部）之间需要扫描的范围（图 2-6）

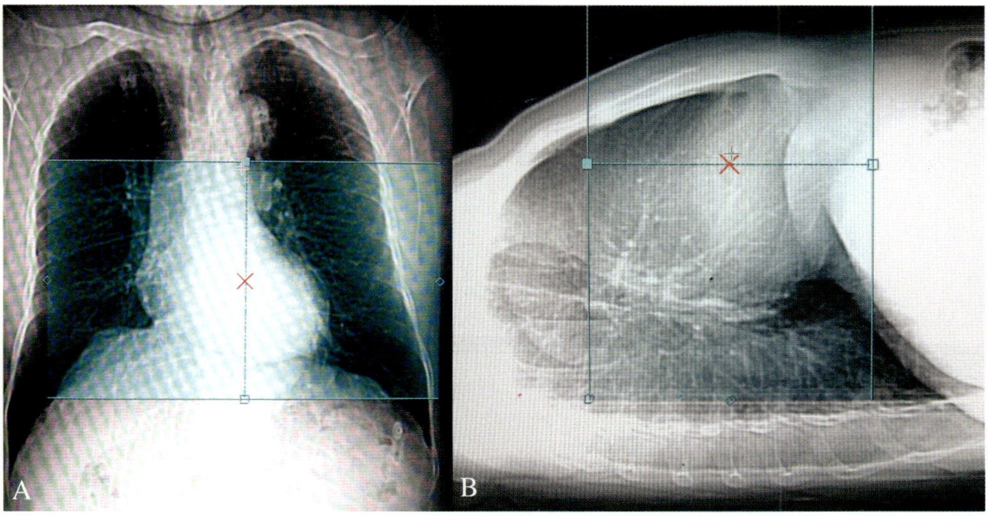

图 2-6　预扫描心脏确定需要扫描的区域。A，心脏前后位图像；B，心脏侧位图像

（二）非门控低剂量螺旋扫描

目的是为冠状动脉造影扫描和测定峰值时间的同层动态扫描提供断面定位，有经验的操作人员可以不做。

非门控低剂量螺旋扫描（在 CT 扫描机上选择参数如下）：

- Scan Type：Helical
- rotation Time：0.5s
- Start Location：主动脉弓
- End location：心尖
- Interval：5mm
- Thickness：5mm
- SFOV：Large
- DFOV：25cm
- KVp：120
- MA：80

（三）冠状动脉钙化积分扫描 用于对冠状动脉钙化积分分析

在造影剂增强时，冠状动脉内钙化、金属和造影剂均呈白色，它们之间很难区别。在无造影剂增强时，通过冠状动脉钙化扫描就很容易识别冠状动脉钙化与非钙化的冠状动脉，对评价冠状动脉钙化、支架、导管和其他容易与造影剂混淆的异物十分有用。冠状动脉钙化扫描的临床意义将在第九章中详细介绍。

冠状动脉钙化积分扫描（在 CT 扫描机上选择参数如下）：

- Scan type：Cine

- ISD：1.0
- Reconstruction：Segment
- Recon Type：Standard
- Trigger Delay：70%
- Images per R-R Interval：1
- Rotation Time：0.5s
- Start Location：气管隆突下 1cm
- End Location：心尖部
- Interval：2.5mm
- Thickness：2.5mm
- SFOV：Large
- DFOV：25cm（固定值，不要调整）
- KVp：120
- MA：300

（四）峰值时间测量扫描（timing bolus）和延迟时间的确定（图 2-7）

峰值时间测量扫描（在 CT 扫描机上选择参数如下）：

- Scan type：Axial
- Monitor Location：主动脉根部冠状动脉左主干开口处
- Rotation Time：0.5s
- Interval：0
- Thickness：5mm
- Prep scan delay：1.5
- SFOV：Large
- DFOV：25
- KV：120
- MA：40
- Number of slices：14
- Contrast amount：20ml/s
- Injection rate：5ml/s

通过同层动态扫描可以获得升主动脉根部冠脉主干部位的时间密度曲线，如图 2-5 所示，可以得到造影剂在该部位的峰值时间，由于扫描速度比造影剂在冠状动脉远端的充盈速度快，需要在峰值时间上再加 4s 作为启动扫描的延迟时间。有时因心脏搏动的影响或患者屏气不好，可能会导致升主动脉根部的时间密度曲线不规则甚至无法正常显示，这时也可以改测量同一平面的降主动脉的时间密度曲线，由于降主动脉的位置比较固定，不易受心脏搏动和呼吸的影响，通常都可以获得良好的时间密度曲线，只需将该位置的峰值时间减去大约 2s 既为升主动脉根部的峰值时间。

（五）冠状动脉造影扫描（在 CT 扫描机上选择参数如下）

- Scan type：Cardiac Helical

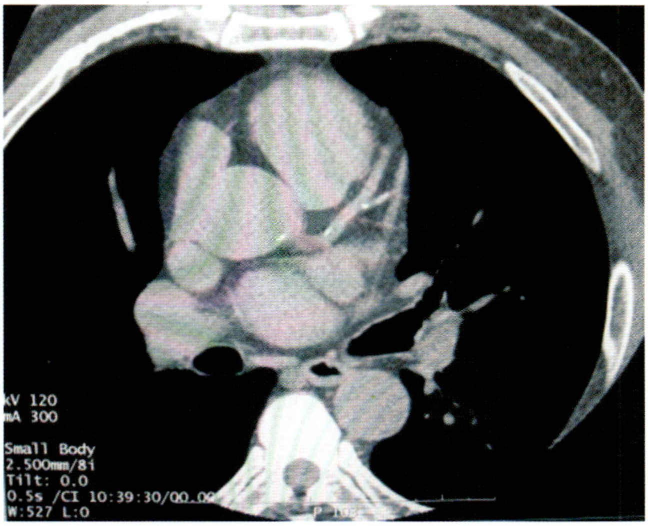

图 2-7 峰值时间测量的起始定位图

- Acquisition mode：根据患者的心率选择适当的采集方式，详见表 2-1
- Rotation Time：0.35s
- Start Location：基于定位图像或平扫图像
- End Location：基于定位图像或平扫图像
- Slice Thickness：0.625mm
- Slice Interval：0.625mm，不要进行重叠重建，否则会出现伪影（因心脏扫描为特殊的后门控螺旋扫描方式）
- SFOV：Cardiac Large
- DFOV：25（也可适当调整以适合心脏大小）
- Pitch：系统根据患者心率自动设定，其匹配关系见表 2-1 及表 2-2
- KVp：120
- MA：可根据患者的情况设定，通常为550～730mA，也可以采用ECG自动调节mA，其推荐参数见表 2-3
- 造影剂用量、注射速率和延迟时间：见前述

表 2-1 心率与后门控采集方式及螺旋距比的关系

HR range 心率范围	Gantry speed 机架速度	Acquisition Mode 重建 / 扫描模式	Pitch 螺距
30 ～ 39 BPM	0.35	Snapshot Segment（SSEG）	0.20
40 ～ 49 BPM	0.35	Snapshot Segment（SSEG）	0.20
50 ～ 59 BPM	0.35	Snapshot Segment（SSEG）	0.23
60 ～ 74 BPM	0.35	Snapshot Segment（SSEG）	0.26
75 ～ 85 BPM	0.35	Snapshot Burst（SSB）	0.20
86 ～ 95 BPM	0.35	Snapshot Burst（SSB）	0.22
96 ～ 105 BPM	0.35	Snapshot Burst（SSB）	0.24
106+ BPM	0.35	Snapshot Burst（SSB）	0.26
114+ BPM	0.35	Snapshot Burst（SSB+）	0.20

表 2-2　采集方式、心率、螺旋比和扫描时间的对照关系

Acquisition Mode 重建 / 扫描模式	Heart Rate （BMP） 心率范围	Gantry Rotation Time 机架速度	Cardiac Helical Pitch 心脏螺距	Me for 12cm's coverage On LightSpeed VCT
Segment	30~39 BPM	0.35	0.20	5.25 s
Segment	40~49 BPM	0.35	0.20	5.25 s
Segment	50~59 BPM	0.35	0.23	4.60 s
Segment	60~74 BPM	0.35	0.26	4.00 s
Burst	75~85 BPM	0.35	0.20	5.25 s
Burst	86~95 BPM	0.35	0.22	4.80 s
Burst	96~105 BPM	0.35	0.24	4.50 s
Burst	106+ BPM	0.35	0.26	4.00 s
Brust Plus	114+ BPM	0.35	0.20	5.25 s

表 2-3　心电图自动调节毫安推荐值，其 Full Range 默认值为 65% ～ 85%，也可根据需要调整

Patient Size 患者体重大小	Minimum mA Value 最小 mA 值	Maximum mA Value 最大 mA 值
Small	100mA	450mA
Average	250mA	550mA
Large	400mA	750mA

四、扫描后的处理

扫描图像必须经过处理后才可以进一步进行分析和判断，一般采用回顾性心电图门控技术，它与前瞻性心电图门控不同之处在于前者是一种连续采集，可使我们在扫描后对原始数据进行挑选和处理以获得最好的图像质量。CT扫描时，扫描程序默认的后门控取样期相为75%，但扫描本身是一个连续采集过程，将从 0 ～ 99% 的期相图像全部重建出来，这样图像可能会达到 10 000 幅以上，分析一个患者的图像需要很长时间。在实际工作中一般应用多重期相重建，通常可以按从5% ~ 95%、间隔5%进行重建，可以对各个期相的图像进行观察，也可以通过电影回放来观察心脏的运动状态。根据实践经验，约有 50% 的右冠状动脉和 10% 的左冠状动脉在 45% 左右的期相显示较好，而且心率越快，这种趋势会越明显。一般建议在 35% ～ 50% R-R 间期和 65% ～ 80% R-R 间期，以间隔 5% 重建，这样既不会有太多的图像，也能保证图像质量。

参考文献

1. Schroeder S, Kopp AF, Kuetter A, *et al*. Influence of heart rate on vessel visibility in noninvasive coronary angiography using new multislice computed tomography: experience in 94 patients. *Clin Imaging*, 2002, 26:106-111.
2. Becker CR, Rist C, Hong C, *et al*. Contrast bolus optimization in four row multi-detector CT angiography of the coronary arteries. *Eur Radiol*, 2003, 13(suppl 1):585.
3. Fleischmann D, Rubin GD, Bankier AA, *et al*. Improved uniformity of aortic enhancement with customized contrast medium injection protocols at CT angiography. *Radiology*, 2000, 214:263-371.
4. Hittmair K, Fleischmann D. Accuracy of predicting and controlling time-dependent aortic enhancement from a test bolus injection. *J Comput Assist Tomogr*, 2001, 25:287-294.

第三章　多层螺旋 CT 心脏成像的后处理技术

心脏和冠状动脉多层螺旋CT血管造影检查结束之后，应该对原始图像（图3-1）进行相应处理，从而确定患者是否存在心脏和冠状动脉异常，判定冠状动脉有无动脉粥样硬化斑块以及斑块的性质和斑块影响管腔狭窄的程度。横断面原始图像受伪影影响小，对评价冠状动脉狭窄以及粥样硬化斑块的特征准确可靠，是最真实的诊断依据。经验丰富的诊断医生应该能够通过观察原始图像，对冠状动脉主要管腔及管壁情况作出基本的评判。对于因血管走形曲折而难以观察或评价不满意之处，再通过相应的重建图像进行补充观察[1]。多层螺旋CT心脏成像后处理技术方法较多，技术相对复杂，目前所有多层螺旋CT心脏成像后处理技术均需要在独立诊断工作站上完成，工作站上拥有强大的影像处理系统，利用工作站上的各种图像二维和三维重建技术，可以进行图像的冠状位、矢状位、曲面重建、三位立体重建、心脏的长短轴重建等，根据图像重建结果，对心脏和冠状动脉的疾病作出定性和定量的分析和评估（图3-2）。一般冠状动脉MSCT显示血管的情况分为四个等级：1级为血管连续畅通，管壁光滑；2级为血管连续通畅，管壁模糊但与周围组织分界清楚；3级为血管连续通畅，管壁模糊，部分与周围组织界限轻微欠清；4级为血管与周围组织界限不清，图像出现错层，血管不连续等情况或其中之一者；其中1、2和3级血管可用于分析评估。本章主要介绍多层螺旋CT心脏成像常用的二维和三维重建技术。

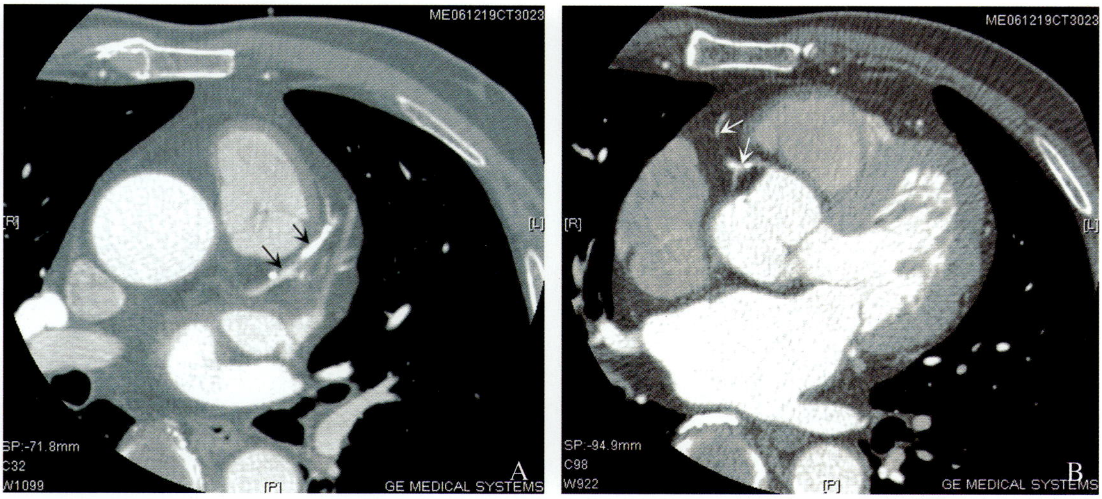

图3-1　64层螺旋CT原始轴位图像。A，左前降支近段管壁弥漫钙化伴管腔狭窄（箭头所指）；B，右冠状动脉起始段管壁弥漫钙化伴管腔狭窄（箭头所指）

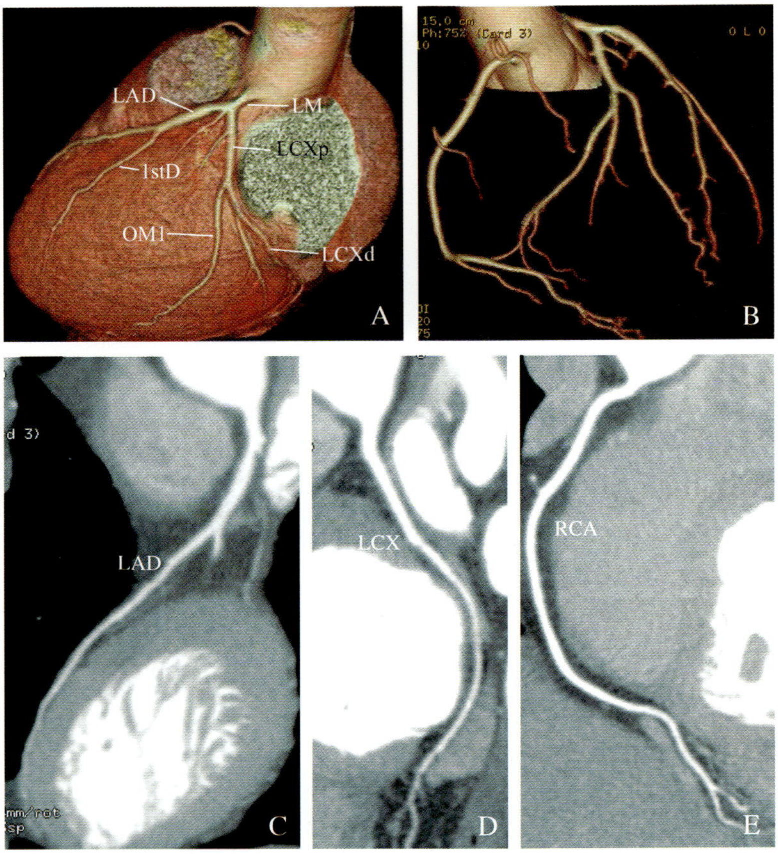

图 3-2　128 层螺旋 CT 冠状动脉正常图像。A，VR 重建图像显示心脏与左冠状动脉的关系；B，VR 重建图像显示左右冠状动脉树；C，CPR图像显示前降支（LAD）血管正常；D，CPR图像显示回旋支（LCX）正常；E，CPR 图像显示右冠状动脉（RCA）正常

一、表面遮盖法（shaded surface display，SSD）

先设定某CT值为阈值，再将该阈值以外的像素舍弃，应用计算机根据深度和亮度对剩余像素进行表面遮盖，这种方法为表面遮盖法。阈值的设定应在去除部分强化的内脏及未强化的血管结构的基础上，最大限度保留强化的血管结构，使得近90%以上的非血管结构的像素消失。骨性结构、静脉和其他有造影剂填充的空腔，由于CT值较高，无法经阈值筛除，需要在数据分析前使用切割工具手动予以去除[2]。

表面遮盖法优势在于图像直观立体，可多角度展示冠状动脉各分支全程及心脏情况。但由于部分容积效应的影响，对管腔狭窄的判断不精确；由于阈值单一的影响，不利于小分支的显示。随着容积再现技术的出现，目前已很少再使用。

二、容积再现技术（volume rendering technique，VR）

设定一段阈值，将此段阈值内的全部像素总和以不同灰阶的形式显示，对不同结构的CT值使用不同的透亮度，而将阈值以外的像素设为透明，此为容积再现技术。容积再现技术重建图像可同时显示心脏、大血管以及冠状动脉，图像直观，可展示各支冠状动脉与心脏的对应关系（图3-3）。其劣势为无法显示血管腔内病变，小钙化及软斑块容易遗漏，且受到心脏及大血管的影响，有些冠状动脉无法得出最佳显示角度（图 3-4）。另外由于受阈值设定的影响，容积再现技术重建图像可能不会真实反映冠状动脉狭窄程度及粥样硬化斑块（图3-5），但可以显示狭窄和闭塞的位置以及影响累及的范围，因此在实际工作中，通常在明确冠状动脉狭窄或斑块的情况下，可以用容积再现技术重建图像给临床医师一个直观的印象。此外，某些多层螺旋CT供应商已研发出冠状动脉提取技术，其容积再现技术重建图像只显示冠状动脉树，而将心脏及大血管影像全部删除，其冠状动脉影像清晰无遮挡，可转动图像至最佳角度显示需要观察的冠状动脉（图3-6）。通过VR重建技术可以显示完整的心脏及冠状动脉图像，使得临床医生对患者的冠状动脉有一个全面直观的了解，该重建方法对观察冠状动脉起源异常、冠状动脉肌桥形成、冠状动脉钙化、冠状动脉严重狭窄、冠状动脉支架置入术后支架外形观察、心脏冠状动脉旁路移植术后移植血管外形观察及冠状动脉瘤样扩张均有非常大的优势，是一个非常有用的重建方法。

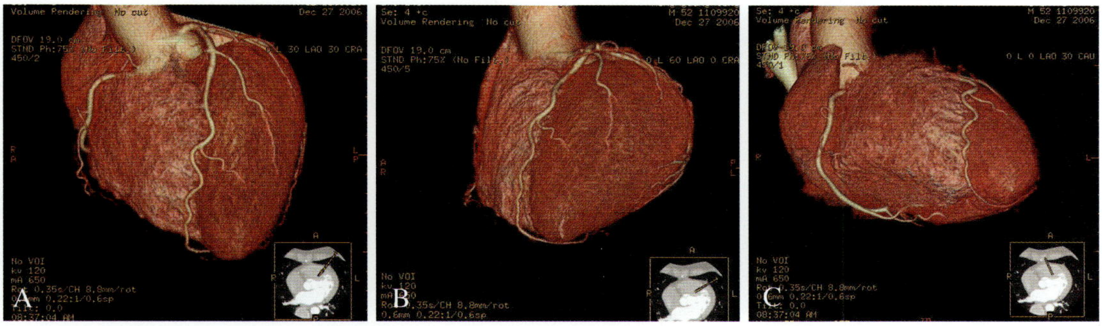

图 3-3　64 层 MSCT 心脏 VR 重建图像。A 至 C，多角度清晰显示各支冠状动脉及其与心脏的相应解剖关系。

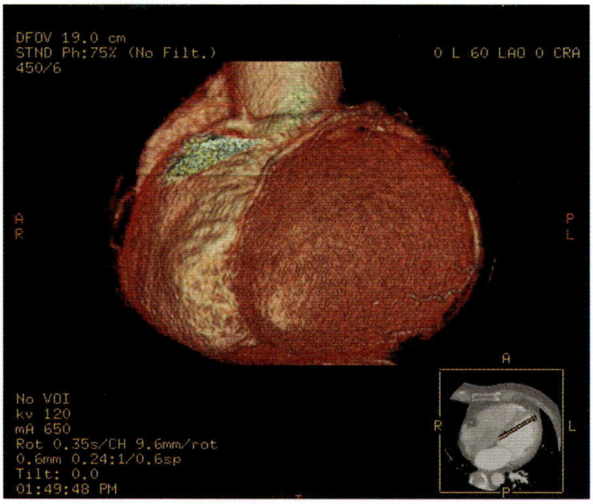

图 3-4　因心脏部分结构的遮挡，右冠状动脉远端分支显示不满意

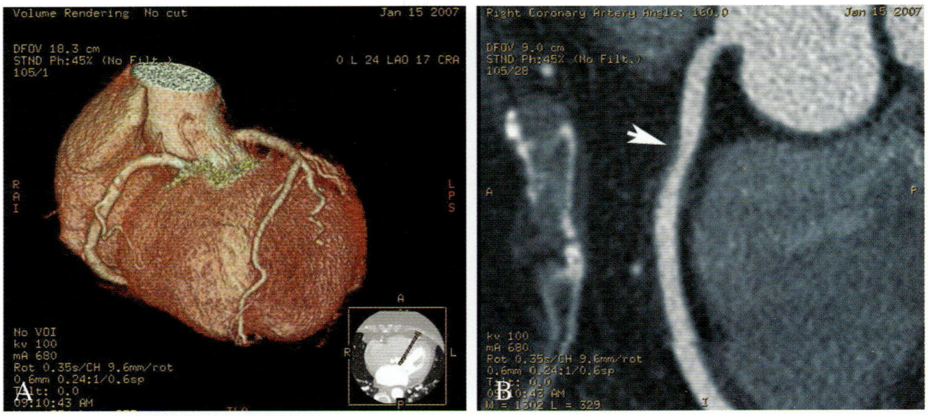

图3-5　A，VR重建图像对右冠状动脉局限狭窄显示不佳；B，CPR重建图像清晰显示右冠状动脉近段局限性管腔狭窄（箭头所指）

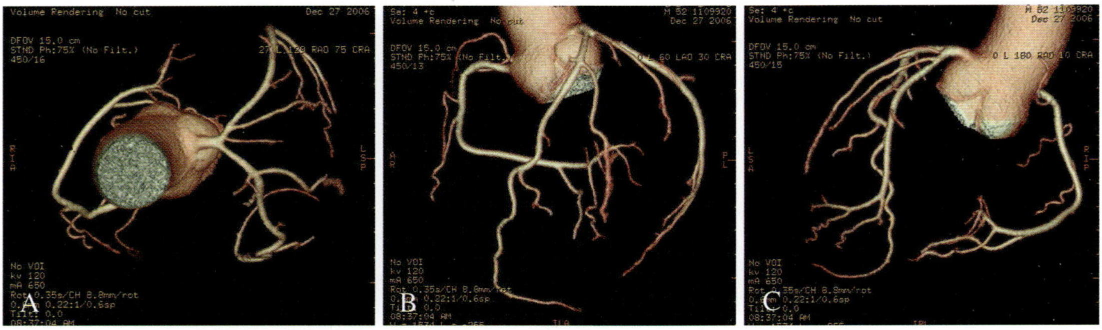

图3-6　64层MSCT心脏VR重建图像显示冠状动脉血管树。A至C，VR重建图像从不同角度清晰显示冠状动脉血管树，避免了心影及大血管对冠状动脉的遮盖

三、最大密度投影法（maximal intensity projection，MIP）

对投影平面上的容积数据中的最大密度进行编码和图像重建称为最大密度投影法[3]。目前广泛应用于临床的两种方法分别为冠状动脉提取后最大密度投影法和薄层最大密度投影法。前者可全程显示所提取的冠状动脉，图像直观清楚（图3-7）。后者只能显示所投影平面中冠状动脉的某一节段，但可以同时显示心脏结构，因此对冠状动脉的走行及与心脏的对应关系显示更佳，但随着更为成熟的曲面重建技术的出现，薄层最大密度投影法已经较少在冠状动脉重建领域中应用（图3-8）。最大密度投影法重建图像整体优势在于可以很好地显示管壁钙化灶，在笔者的临床工作中，对冠状动脉钙化的评价在很大程度上依赖于冠状动脉提取后最大密度投影法重建图像（图3-9）。但较小的软斑块可被遮掩难以显示，且因图像有一定厚度，对冠状动脉管腔内的情况评判准确性低于多平面重建法。

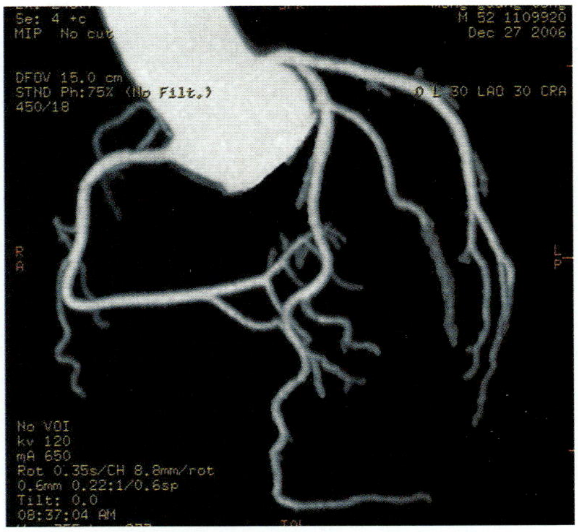

图 3-7　冠状动脉提取后 MIP 重建图像，清晰显示冠状动脉及其分支

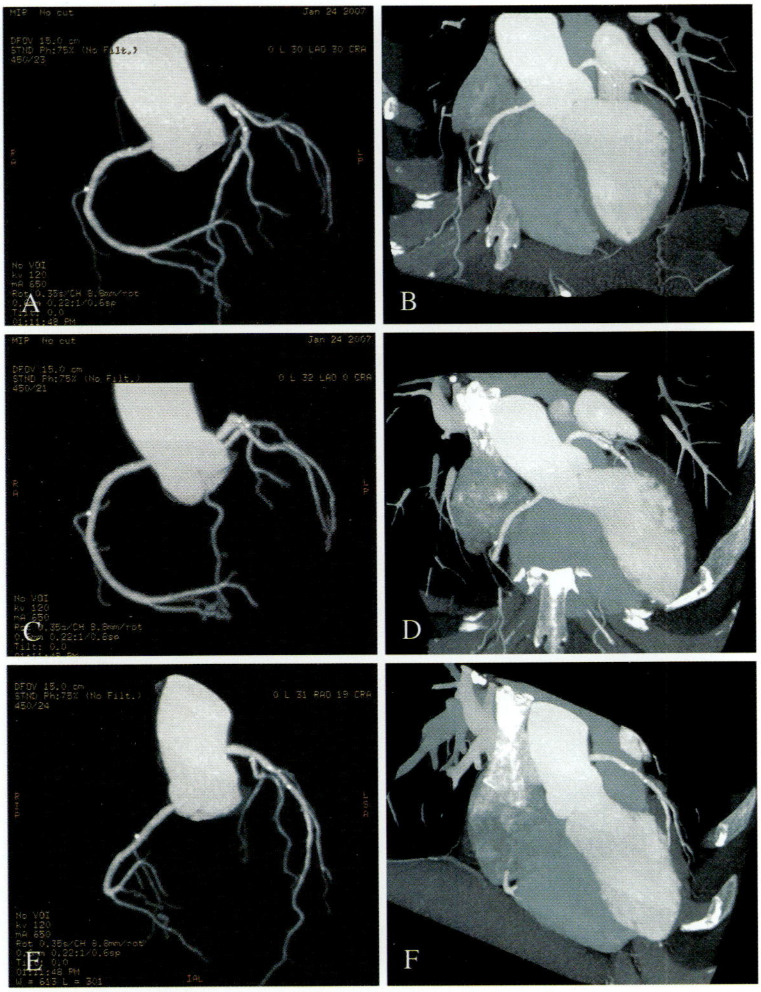

图 3-8　冠状动脉提取后 MIP 重建图像全程显示所提取的冠状动脉。A、C 和 E，图像直观显示冠状动脉全程；B、D 和 F，同一病例薄层 MIP 重建图像显示相应冠状动脉的部分节段，同时可以显示冠状动脉与心脏的对应关系

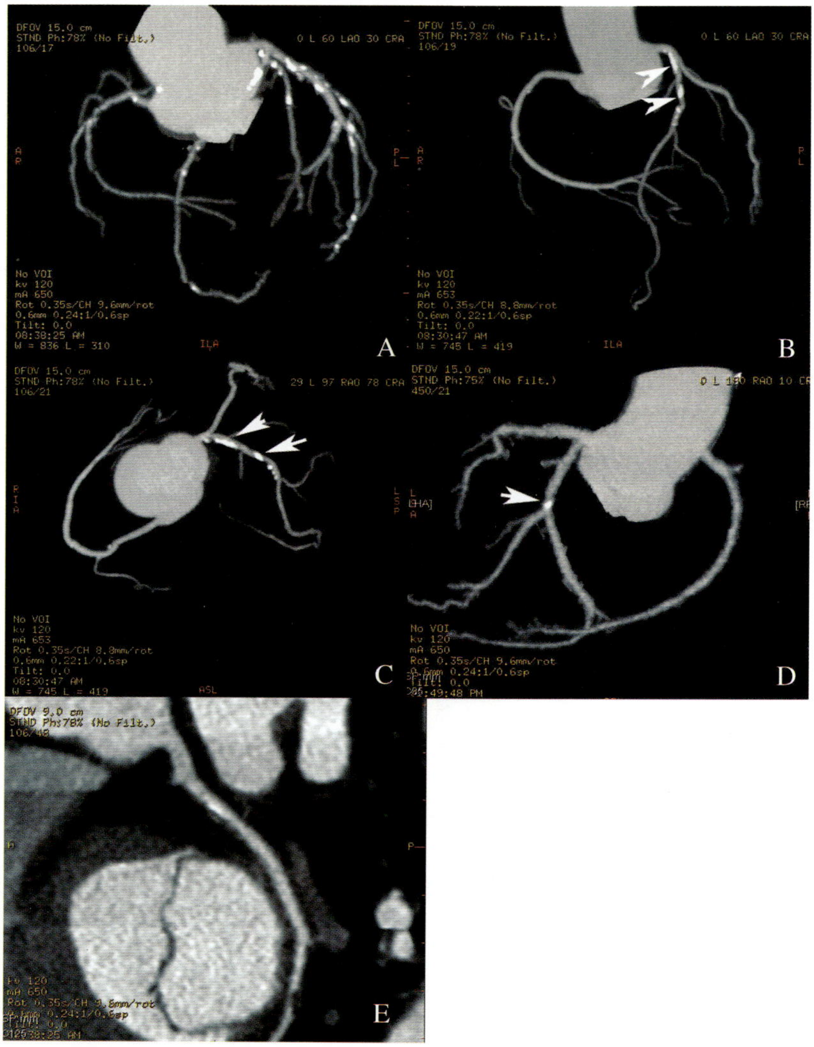

图3-9　A，冠状动脉提取后MIP重建图像清晰显示冠状动脉壁弥漫性钙化；B和C，多角度显示左前降支管壁弥漫性钙化（箭头所指）；D和E，同一患者冠状动脉提取后MIP与CPR重建图像显示回旋支管壁钙化能力的对比，前者显示清晰（箭头所指），而后者因钙化灶较小，可被掩盖，显示欠清

四、多平面重建法（multiplanar reformatting，MPR）

在横断面图像的基础上，用任意平面截取的三维体积数据获得冠状、矢状或任意角度斜面的重建图像为多平面重建法。因其产生的是断层图像，且层面很薄，故难以显示复杂的空间结构，但对冠状动脉管腔内情况的评价准确性高于薄层最大密度投影法（图3-10）。在血管分析工具中，常用方法包括冠状动脉长轴多平面重建法与冠状动脉短轴多平面重建法，后者可以截取所需要观察的任意节段冠状动脉，显示该节段管腔的横断面，对明确是否有斑块存在提供重要依据，特别是粥样硬化斑块的大小、形态与CT值可被如实反映，因此对斑块性质的判定尤为重要[4]（图 3-11）。

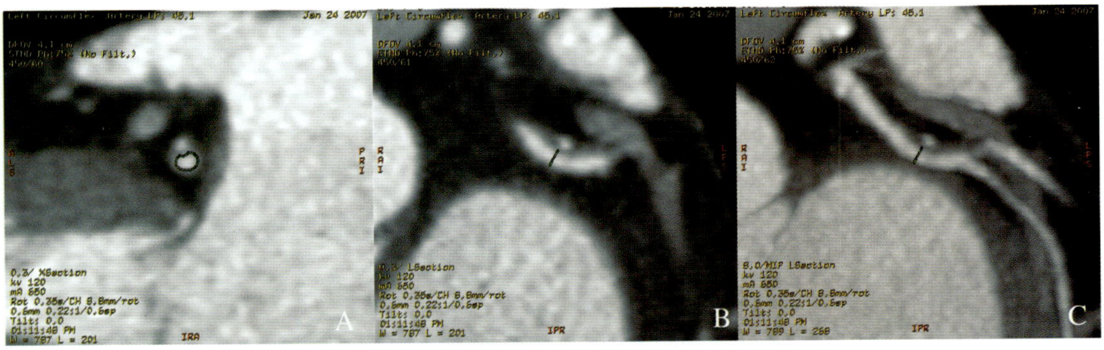

图 3-10 A 至 C，MPR 重建图像可以以横轴位、矢状位、冠状位以及任意角度显示所需观察的冠状动脉

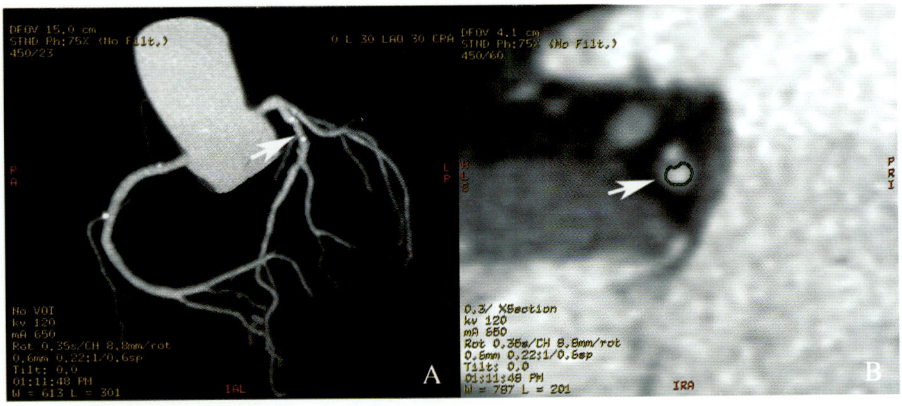

图 3-11 A，冠状动脉提取后 MIP 重建图像显示前降支狭窄，可疑软斑块形成（箭头所指）；B，MPR 短轴位重建图像清晰显示局部腔内软斑块形成，并可通过人工勾画估计管腔狭窄程度（箭头所指）

五、曲面重建（curved planar reformatting，CPR）

采用曲面来截取容积数据，将此曲面展开显示截得的体素值称为曲面重建。这种方法可以将迂曲的血管全程展示清晰，是目前判断冠状动脉狭窄的程度以及显示钙化灶和软斑块的方法中最为常用和最具综合优势的重建法之一，是做血管分析的主要方法[4](图3-12)。但重建图像一定程度的变形和对垂直于曲面的较小病灶容易遗漏是其缺点，因此，在进行曲面重建勾画时，务必要使重建路径走行于血流中央，以避免因路径走行的偏差而造成的假性狭窄(图 3-13)。

此外，CT仿真内窥镜对冠状动脉粥样硬化斑块及狭窄的显示国内外也有文献报道，但因目前此种方法局限性较大，不作为常规诊断方法。

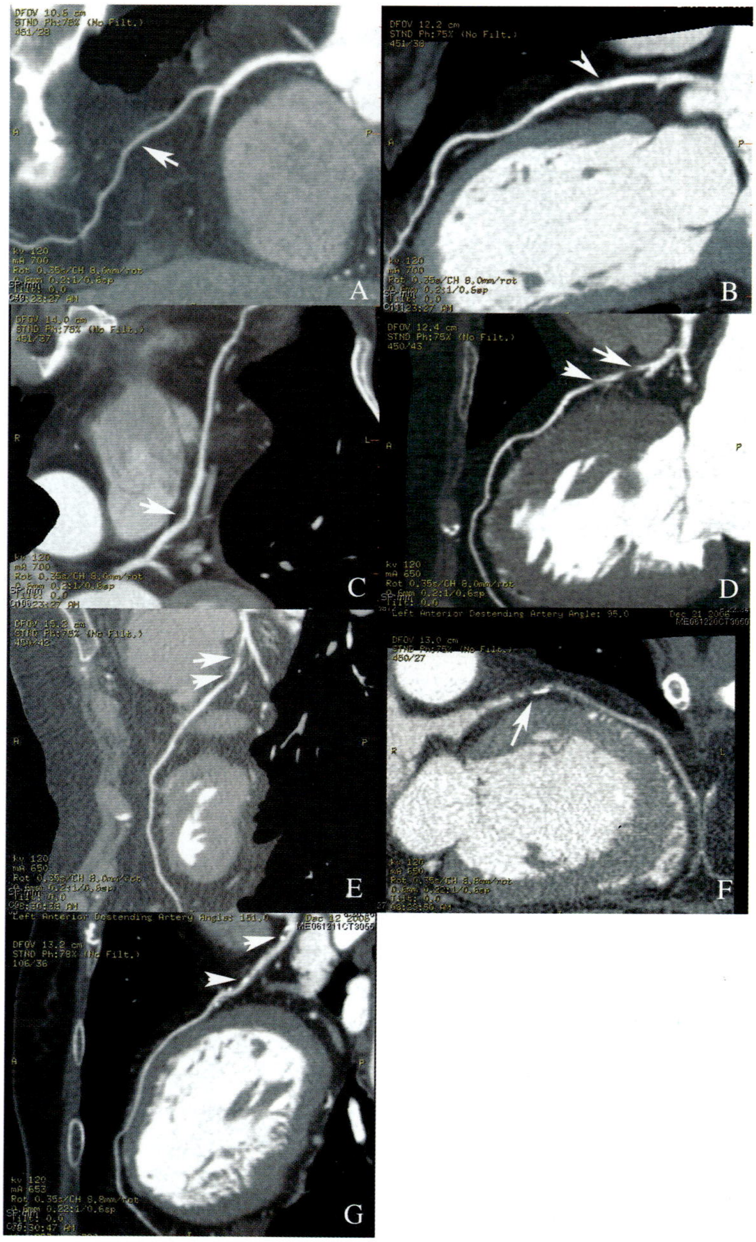

图3-12 A，CPR重建图像可以将迂曲的右冠状动脉右室支显示清晰（箭头所指）；B和C，CPR图像多角度显示前降支近段局限性狭窄合并局部软斑块形成（箭头所指）；D和E，CPR重建图像多角度显示前降支近段多发节段性狭窄合并软斑块形成（箭头所指）；F和G，CPR重建图像显示另一患者前降支近段点状钙化合并软斑块导致血管腔弥漫性狭窄（箭头所指）

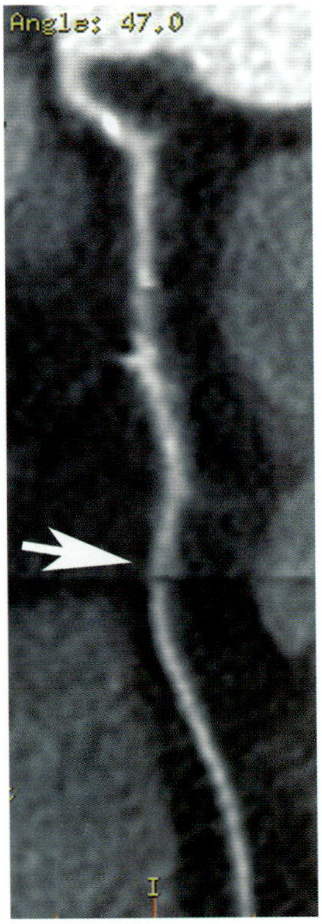

图 3-13　CPR 重建产生的伪影（箭头所指）

参考文献

1. 毛定飚，张国桢主编. 多层螺旋 CT 冠状动脉成像. 北京：科学技术文献出版社. 2005.90-95.
2. Rubin GD, Dake MD, Napel S, *et al*. Spiral CT of renal artery stenosis: comparison of three-dimensional reconstruction rendering techniques. *Radiology*, 1994, 190:181-189.
3. Napel S, Marks MP, Rubin GD, *et al*. CT angiography with spiral CT and maximum intensity projection. *Radiology*, 1992, 195:607-610.
4. Achenbach S, Moshage W, Ropers D, *et al*. Curved multiplanar reconstructions for the evaluation of contrast-enhanced electron beam CT of the coronary arteries. *Am J Roentgenol*, 1998, 170:895-899.

第四章　选择性冠状动脉造影术

选择性冠状动脉造影是临床上常用的一种有创伤性检查方法，其主要目的是为明确冠状动脉有无病变及其病变狭窄程度和狭窄特征，为需要行经皮冠状动脉介入治疗（PCI）、冠状动脉支架置入术、冠状动脉旁路移植术（CABG）或药物治疗的患者提供可靠的临床资料。随着对冠心病治疗水平的不断提高，冠状动脉造影已成为心脏科医师不可缺少的检查手段。由于冠状动脉造影是有创检查，具有一定的潜在并发症，需要掌握其适用范围[1-4]。

一、冠状动脉造影的适应证

1．稳定型心绞痛或无症状心肌缺血，予以药物治疗的加拿大心绞痛分级（CCS 分级）III 级或 IV 级心绞痛患者。

2．稳定型心绞痛的高危或中危患者，对早期积极内科保守治疗效果差或病情稳定后又复发患者，推荐急诊早期行冠状动脉造影检查。若内科保守治疗稳定后，可择期行冠状动脉造影检查。

3．急性心肌梗死发病在 12 小时以内或者已超过 12 小时但仍有心肌缺血症状的患者。

4．急性心肌梗死并发室间隔穿孔、乳头肌断裂、心脏骤停、心源性休克，经过内科治疗病情无法控制，需要急诊手术治疗者。

5．不明原因的心脏扩大、心律失常、心功能不全，同时存在冠心病高危因素患者。

6．心源性猝死成功心肺复苏的患者，或者有持续性单形室性心动过速（$>$ 30s）或非持续性多形性室性心动过速（$<$ 30s）患者。

7．评价 PCI 或 CABG 术后是否发生冠状动脉再狭窄，及 PCI 或 CABG 术后心绞痛症状复发，药物治疗不能控制，需考虑进一步行血运重建治疗者。

8．年龄在45岁以上的瓣膜病患者，欲行瓣膜置换术，术前应进行冠状动脉造影，以除外有无合并冠心病。

9．肥厚型梗阻性心肌病者，欲行化学消融或外科手术前，应行冠状动脉造影。

10．陈旧性心肌梗死并发室壁瘤，临床上有心功能减退，严重心律失常及心绞痛者。

11．其他非心血管疾病，如外科胸部、腹部大手术前需排除冠心病者。

12．心脏移植术后需评价冠状动脉血流情况。

13．各种新技术以及新产品的临床效果评价。

二、冠状动脉造影的禁忌证

冠状动脉造影没有绝对禁忌证，相对禁忌证包括如下：

1．发热及未治疗的感染性疾病。

2．血红蛋白$<$ 80g/L 的严重贫血。

3．严重的电解质紊乱。

4．严重的活动性出血。

5．未控制的高血压。

6．未控制的严重充血性心力衰竭或急性左心衰竭。

7．碘制剂过敏者。

8．严重的肝、肾功能障碍。

9．急性心肌炎。

10．预后不好的心理或躯体疾病。

三、冠状动脉解剖

冠状动脉一般分为左冠状动脉和右冠状动脉。左冠状动脉由左主干、前降支、回旋支组成。左主干长短不一，一般为1～3cm，个别人无左主干，左前降支和回旋支分别开口于左冠状窦。前降支、回旋支和右冠状动脉又分出各自主要分支，主要分支血管如对角支、钝缘支和锐缘支的长短及管径也有很大差异，分支血管的数目也不相同，有一支至数支不等，部分人在前降支和回旋支分叉处发出一粗大的中间支（图 4-1）。

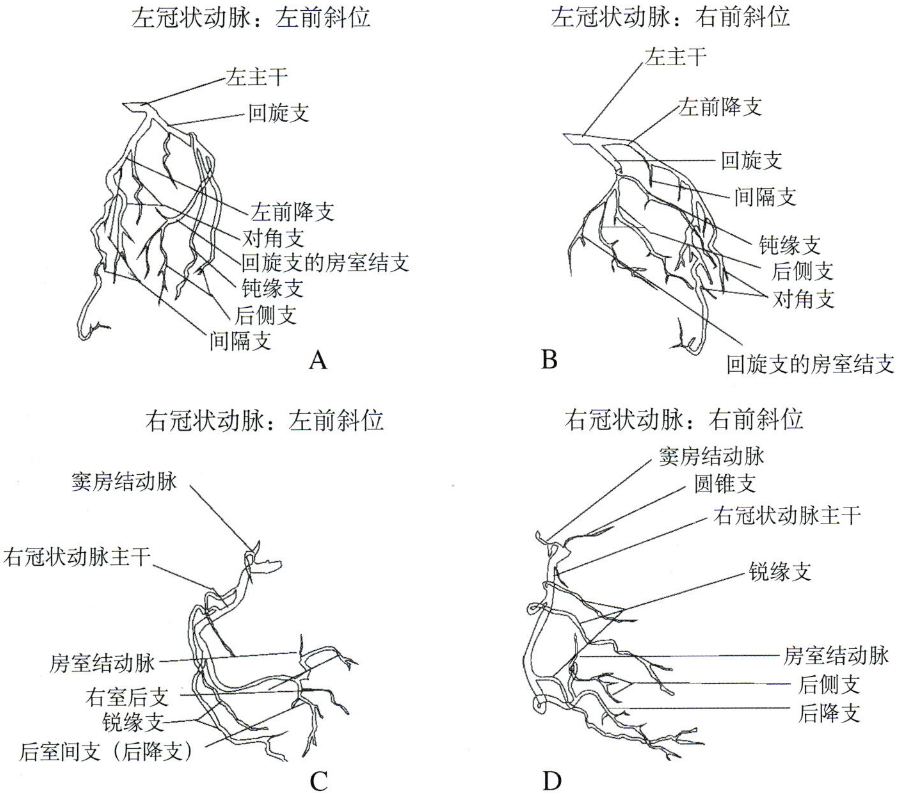

图4-1　正常冠状动脉解剖图 A，左冠状动脉左前斜位观；B，左冠状动脉右前斜位观；C，右冠状动脉左前斜位观；D，右冠状动脉右前斜位观

1．右冠状动脉（right coronary artery，RCA）及其分支

右冠状动脉主干行走于右房室沟内，在心后十字之前分为后降支和右房室动脉。

（1）右冠状动脉口和起始部　右冠状动脉开口通常在右窦中部，位于主动脉根部的右前方，有时开口位置偏移，造成插管困难。右冠脉自右冠窦发出后，其起始部的走行方向可有较大的生理变异，大多数呈水平走向，也有右冠状动脉自升主动脉发出后先向上行再折弯向下呈“羊脚沟”状或“牧羊杖”状或自升主动脉发出后向下倾斜走向。这些变异都会给插管带来困难。

（2）圆锥支（conus branch，CB）　圆锥动脉为右冠状动脉的第一个分支，它发出后向上向前走行至肺动脉圆锥和右室流出道。

（3）窦房结动脉（sinus node，SN）　窦房结动脉为右冠状动脉的第二个分支，它发出后向上向后走行至右心房的表面，然后分为上下两支向窦房结供血。60%的窦房结动脉由右冠状动脉发出，40% 从左回旋支发出。

（4）右室支（right ventricular，RV）　至右室前壁，通常为 1 支，偶尔有 2 ～ 3 支。

（5）锐缘支（acute marginal）　它走行于右心室后侧面形成锐角而得名。

（6）后降支（posterior descending，PD）　右冠状动脉沿右房室沟向后行至后十字交叉处前分叉为后降支，沿后室间沟行至心尖与前降支末端相吻合。后降支沿途发出数支后室间隔支与左前降支发出的前室间隔支在室间隔内吻合。

（7）左室后侧支（posterolateral，PL）　右冠状动脉越过后十字交叉到左室后侧称左室后侧支，沿途发出数支分支与后降支平行走行，分布左室下壁和后壁，其末端与回旋支末端相吻合。若为左优势，则无此分支。

（8）房室结支（A-V node，AVN）　从后房室沟“U”形弯曲处发出至房室结和房室束。若为左优势型则此分支由回旋支发出。

2．左冠状动脉及其分支

（1）左主干（left main，LM）　左主干发自左冠状窦，发出后横行向左行走于略背侧或腹侧，饶过肺动脉后，走行于左心耳至前室间沟。左主干直径通常为 4 ～ 7mm，长度从几毫米到 3 ～ 4cm 不等，最长可达 6 ～ 7cm。有时左主干极短，左前降支和回旋支双开口于左冠状窦。

（2）前降支（left anterior descending，LAD）　为左主干的延续，向前下沿前室间沟走行与左、右心室之间，远端抵心尖部，较长者可折向心脏膈面与后降支吻合。沿途发出对角支和前室间隔支。

（3）对角支（diagonal，D）　从前降支发出至左室壁，有 1 ～ 3 支不等。有时对角支发自前降支和回旋支之间称中间支（intermediate ramus）。

（4）前室间隔支（septal，S）　前降支在前室间沟内沿途向室间隔发出 5 ～ 10 支室间隔支，其中第一室间隔支比较粗大。

（5）左回旋支（left circumflex，LCX）　从左主干发出后沿左房室沟向后走行至后室间沟附近，若为左优势型，则回旋支延伸至后室间沟成后降支终止在心尖部与前降支终末端吻合。回旋支在左室侧壁分出钝缘支。

（6）钝缘支（obtus marginal，OM）　从回旋支发出后与对角支几乎平行走行至左室游

离壁和心尖。

(7) 左房支（left auricular） 在回旋支近侧发出至左房。

左右冠状动脉供应左心室血流的比例不同，取决于左回旋支或右冠状动脉远端分支的数量和大小，即所谓冠状动脉优势。若后降支和左室后侧支来源于右冠状动脉则称为右优势型，此时，左心室后、下壁由右冠状动脉供血，回旋支细小，房室沟支可缺如。若后降支和左室后侧支来源于左回旋支则称为左优势型，此时，左室后、下壁由左回旋支供血，右冠状动脉很小，仅发出分支供应右室。在此两型之间可有不同程度的变异，如左回旋支与右冠状动脉供应左室后、下壁大致相等即为均衡型。在欧美人群中大约80%为右优势型，10%为左优势型，10%为均衡型。中国人右优势型的比例较欧美人高。

四、冠状动脉造影体位选择

冠状动脉造影是一个二维平面图像，同一病变在两个互相垂直的投影体位上才能充分地显示清楚。冠状动脉造影的目标就是利用两个互相垂直、图像清楚的投影体位对病变进行准确评价。由于每个人的心脏位置、体型以及冠状动脉分布不同，冠状动脉造影体位应因人而异，以看清楚为原则。

通常使用的投影体位有标准的左前斜位（LAO），右前斜位（RAO）和侧位（LAT），以及左、右头位（cranial）和足位（caudal）。在导管室内，血管造影机的X线球管位于导管床下方，影像增强器位于患者的上方，所有投影体位的命名均以影像增强器的位置来定，而不是以X线球管的位置来定，即影像增强器在患者的上方，称前后位（AP），影像增强器在患者的右前方，称右前斜位，左前方称左前斜位，正侧方称侧位，影像增强器从患者胸部向头部移动（一般为20° ～ 30°），称头位，向足部移动称足位。

（一）右冠状动脉造影常用体位

右冠状动脉开口变异很大，其开口可以和主动脉垂直，也可以向下走行或向上走行（shepherd crook，牧羊杖形态）。

1．左前斜位（LAO，45°～60°） 右冠状动脉呈“C”形状，可清楚地显示右冠状动脉及各分支（图4-2）。

2．右前斜位（RAO，15°～45°） 右冠状动脉呈“L”形状，可以很好地把右冠状动脉和右室支分离，并且可以显示后降支中段和远端。（图4-3）。

3． 前后位（AP）加头位（15°～45°） 清楚显示右冠状动脉远端后降支和后侧支部位（图4-4）。

（二）左主干造影常用体位

常规造影左主干是首先观察的体位，开口病变往往在进行左冠状动脉选择“冒烟”时得到证实。一般根据患者心脏位置和主干的长度选择合适体位。

1．前后位（AP）加头、足位 可以使清楚显示左主干开口及体部（图4-5，图4-6）。

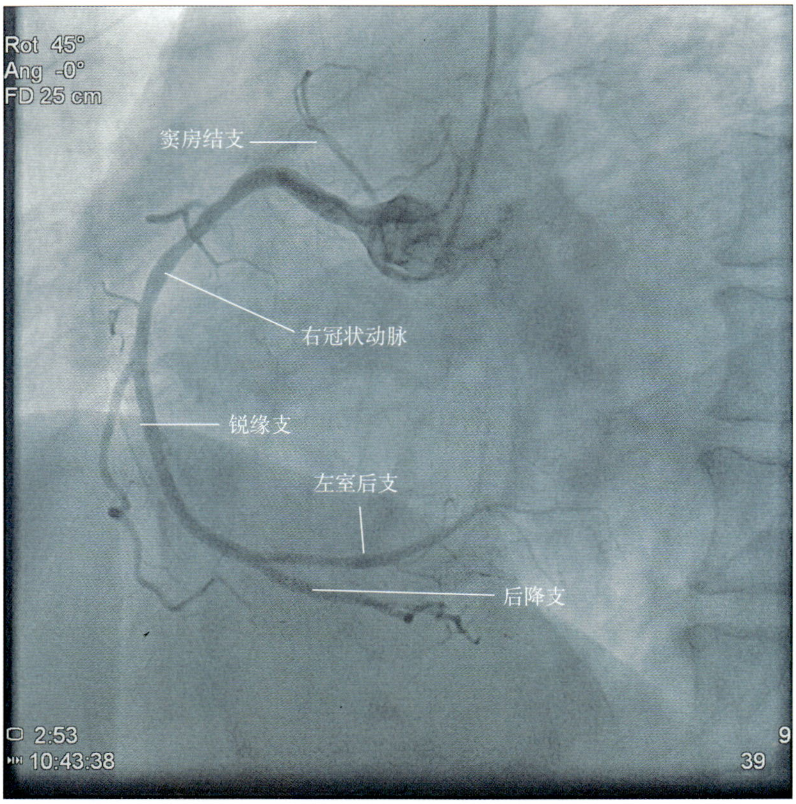

图 4-2　右冠状动脉 LAO45°

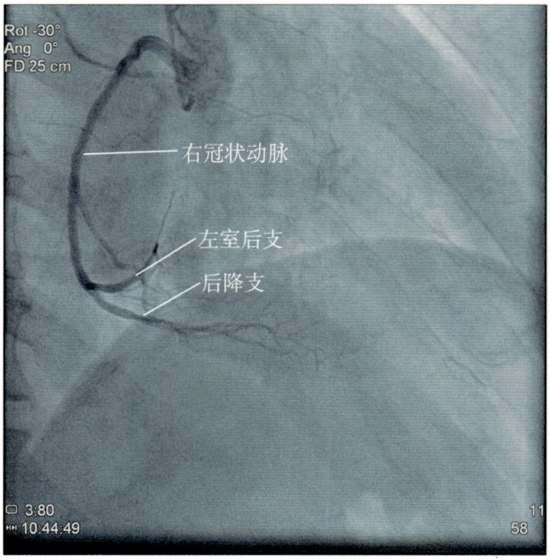

图 4-3　右冠状动脉 RAO30°

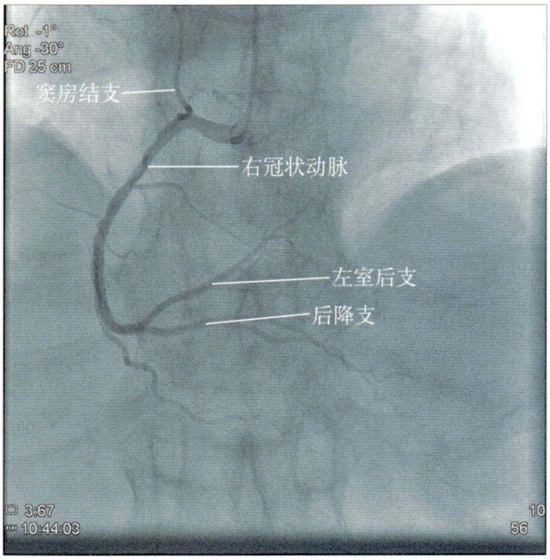

图 4-4　右冠状动脉 AP 加头位 30°

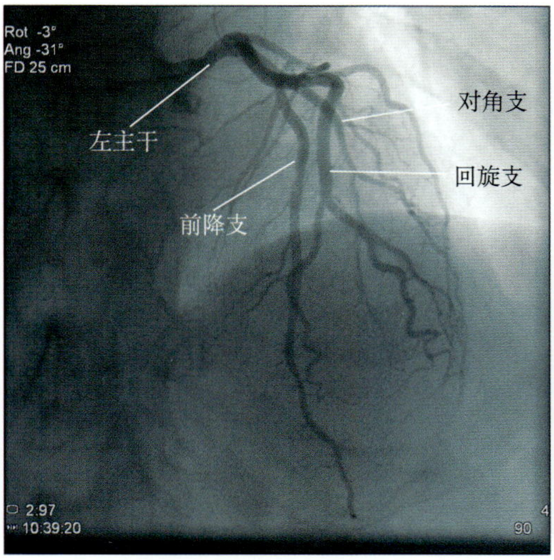

图 4-5 **左冠状动脉 AP 加头位 31°**

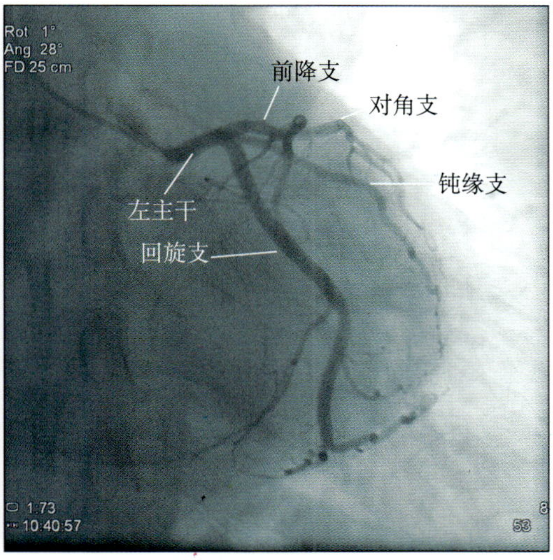

图 4-6 **左冠状动脉 AP 加足位 28°**

2．左前斜位（LAO）加足位　对于横位心者，左主干通常较短，观察LAO足位（蜘蛛位）比较合适，可以更好地显示左主干长度及前降支和回旋支自左主干分开的角度。需要注意的是蜘蛛位时如果足向角度过大，会导致图像中需要观察区域发生膈肌和脊柱的重叠（图 4-7）。

3．左前斜位（LAO）加头位　对于垂位心者，左主干向下走行明显，LAO加头位可以更好地显示左主干体部和前三叉部分（图 4-8）。

4．右前斜位（RAO）加头位或足位　可以显示左主干体部和远端（图4-9，图4-10）。

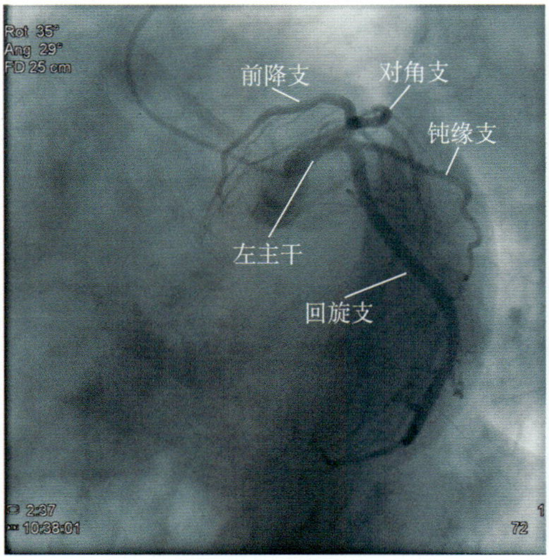

图 4-7 **左冠状动脉 LAO35° 加足位 29°**

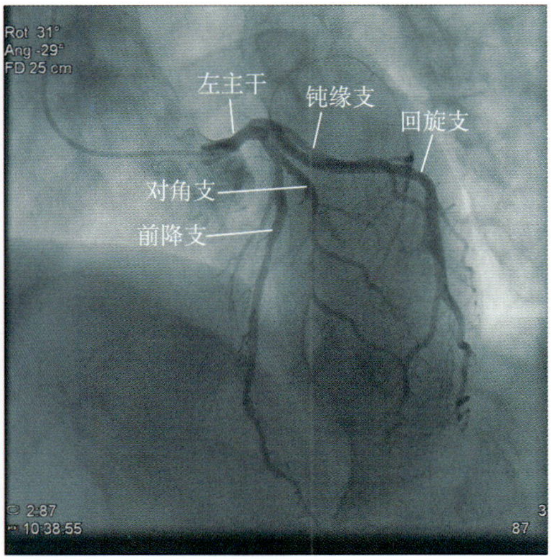

图 4-8 **左冠状动脉 LAO31° 加头位 29°**

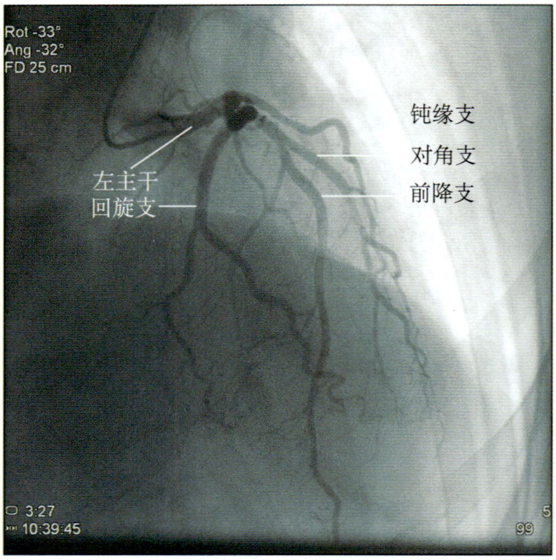

图 4-9　**左冠状动脉 RAO33°加头位 32°**

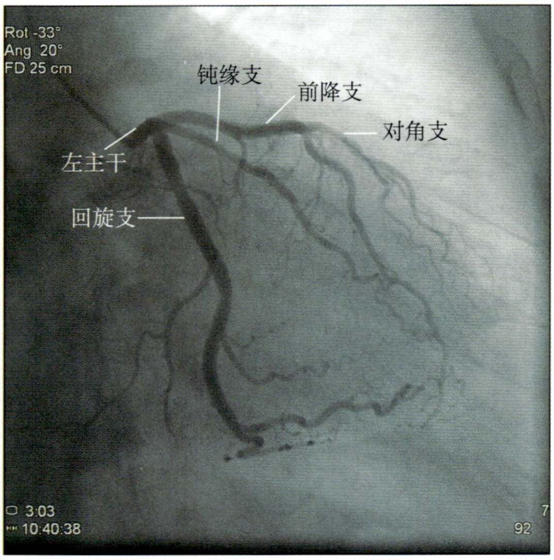

图 4-10　**左冠状动脉 RAO33°加足位 20°**

（三）前降支造影常用体位

1．左前斜位（LAO）　显示前降支的中远段及对角支（图 4-11）。

2．左前斜位（LAO）加头（10°～30°）位　可以清楚显示前降支行程和间隔支、对角支关系（图 4-8）。在此体位前降支近段发生了前向缩短现象。

3．左前斜位（LAO）加足（10°～25°）位　对横位心者，左冠状动脉呈螺旋状向上分支，最适合于观察前降支近段（图 4-7）。

4．右前斜位（RAO）加头（15°～25°）位　可以较好地观察前降支开口、中段和远段部分；可将前降支与对角支较好分开。

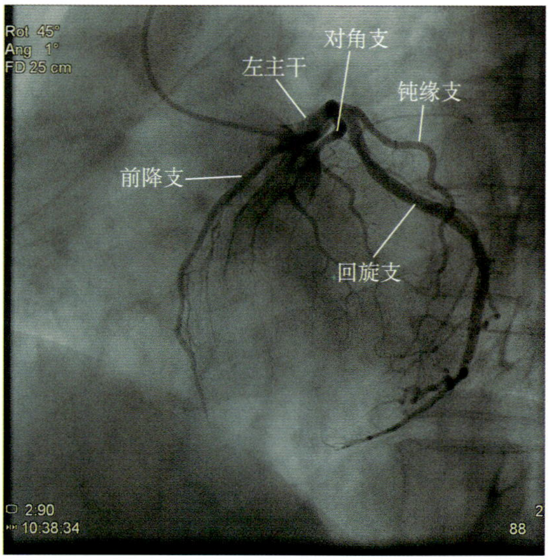

图 4-11　**左冠状动脉 LAO45°**

5．右前斜位（RAO）加足（15°～25°）位　此体位前降支和对角支有较多重叠，并且前降支近段也有缩短。最适合于观察前降支中段和间隔支分支（图 4-10）。

6．前后位（AP）加头位　可以清晰地显示前降支中段和其分叉部分，也能对前降支全程做一个较好的观察（图 4-5）。

7．侧位：临床应用不多，可以清楚地显示前降支和对角支处分叉病变严重程度。

（四）回旋支造影常用体位

1．右前斜位（RAO）加足（15°～25°）位　最常用体位，可以很好地观察回旋支，但是足向成角过浅会导致回旋支近段缩短，不能全面观察此段血管迂曲，以及回旋支开口部分可能会重叠，不能得到清楚显示。足向越大，回旋支近段观察越好（图 4-10）。

2．右前斜位（RAO）　最适合于观察回旋支及其分支，但在该位置上前降支与对角支常重叠（图 4-12）。

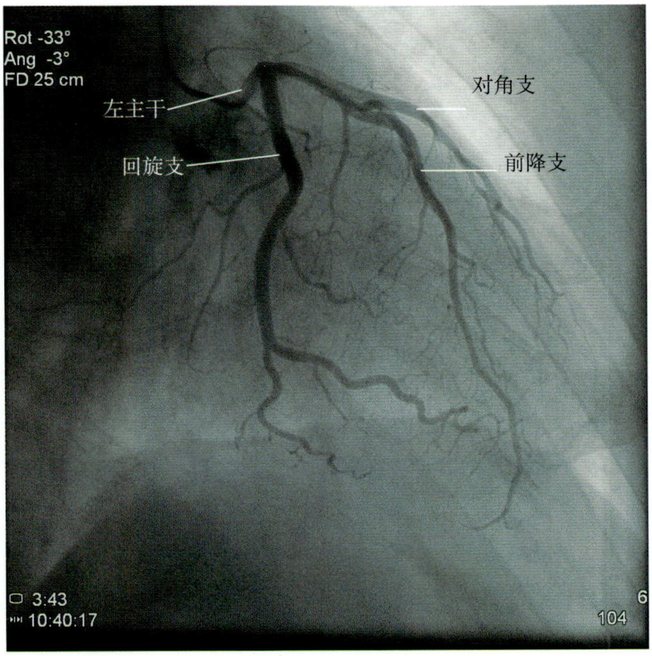

图 4-12　**左冠状动脉** RAO33°

3．左前斜位（LAO）加头（10°～30°）位　最适合观察回旋支起始部及近段血管（图 4-8）。

4．左前斜位（LAO）加足（10°～25°）位　对横位心者，左冠状动脉呈螺旋状向上分支，结合 AP 加足位，最适合于观察回旋支开口和近段病变。

五、冠状动脉造影结果的分析

（一）冠状动脉分段

为了便于对冠状动脉造影结果的分析和描述，临床上一般对冠状动脉血管树进行分段。目前大多数采用 1975 年美国心脏协会（AHA）制订的 15 个节段标准。

1．RCA近段：起始于右冠状动脉开口部到第一个较大的右室支动脉发出处或右冠状动脉的第一个弯曲部；

2．RCA中段：始于第一个较大的右室支动脉发出处或右冠状动脉的第一个弯曲部，到锐角支发出处（位于右冠状动脉的第二个弯曲部，右心室的锐角缘上）；

3．RCA 远段：起于锐缘支动脉，至后降支与左室后侧支分叉处；

4．后降支和左室后侧支；

5．左主干；

6．LAD 近段：左主干末端到第一间隔支动脉或第一对角支动脉发出处；

7．LAD 中段：第一间隔支动脉到左前降支动脉转角处（走行方向由前转为向下）；

8．LAD 远段：前降支动脉转角处以下部分；

9．第一对角支；

10．第二对角支；

11．LCX 近段：从开口部到第一钝缘支动脉发出处；

12．钝缘支；

13．LCX 远段：从第一钝缘支动脉发出处起，到回旋支动脉终末；

14．LCX 左室后支；

15．LCX 后降支。

（二）冠状动脉病变分析

1．冠状动脉狭窄

冠状动脉狭窄的判断主要有三种方法[5]：目测直径法（图 4-13）、定量冠状动脉测量（QCA）（图4-14）和冠状动脉内超声（IVUS）等方法。冠状动脉狭窄程度可用狭窄直径减少的百分比或者狭窄面积减少百分比来表示。目前通常采用的是目测直径法，即以紧邻狭窄近心端和远心端的正常血管段内径为100%，狭窄处血管直径减少的百分数为狭窄程度。估测直径时，参照已知导管的直径与动脉的粗细比较便可。直径减少1/2称为50%狭窄，减少9/10称为90%狭窄，线条影则为99%狭窄，完全闭塞则为100%狭窄。面积与直径的关系，用冠状动脉管径狭窄程度可间接推断面积狭窄程度，其对应关系是：直径狭窄50%、75%和90% 分别对应狭窄 75%、95% 和 99%。

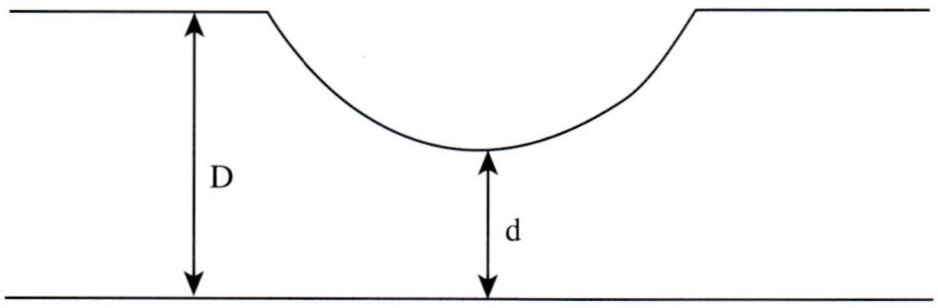

$$狭窄（\%）=\frac{D-d}{D}\times 100\%$$

图 4-13 示意图

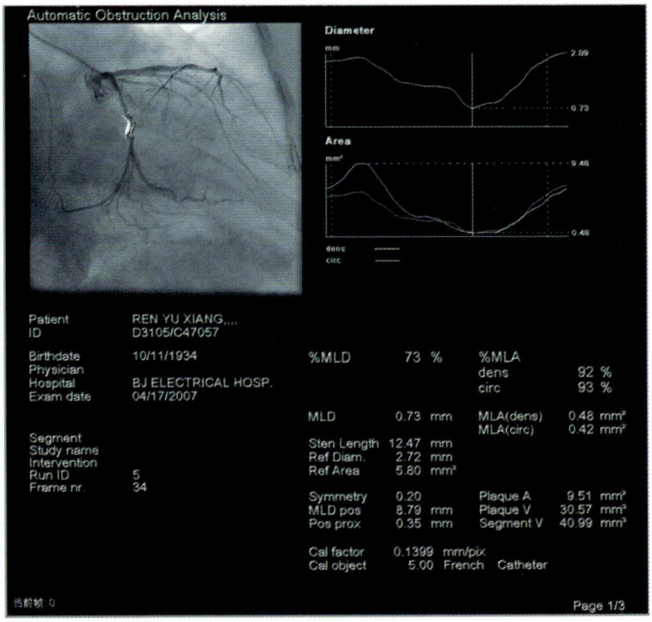

图 4-14　**定量冠状动脉测量方法**

（1）根据冠状动脉狭窄的形态特征分为向心性狭窄和偏心性狭窄　向心性狭窄指狭窄部位的冠状动脉粥样硬化斑块以冠状动脉管腔中心线为中心均匀地向内缩窄，冠状动脉造影显示在不同体位投照其狭窄程度均相同。偏心性狭窄指狭窄部位的冠状动脉粥样硬化斑块向冠状动脉管腔中心线不均匀缩窄或从中心线一侧造成缩窄，冠状动脉造影显示同一狭窄病变在不同的投照角度显示的狭窄程度不同（图 4-15）。

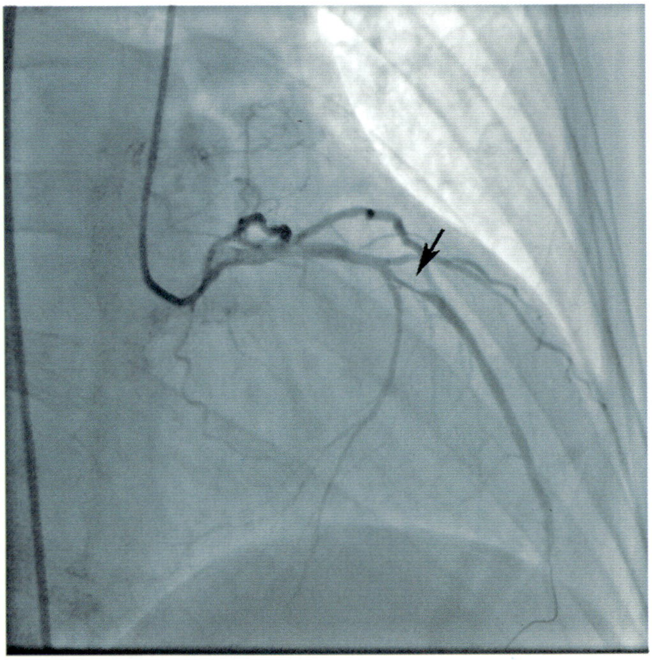

图 4-15　**左冠状动脉右前斜加头位造影图像，箭头所指为前降支中段有一处 90% 偏心狭窄**

（2）据冠状动脉病变的长度分为局限性狭窄、管状狭窄和弥漫性狭窄　局限性狭窄指病变长度＜10mm的狭窄。管状狭窄指长度介于10～20mm间的狭窄，其发生率仅次于局限性狭窄。弥漫性狭窄指长度＞20mm的狭窄，该狭窄多发生在高龄冠心病患者或糖尿病患者的冠状动脉上，常伴有明显的钙化（图4-16）。

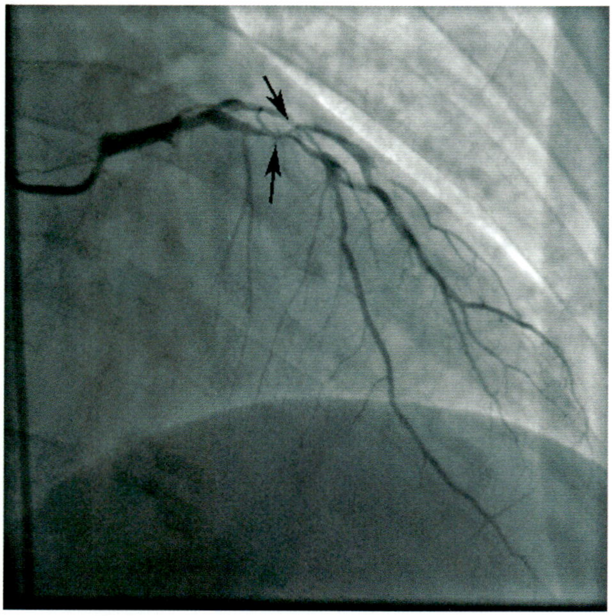

图4-16　**左冠状动脉右前斜加头位造影图像，箭头所指为前降支近中段弥漫性狭窄**

（3）管腔不规则　指管腔狭窄程度＜25%的弥漫性狭窄，冠状动脉造影显示长段冠状动脉管壁不规则或不光滑。它是冠状动脉粥样硬化较轻的表现，其不产生血流动力学改变。但在此基础上，冠状动脉易发生痉挛。

2．冠状动脉血流的判定

正常时，冠状动脉血流供应约为心排出量的5%，其血流量的75%来自心脏舒张期，平均冠状动脉循环时间约为4s。休息时，流经心肌血液中75%～80%的氧被摄取，运动时，心肌需氧量增加，只能通过增加冠状动脉血流量来满足代谢的需要。这种增加冠状动脉血流的能力称为冠状动脉储备能力。测定冠状动脉血流的方法很多，常用的方法是冠状动脉造影法，包括计算机密度测定法，TIMI记帧法和目测法等。目测法判断冠状动脉血流速度简单易行，临床多采用，但需要有相当的经验。正常冠状动脉的回旋支和右冠状动脉血流速度大致相同，约为1.5个心动周期排空造影剂，前降支造影剂排空速度约为1.75个心动周期。根据心肌梗死溶栓治疗试验（thrombolysis in myocardial infarction trial，TIMI）建议，将冠状动脉血流分为四级[6]。

TIMI 0级：无再灌注或闭塞远端无血流。

TIMI I级：造影剂部分通过闭塞部位，梗死区供血冠状动脉充盈不完全。

TIMI II级：部分再灌注或造影剂能完全充盈冠状动脉远端，但造影剂进入和清除的速度都较正常的冠状动脉慢。

TIMI Ⅲ级：完全再灌注，造影剂在冠状动脉内能迅速充盈和清除。

3．冠状动脉其他病变的分析

（1）瘤样扩张　指冠状动脉粥样硬化或先天性因素改变破坏了血管壁内层及内弹力纤维层，导致管壁向外扩张，冠状动脉造影显示冠状动脉管壁不同程度向外扩张。如为局限性扩张（＜7mm）则称为冠状动脉瘤，如为弥漫性扩张（＞7mm）则称为冠状动脉扩张。冠状动脉扩张可不伴有狭窄，也可与狭窄混合存在而呈串珠样改变（图 4-17）。

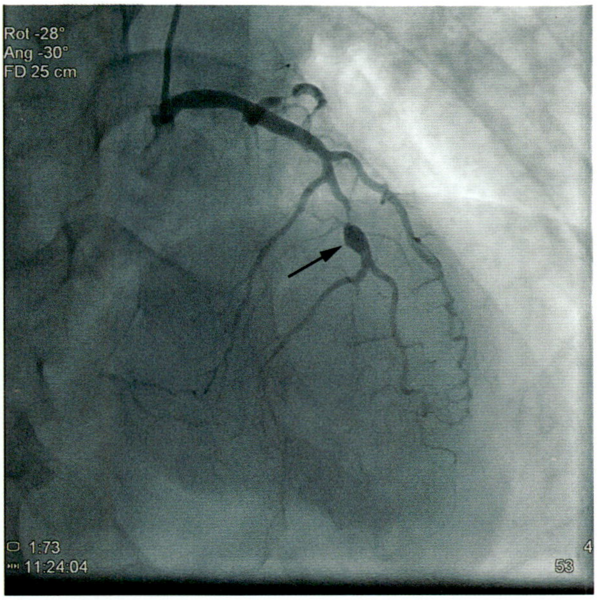

图 4-17　左冠状动脉右前斜加头位造影图像，箭头示前降支中段血管瘤样扩张

（2）溃疡　指冠状动脉粥样硬化斑块逐渐破坏，在斑块内形成溃疡缺损，冠状动脉造影显示为位于血管壁以内的动脉瘤样改变或龛影。冠状动脉溃疡具有重要的临床意义，它是动脉粥样硬化斑块最不稳定状态，易于诱发局部血栓形成而导致管腔闭塞，它破裂下来的碎片还可以阻塞远端血管或分支（图 4-18）。

（3）钙化　指钙质在冠状动脉管壁内或粥样硬化斑块内沉积，X线透视显示沿冠状动脉走行分布的密度不均的高密度影像。有报道冠状动脉内超声检查约60%～70%的病变中有不同程度的钙化，而 X 线透视时只有约 8%～14% 的病变有钙化影像存在（图 4-19）。

（4）夹层　指冠状动脉内膜及其斑块自发地或在外力的作用下，发生在造影条件下可见的断裂，冠状动脉造影显示冠状动脉管腔内有被线状造影剂影像隔离的充盈缺损。

（5）血栓　指急性、亚急性血栓在冠状动脉内形成，冠状动脉造影显示，造影剂充盈冠状动脉时，血栓存在处可见被造影剂包绕的椭圆形、长条形或略有不规则形的低密度影，造影剂消散后血栓存在处及近端仍有少量造影剂残留（图 4-20）。

（6）气栓　指由于某种原因气体进入冠状动脉内并滞留，形成栓子，冠状动脉造影显示冠状动脉内有被造影剂包绕的边缘清晰的圆形透亮区。少量气体进入冠状动脉内不会引起栓塞，而会随前向血流或造影剂前移并消失，大量气体进入冠状动脉会阻滞前向血流引起室颤。

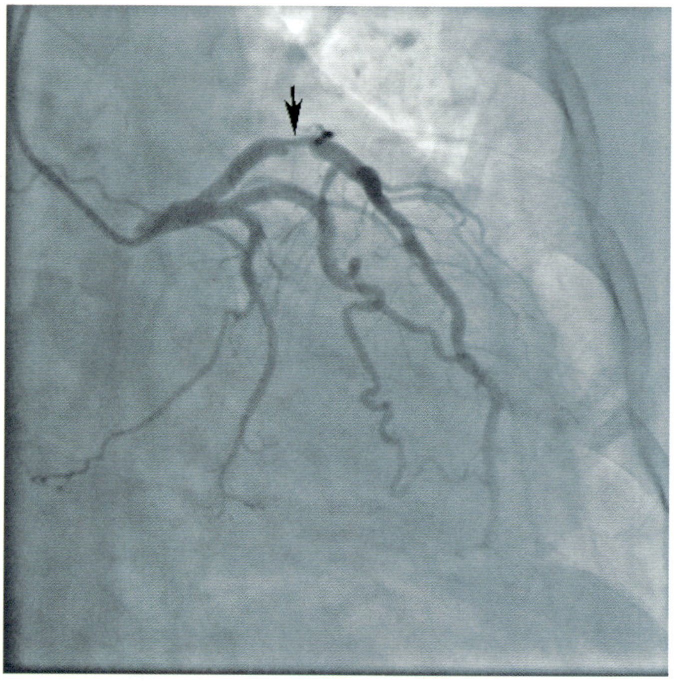

图 4-18　左冠状动脉右前斜加足位造影图像，箭头示前降支近段溃疡病变

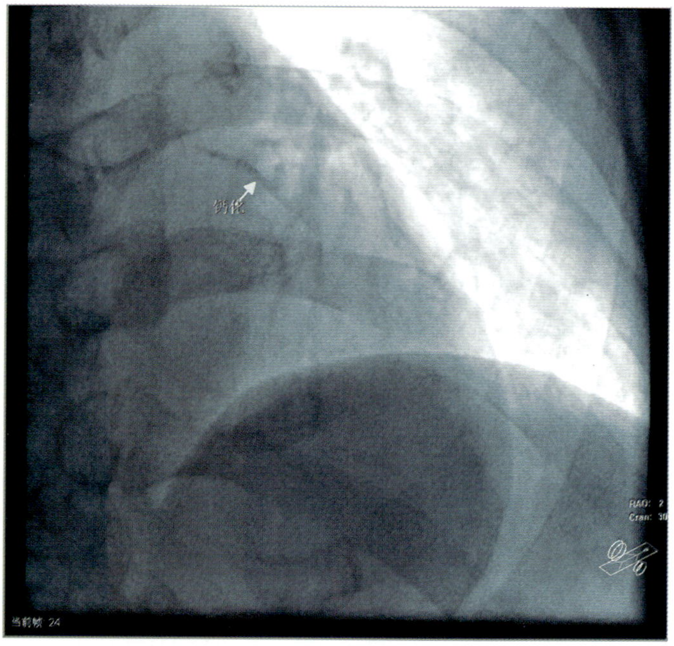

图 4-19　左冠状动脉右前斜加头位透视图像，前降支近段钙化病变（箭头所指）

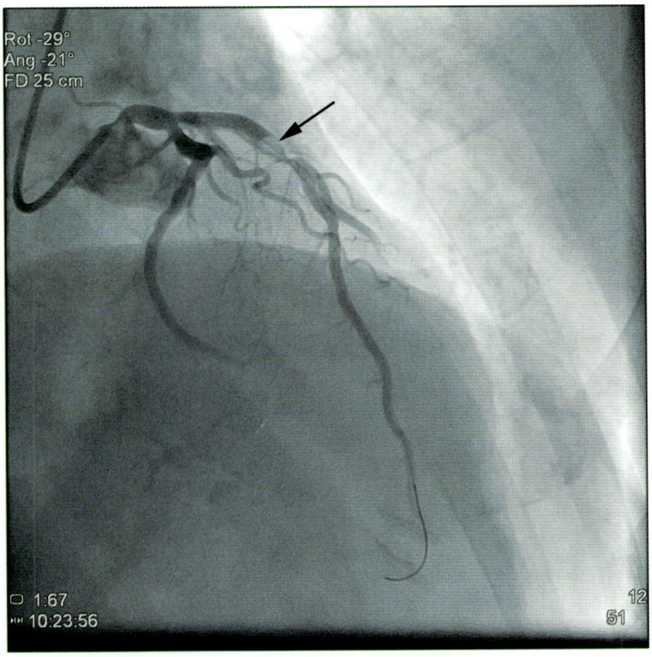

图 4-20 左冠状动脉右前斜加头位造影图像，前降支近段可见血栓影（箭头所指）

（7）痉挛 冠状动脉自发或受导管顶端等刺激而发生的局限性或弥漫性收缩，冠状动脉造影显示痉挛处呈管壁光滑或不光滑的局限性或弥漫性狭窄样改变。痉挛可发生在有动脉粥样硬化的冠状动脉上，也可发生在正常的冠状动脉上，常有胸痛和心电图改变。导管顶端刺激造成的痉挛多发生在冠状动脉受刺激部位，大多数发生在右冠状动脉。发生在导管顶端的冠状动脉向心性狭窄要注意区分是原发性狭窄还是导管刺激产生的痉挛（图 4-21）。

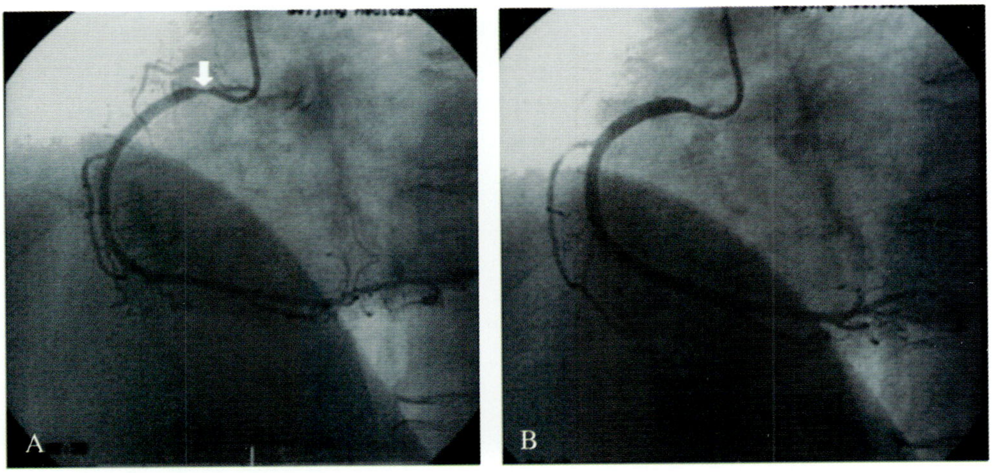

图 4-21 左前斜位右冠状动脉造影图像。A，右冠状动脉导管周围有一处狭窄（箭头所指）；B，注射硝酸甘油后狭窄消失

（8）肌桥压迫现象　指冠状动脉某一节段在收缩期出现变窄，在舒张期又恢复正常的现象，冠状动脉造影显示冠状动脉某一节段随心脏的收缩与舒张产生有规律的变窄与恢复正常的交替现象（图4-22）。该现象产生原理是行走于心脏表面的冠状动脉某一节段被心肌所覆盖，当心肌有节律收缩舒张时，该节段冠状动脉也同时出现有规律的变窄与恢复正常的交替现象。覆盖冠状动脉的心肌称肌桥。

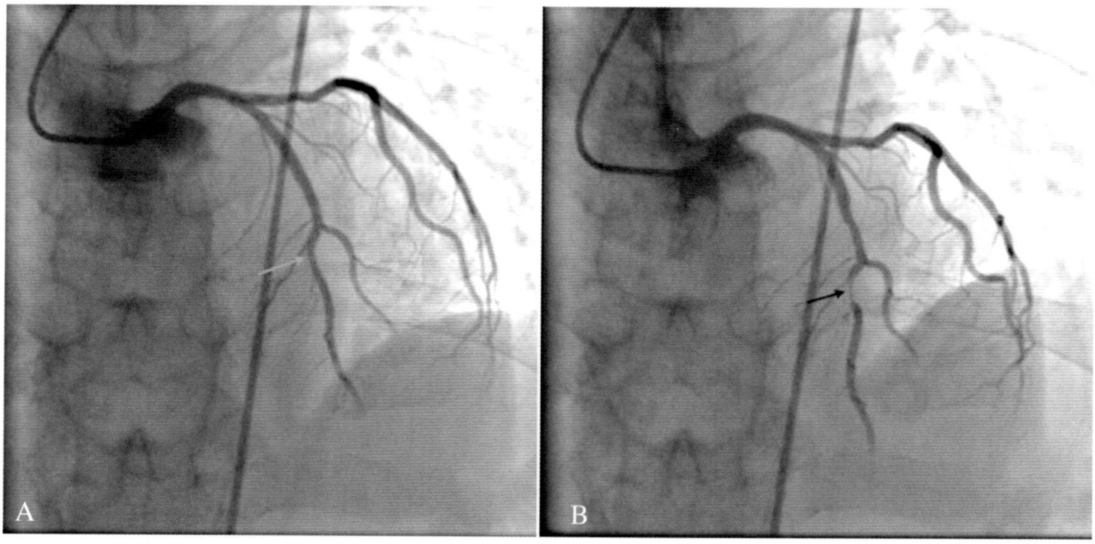

图4-22　A，前降支在舒张期时血管正常（箭头所指）；B，前降支在收缩期时明显狭窄（箭头所指）

（9）侧支循环　冠状动脉之间彼此存在交通支，当某支冠状动脉或较大分支发生严重狭窄或闭塞时，其他血管可经交通支向病变血管远端供血，该循环系统称侧支循环，冠状动脉造影显示某一冠状动脉向有严重狭窄或闭塞的血管远端供血（图4-23）。侧支循环有两种主要方式，一是冠脉间侧支循环，即侧支循环来自同侧或对侧血管，行逆行性供血。另一是桥状侧支循环，即侧支循环来自同一血管的严重狭窄或闭塞段的近侧，行前向性供血。侧支的重要性在于：第一，表明病变的血管存在明显的血流动力学障碍，远端压力下降。第二，良好的侧支循环提供的血供只相当于病变血管狭窄90%时提供的血供。第三，经侧支循环显示的病变血管远端大小并不能真实地反映其实际的大小。Rentrop和Cohen利用双侧冠状动脉造影发展了一个0～3级的分级系统，使侧支充盈分类如下：

0级：无侧支存在。

1级：勉强能检出的侧支血流。造影剂通过侧支管道，但在任何时候心外膜血管都不显影。

2级：部分侧支血流。造影剂进入，但不能使心外膜血管完全地显影。

3级：完全灌注。造影剂进入，并使心外膜血管完全显影。

（10）冠状动脉变异和畸形　冠状动脉的起源和分布可有变异，这些变异大多数是生理性的，少数可引起心肌缺血、梗死或猝死。冠状动脉变异可给冠状动脉造影操作和造影结果的解释带来困难。

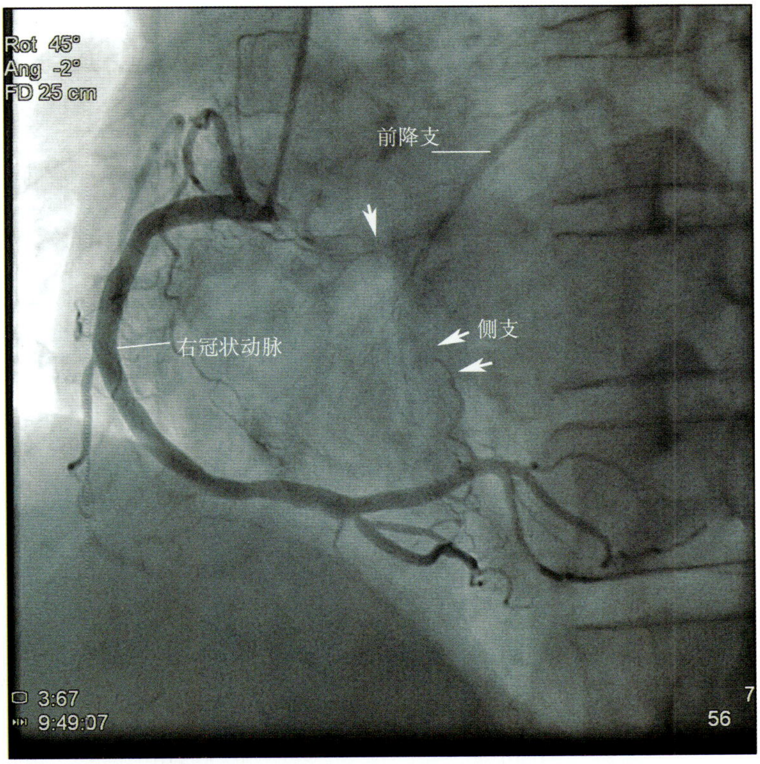

图 4-23　**前降支血管闭塞，右冠状动脉向前降支提供侧支循环（箭头所指）**

六、左心室造影结果的分析

（一）左心室运动情况

左心室正常运动为室壁整个节段的收缩运动幅度一致，即心室腔的横径和纵轴均呈向心性缩短，心尖向心底部运动（图 4-24）。正常收缩幅度为 25% ～ 30%。

1．室壁运动分段　左心室造影一般取右前斜位30°，有时取左前斜位60°造影作补充。右前斜位分5段：前基底段、前侧壁、心尖部、下壁和后基底段。左前斜位分2段：室间隔和后侧壁（图 4-25）。

2．室壁节段运动异常分类（图 4-26）：

（1）室壁运动减弱（hypokinesis）　室壁运动减弱包括节段性室壁运动减弱和弥漫性室壁运动减弱，前者多见于冠心病和肥厚型心肌病，后者多见于扩张型心肌病或缺血性心肌病。

（2）运动消失（akinesis）　某一节段或几个节段完全无收缩功能。

（3）矛盾运动（dyskinesis）　某一节段在收缩期时向外膨胀，与邻近节段运动方向相反形成矛盾运动，提示室壁瘤形成。

（4）不同步运动（asynchrony）　束支阻滞或右心室起搏的患者，常可见到左心室壁向内运动的开始时间在不同部位不一致的表现。

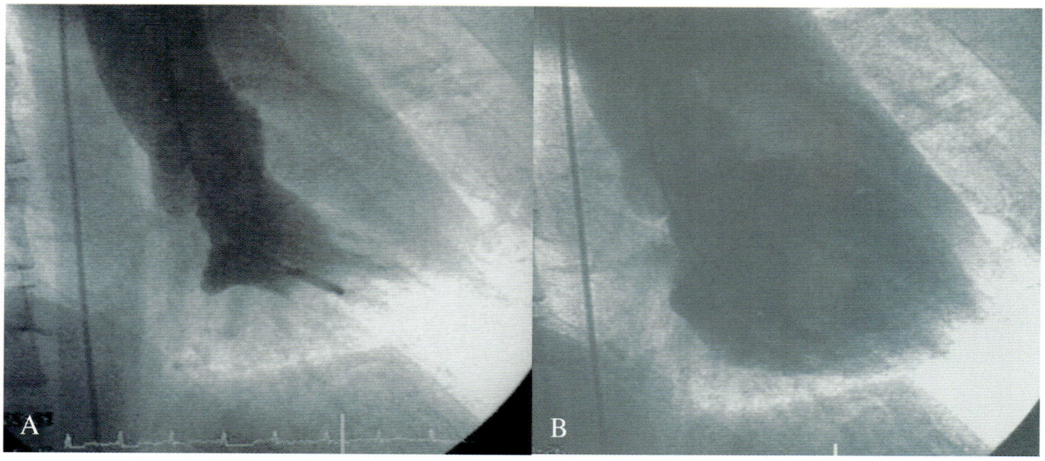

图 4-24　右前斜位正常左心室造影图像。A，左心室收缩期；B，左心室舒张期

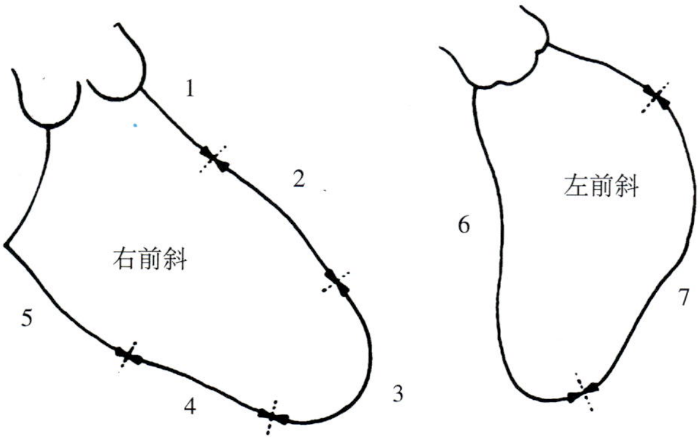

图 4-25　右前斜位左心室造影分为 5 段，左前斜位分两部分

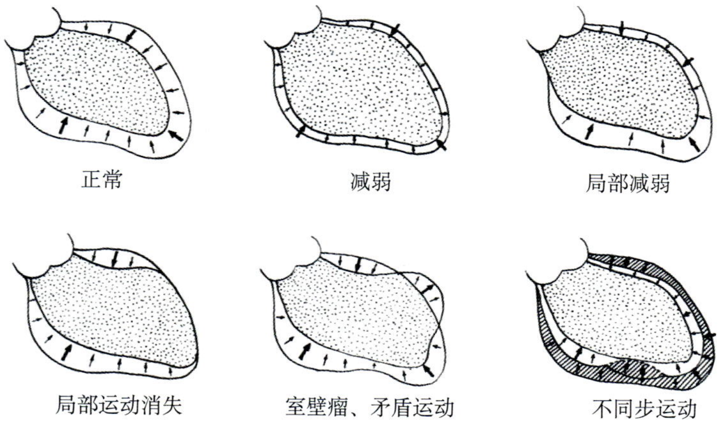

图 4-26　各种室壁运动异常类型

（二）室壁运动定量分析

局限性室壁运动异常，总是与对应的支配该区的冠状动脉病变有关，对室壁运动进行定量分析以反映心肌受损的程度有重要的临床意义。目前有多种方法可对室壁运动进行定量分析，但近年的X光机都备有心脏计算机专用软件，可自动描绘出左心室造影时的心脏舒张期和收缩期的室壁运动曲线，分析各节段室壁运动的情况，计算出左心室的收缩期和舒张期容积、节段射血分数和左心室射血分数（LVEF）（图4-27）。

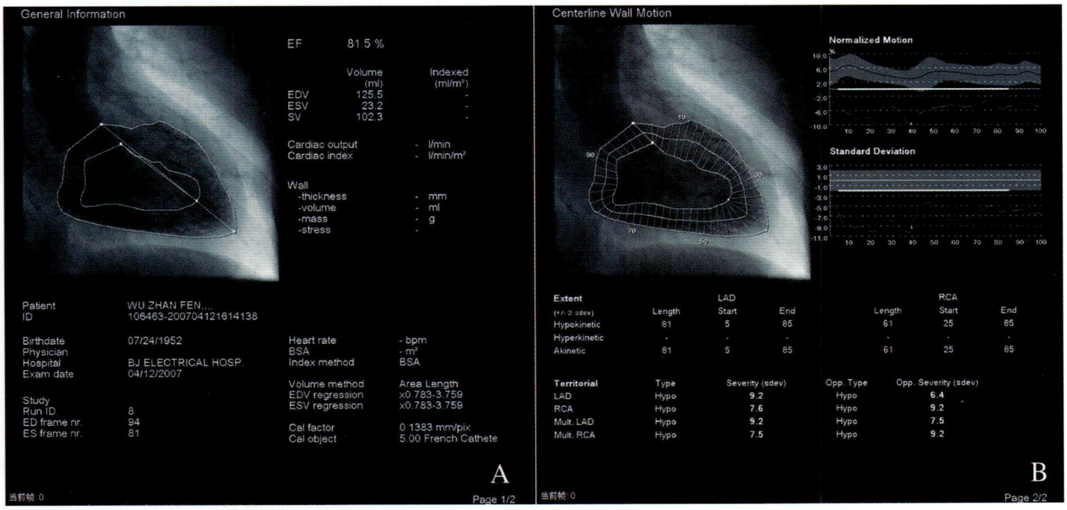

图4-27 左心室壁运动定量分析图 A，测量左心室舒张期、收缩期容积和射血分数；B，左心室壁节段运动定量分析

（三）左心室压力测定

包括左心室收缩压和舒张末压。左心室舒张末压＞12mmHg或造影后明显升高，提示左心室功能不良。左心室—主动脉连续压力曲线测定若有收缩压力阶差＞20mmHg则提示有主动脉瓣狭窄。

七、冠状动脉造影的并发症

诊断性冠状动脉造影技术相对简单，并发症发生率相对较低，并且与术者的经验有关[7-8]。常见并发症如下：

（一）死亡

死亡是诊断性冠状动脉造影最为严重的并发症。目前死亡发生率约为0.03%～0.08%。与死亡密切相关的疾病有左主干严重病变、严重多支病变、左心室功能严重受损（LVEF＜30%）。

（二）心律失常

冠状动脉造影过程中一过性心律失常和传导阻滞很常见，如房早、室早、室速及窦性心动过缓等，大多数为一过性，不产生严重临床后果，无需特殊处理。个别患者持续性严重心动过缓达40次/分以下或Ⅱ度以上房室传导阻滞时，可静脉注射阿托品0.5～1mg，若仍不能恢复则需要安装临时人工心脏起搏器。心室颤动是冠状动脉造影中最严重的并发症之一，临床上常见，发生率约0～5%。一旦出现心室颤动，立即撤出导管，进行心外按压并立即电除颤，用200～300瓦秒除颤，一次不能转复可继续除颤，绝大多数可抢救成功。

（三）心肌梗死

心肌梗死是冠状动脉造影少见而严重的并发症，发生率为0.05%～0.07%。

（四）冠状动脉外并发症及处理

1．局部出血和血肿　严重出血和血肿发生率为0.1%，轻者发生率为1%～2%。小血肿可自行吸收。出血或血肿过大，失血过多时，特别是伴有血压下降（<90/60mmHg）、贫血貌和血红蛋白或血细胞比容降低时，应重新压迫止血，补液扩容，并给予配血和输血，必要时给予升压药。

2．穿刺部位动脉血栓形成或远端栓塞　股动脉细小时，如外周血管病变、糖尿病及女性患者，插入大的鞘管和导管留置时间过长（如插入主动脉内球囊反搏），相对容易形成血栓或栓塞并发症；另外导管或钢丝造成血管内损伤，均可发生血栓栓塞。

3．重要脏器栓塞　栓子来自导管或导丝表面形成的血栓或因操作不慎致动脉粥样硬化斑块脱落或注入气泡等，左心室造影时高压注射造影剂或导管操作不当也可使原附壁血栓脱落而发生栓塞。栓塞部位可为脑血管、肾动脉、肠系膜动脉及下肢动脉等。一旦发生，应积极用扩血管药物或溶栓治疗。

4．急性肺栓塞　作为冠状动脉造影后的并发症可能不少见，但不易诊断。典型的临床表现是在冠状动脉造影第二天去除腹股沟区加压包扎的绷带后首次下床特别是入厕排便后突发心悸、气短或晕厥，血压下降，心率快，发绀等。心电图、血气分析、床旁超声心动图、D-二聚体、同位素肺通气/灌注显像和肺动脉造影等检查有助于诊断。

5．假性动脉瘤及处理　假性动脉瘤均局限在穿刺部位。假性动脉瘤多在穿刺后3～5天发现局部有约2～3cm的包块，可有搏动和血管杂音。小的假性动脉瘤可压迫包扎，减少活动，一周内可以消失。大的假性血管瘤应请外科进行手术矫正。

6．动—静脉瘘　偶尔在穿刺部位可引起动—静脉瘘。主要表现局部出现搏动性包块，局部有血管杂音，行走时可以出现患侧肢体无力、发凉及疼痛。

7．血管迷走反应　血管迷走反应常发生在冠状动脉造影术中及术后，拔除鞘管及压迫止血时发生。主要表现为面色苍白、大汗淋漓、头晕或神志改变，严重者可意识丧失。部分患者感气促、心悸、乏力。体检时有心动过缓和低血压症状。预防措施有：导管检查前消除患者的紧张和焦虑，并给予镇静剂如安定10mg肌注；穿刺血管应充分麻醉，无疼痛刺激；拔管前充分扩容，充分局部麻醉，拔管后应注意观察心率、血压、面色、出汗与否等变化。发生迷走神经反应应立即静注阿托品1mg，输液扩容，如症状不好可加用升压药。

8．过敏反应　冠状动脉造影过程中所使用的药物均可产生过敏反应。对局麻药的过敏反应很少见。对碘造影剂过敏者约占1%，表现为组胺释放反应如打喷嚏、麻疹、口唇或眼睑血管性水肿、气管痉挛，严重者出现过敏性休克。术中一旦出现过敏反应，可给予激素和组胺受体拮抗剂治疗，特别是发生过敏性休克时，应给予肾上腺素和激素治疗。如出现哮喘发作或喉头水肿应静脉给予氢化可的松、地塞米松、皮下注射肾上腺素和氨茶碱等。

9．其他并发症　包括导管打结或断裂、感染等。

参考文献

1. Zipes, Libby, Bonow, *et al*. BRAUNWALD'S HEART DISEASE. A Textbook of Cardiovascular Medicine.7th Edition. Philadelphia: ELSEVIER SAUNDERS, 2005.
2. 李占全主编. 冠状动脉造影与临床. 辽宁：辽宁科学技术出版社，2001.
3. 许玉韵，胡大一主编.心电图与冠状动脉造影——附201例心电图与冠脉造影对照分析.北京：人民卫生出版社，2006.
4. Ross J Jr, Brandenburg RO, Dinsmore RE, *et al*.Guidelines for coronary angiography: A report of the American College of Cardiology/American Heart Association Task Force on Assessment of Diagnostic and Therapeutic Cardiovascular Procedures. Subcommittee on Coronary Angiography. *J Am Coll Cardiol*, 1987, 10:35-50.
5. Folland ED, Vogel RA, Hartigan P, *et al*. Relation between coronary artery stenosis assessed by visual , caliper, and computer methods and exercise capacity in patients with single-vessel coronary artery disease. *Circulation*, 1994, 89:2005-2014.
6. Pepine CJ, Allen HD, Bashore TM, *et al*. ACC/AHA, guideline for cardiac catheterization and cardiac catheterization laboratories. *J Am Coll Cardiol*, 1991, 18:1149-1182.
7. Johnson LW, Krone R. Cardiac catheterization 1991:A report of the Registry of the Society for Cardiac Angiography and Interventions. *Cathet Cardiovasc Diagn*, 1993, 28:219-220.
8. Kennedy JW.Complication associated with cardiac catheterization and angiography.*Cathet Cardiovasc Diag*, 1982, 8:5-11.

第五章　多层螺旋 CT 心脏成像与心脏解剖结构

多层螺旋CT心脏成像不仅能够清晰显示冠状动脉解剖结构，利用计算机的重建技术，还可以显示主动脉、肺动脉、冠状静脉、肺静脉、心房、心室、心包和心脏瓣膜的解剖结构，以及它们之间的解剖关系。为了帮助初学者理解心脏MSCT成像诊断技术，本章主要通过对MSCT心脏横轴位图像的解剖结构标注并进行讲解，指导初学者解读图像。

为了便于大家识别心脏CT的解剖结构，下面罗列出常用的英文名称及缩写：

左心房，left atrium，LA

左心耳，left atrial appendage，LAA

右心房，right atrium，RA

右心耳，right atrial appendage，RAA

左心室，left ventricle，LV

右心室，right ventricle，RV

升主动脉，ascending aorta，A-Aorta

降主动脉，descending aorta，D-Aorta

肺动脉，pulmonary artery，PA

左内乳动脉，left internal mammary artery，LIMA

右内乳动脉，right internal mammary artery，RIMA

肺静脉，pulmonary vein，PV

上腔静脉，superior vena cava，SVC

下腔静脉，inferior vena cava，IVC

冠状窦，coronary sinus，CS

心中静脉，middle cardiac vein，MCV

心大静脉，great cardiac vein，GCV

后室间静脉，posterior intraventricular vein，PIVV

左室后静脉，posterior left ventricular vein，PLVV

左室后侧静脉（边缘静脉），posterior lateral vein，PLV

左冠状动脉主干，left main artery，LMA

左前降支，left anterior descending artery，LAD

左回旋支，left circumflex artery，LCX

左边缘支（钝缘支），left obtuse marginal branch ，LMB

中间支，intermediate branch artery，IBA

第一对角支，first diagonal，1st Diag

第二对角支，second diagonal，2nd Diag

右冠状动脉，right coronary artery，RCA

右边缘支（锐缘支），right acute marginal branch，RMB

后降支，posterior descending artery，PDA

后侧支，posterior lateral branch，PLB

圆锥支，conus branch，CB

当患者进行心脏MSCT成像时，一般采用平卧位，足先进，双足朝向CT扫描器，头部则背向扫描器。一般情况下，心脏的解剖结构相对固定不变，认识了MSCT成像的正常解剖结构，就可以对异常心脏结构进行正确的判断。如果没有特殊情况，心脏CT图像的左侧是患者的右侧结构，而图像的右侧是患者的左侧结构，时钟12时部位一般为胸骨，6点部位为脊柱，利用这些标记，就可以进行初步判断大体心脏解剖方向。MSCT心脏扫描是从心脏上方（心底部）开始，由于冠状动脉位于肺动脉之下，因此大多数心脏CT扫描是从肺动脉水平开始的，从横断面朝心尖方向往下逐层扫描，扫描层厚依据不同扫描器类型和不同生产商是不一样的，一般在0.5～1.5mm之间。如果需要了解冠状动脉旁路移植术患者的移植血管通畅情况以及观察主动脉缩窄、夹层和动脉瘤等，则扫描开始部位需要略高一些，应视具体而定。

如果仅凭单幅心脏CT图像，很难准确识别心脏和毗邻心脏的许多结构。解决这些问题的最好办法就是通过计算机的数据库不断滚动相邻上下层面连续的图像，就可以很容易确定心脏以及心脏与其毗邻解剖结构的关系。不论是哪一幅图像，主动脉是最容易被识别的，当从数据库调阅MSCT图像时，通常利用主动脉作为标记，对识别相邻其他组织结构将十分有帮助，尤其对初学者最为实用。另外，从横断面上看，靠近脊柱的后面结构一般为降主动脉，对大多数患者，降主动脉在脊柱的左侧，在这个层面，降主动脉大小与升主动脉大小类似（主动脉弓下，肺动脉或右室流出道水平）。肺动脉一般轻度小于升主动脉，通过肺动脉的图像，对判断和测定心脏其他结构也非常有用。下面以128层MSCT为例对MSCT成像的正常心脏解剖结构进行逐一介绍。

一般心脏MSCT成像扫描是从肺动脉水平开始的，从横轴位朝心尖方向向下逐层扫描。图5-1显示心脏MSCT扫描是从肺动脉水平开始的，在这个层面上图像显示时钟12点位置为胸骨，6点位置为脊柱；在胸骨两侧，可以清晰见到左内乳动脉和右内乳动脉；升主动脉位于胸部的中央部位，呈圆形结构，升主动脉图像的左侧是上腔静脉，升主动脉图像的后方是肺动脉，肺动脉从主动脉根部左侧开始逐渐向后、向右延伸，如以时钟表示，肺动脉是从时钟1点开始，延伸至主动脉后，止于时钟9点位置；心脏的最靠后位置是左心房，位于降主动脉前方，心脏最靠上方结构也是左心房，可以见到左心耳，通常在时钟2～3点部位的三角结构，也是血栓最容易形成的部位。在右肺动脉前方的圆圈是两个肺静脉。降主动脉位于脊柱的左侧。随着CT扫描向足位移动（图5-2），肺动脉位置被右心室流出道和部分左心房替换，主动脉的左侧是右心耳和上腔静脉，可见左冠状动脉的主干从主动脉的右侧发出后分出前降支和回旋支。

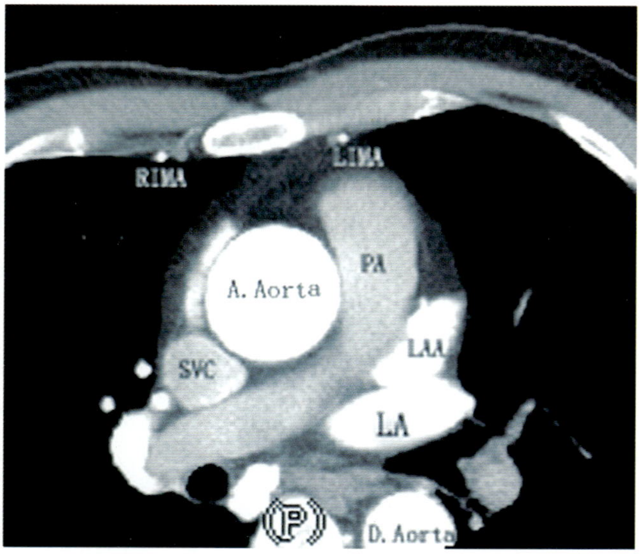

图 5-1　最上方心脏 MSCT 图像显示升主动脉、降主动脉、肺动脉、上腔静脉、胸壁上的左右内乳动脉及左心耳

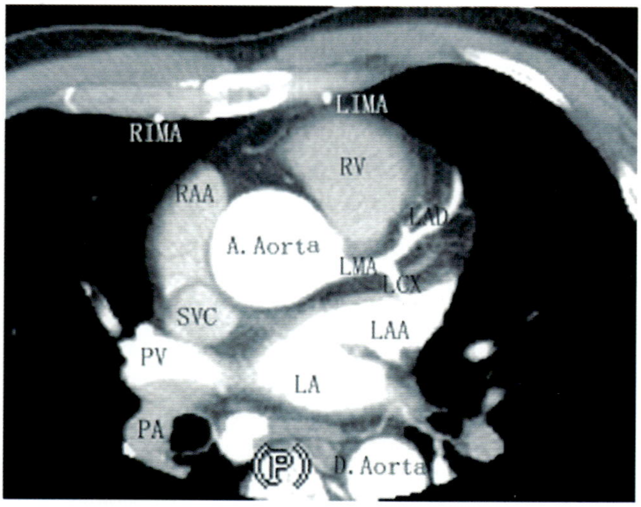

图 5-2　位于图 5-1 之下 5mm 图像，显示左主干起源的位置，可见左主干发出后分为前降支和回旋支

图像继续往足方向移动 5mm（图 5-3），在这个层面上仍然可以见到图 5-2 结构，同时开始见到部分左心室结构，大部分左心房结构，右上肺静脉和左下肺静脉的血液在这个平面上可以见到流入左心房。可见到右冠状动脉走行在右心室的右侧，前降支和回旋支分别走行在左心室的前方和后方的不同部位。

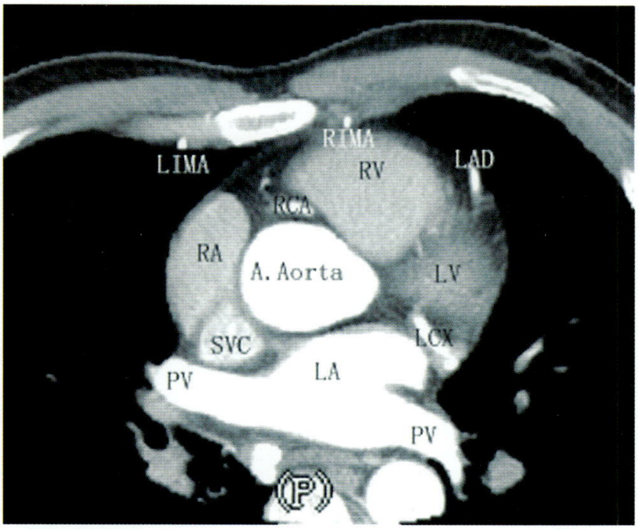

图 5-3　位于图 5-2 之下 5mm 图像，显示前降支与回旋支分开走行

图像继续向足位方向移动 5mm 显示图 5-4 图像，这个平面上见到右冠状动脉的起源位置，左心房部位显示右上肺静脉和左下肺静脉进入左心房。心脏 MSCT 上利用二维、三维及仿真内窥镜图像清晰显示肺静脉，可用于指导和追踪房颤的射频治疗。同时也可见到前降支血管分出第一对角支。肺的外周动脉和静脉有时很难区别，可以利用滚动方法滚动上下图像加以区分。如果血管最终走向左心房就是肺静脉，跟踪4支或5支肺静脉血流进入心房就可以判定左至右分流或异常肺静脉回流。

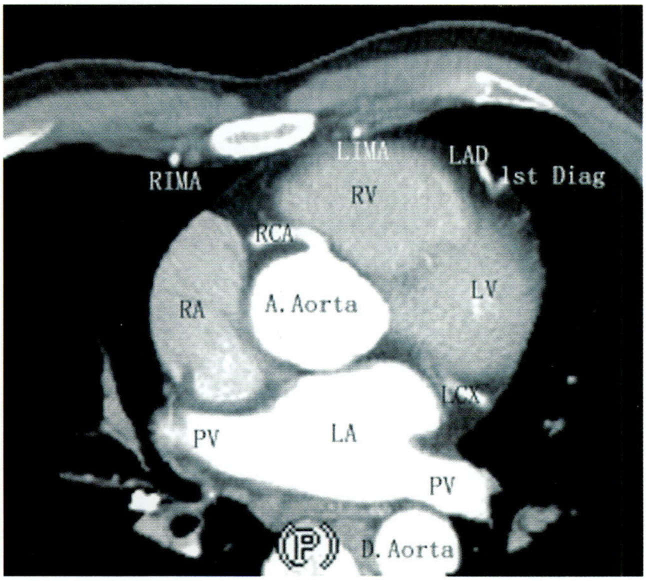

图 5-4　位于图 5-3 之下 5mm 图像，显示右冠状动脉起源位置

图 5-5 为图 5-4 继续向足位方向移动 5mm 显示的图像，在这个层面上显示右上肺静脉，也显示左心室流出道。

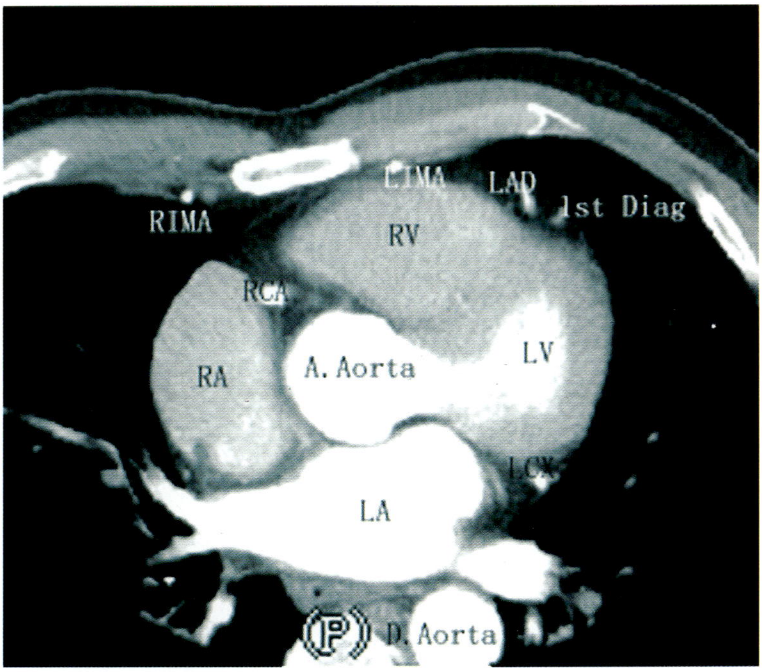

图 5-5 位于图 5-4 之下 5mm 图像，显示右上肺静脉，左心室处于收缩期

图 5-6 为图 5-5 向足位移动 5mm 时的图像，在这个平面上显示心脏五腔图，即左心房、左心室、右心房、右心室和主动脉，右冠状动脉、前降支和回旋支均在横断面上以圆圈样形态存在。

图 5-7 为图 5-6 向足位移动 5mm 时显示的图像，这个平面上显示心脏四腔图，清晰地显示房间隔和室间隔，同时能够显示二尖瓣和瓣叶，可以见到左室后乳头肌及正常心包（位于右心室和胸骨之间）。回旋支发出钝缘支，从房室沟部位发出。

图 5-8 为图 5-7 向足位移动 5mm 时显示的图像，所显示结构与图 5-7 类似。

图 5-9 为图 5-8 向足位方向移动 5mm 显示的图像，显示心尖部和静脉解剖结构（冠状静脉开口和冠状静脉本身），可见下腔静脉进入右心房，如果使用造影剂增强右心室，就可以显示三尖瓣（从右冠状动脉延伸至冠状静脉窦开口的前方）。同时也可清晰地显示食道。

图 5-10 为图 5-9 向足位方向移动 5mm 的图像，靠近心尖部图像，仍可见到冠状静脉开口、冠状静脉本身以及下腔静脉进入右心房，可见到左心室后壁和下壁，清晰显示右冠状动脉远端血管。

图 5-11 为图 5-10 向足方向移动 5mm 的图像，在这个平面上图 5-10 的图像结构仍然可见，左心室下壁和后壁结构逐渐减少，开始见到心脏的静脉（心中静脉）。

图 5-12 为图 5-11 向足方向移动 5mm 的图像，显示心尖部图像，仅见到右心室、右冠状动脉远端（包括后降支、后侧支）和心中静脉。

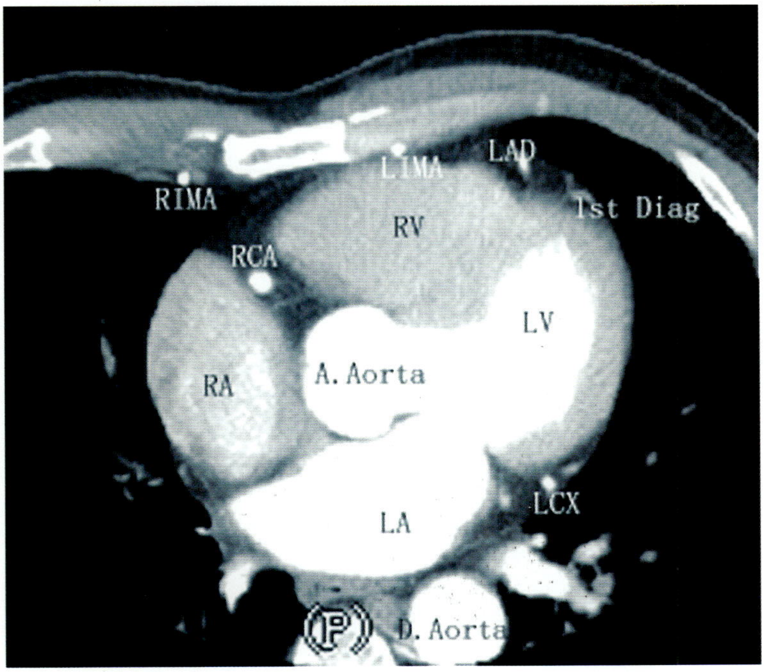

图 5-6　位于图 5-5 之下 5mm 图像，显示心脏五腔图

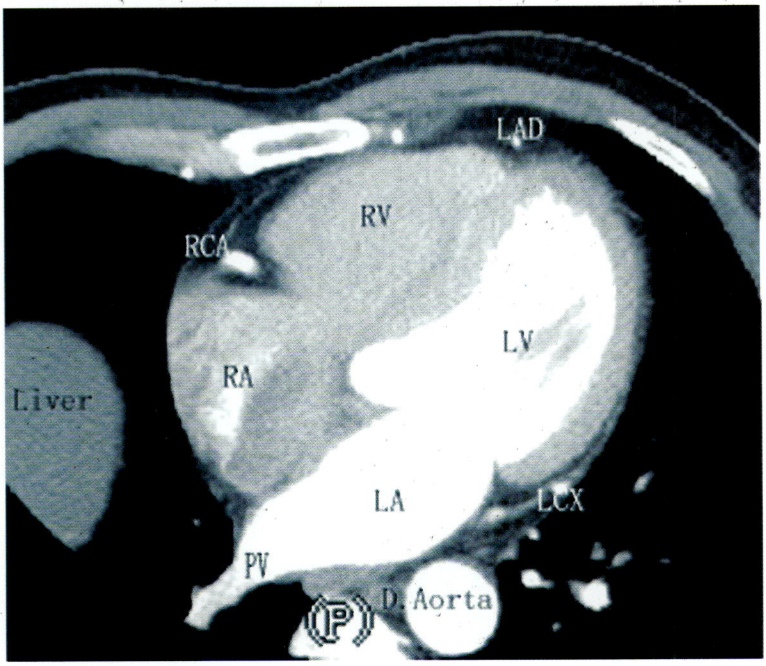

图 5-7　位于图 5-6 之下 5mm 图像，显示四腔图

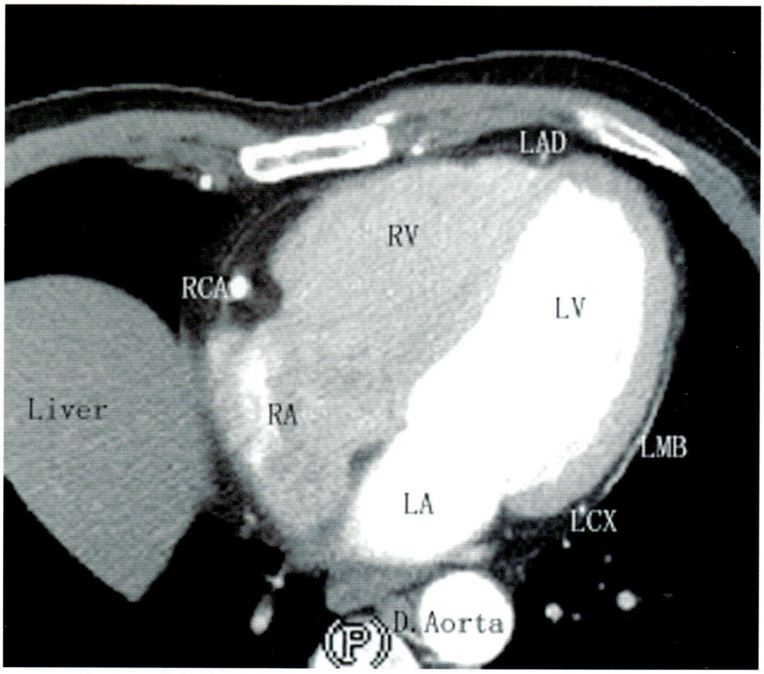

图 5-8　位于图 5-7 之下 5mm 图像

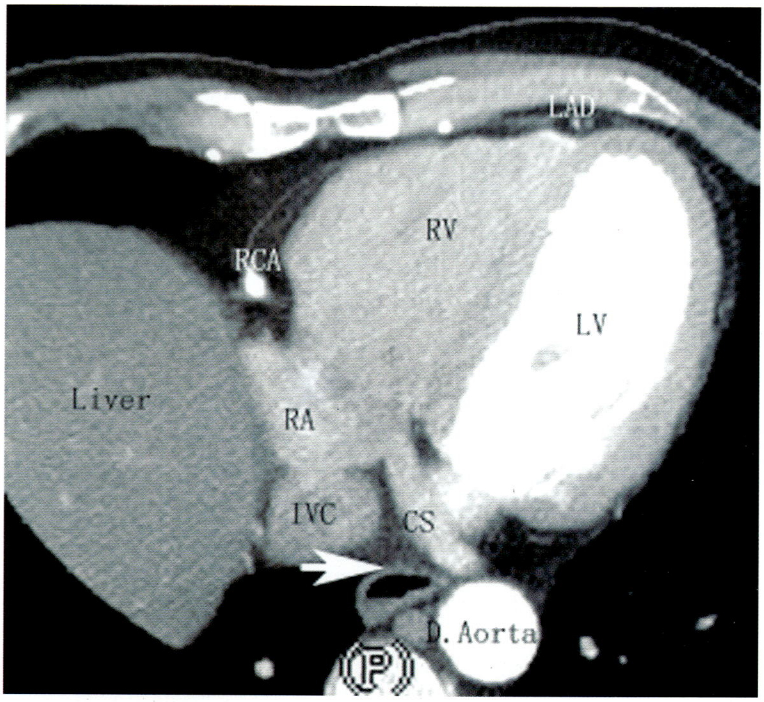

图 5-9　位于图 5-8 之下 5mm，显示冠状静脉窦，箭头所指为食道

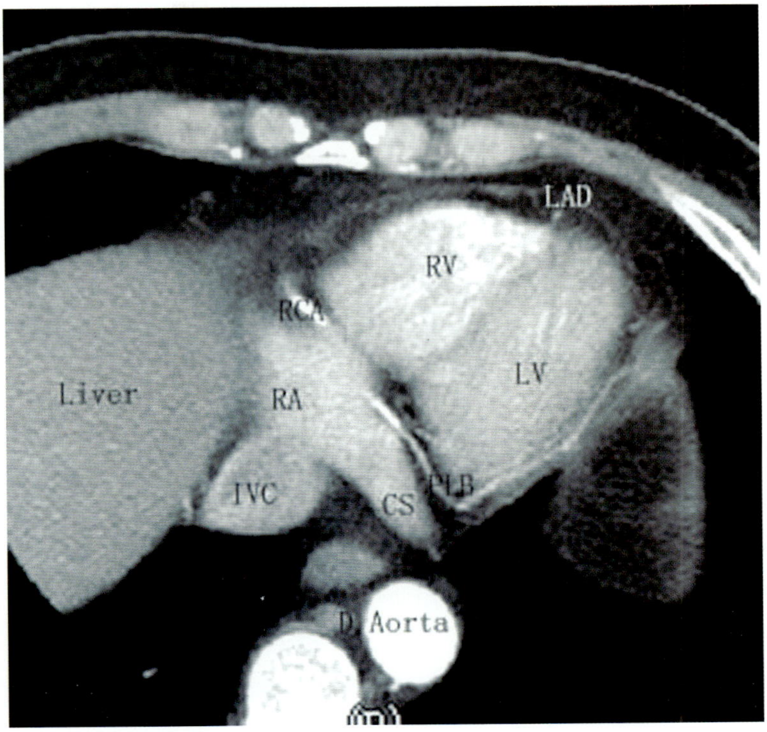

图 5-10　位于图 5-9 之下 5mm，显示靠近心尖部

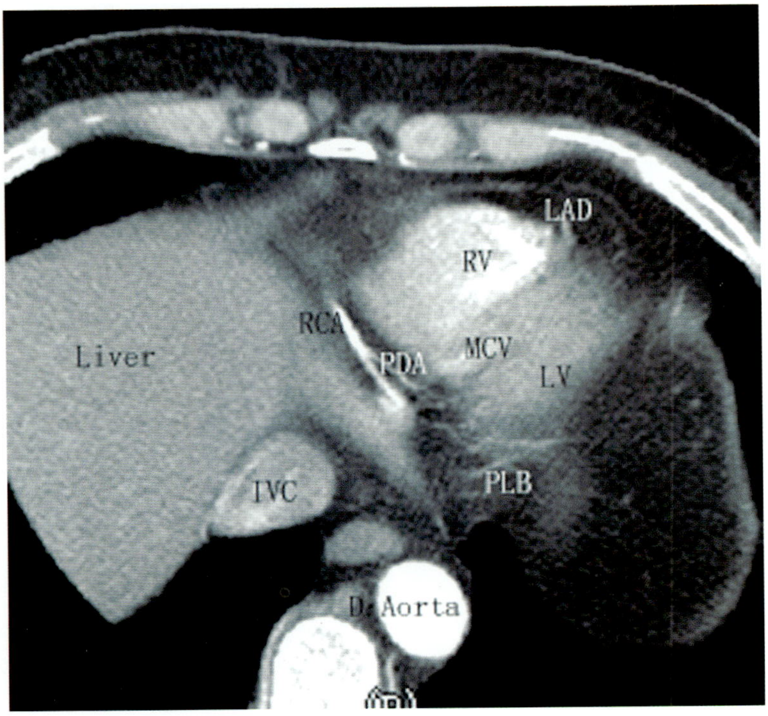

图 5-11　位于图 5-10 之下 5mm 图像，显示心尖部图像

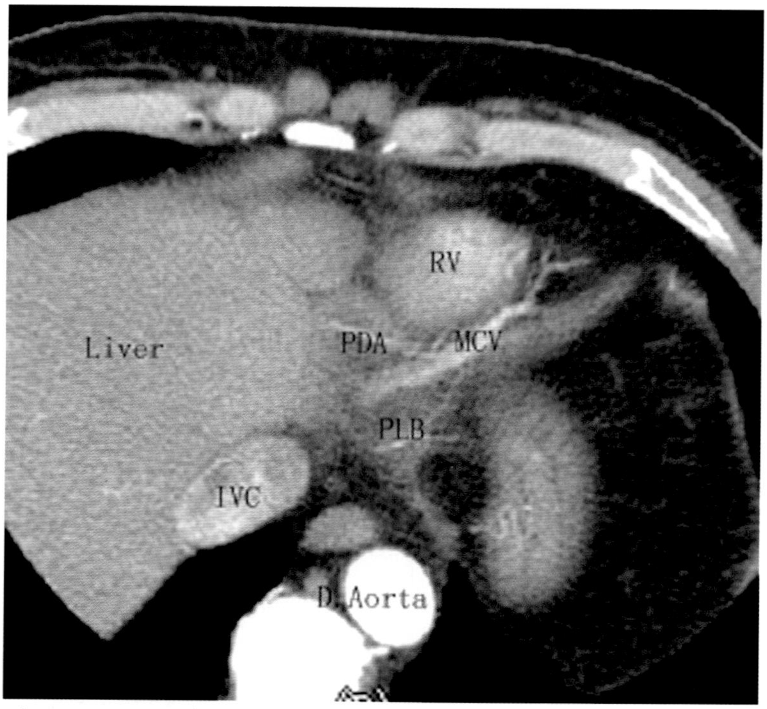

图 5-12　位于图 5-11 之下 5mm 图像，显示心尖部

第六章　多层螺旋 CT 心脏成像评价心脏的结构和功能

第一节　多层螺旋 CT 心脏成像评价心脏功能

心脏的主要功能或者说根本功能是循环功能，各种心脏疾患均会影响心脏的泵血功能。对心脏泵血功能的评价必然也是各种心脏疾患诊断和疗效评价的重要部分。心脏泵血功能是依靠心肌收缩舒张运动并伴随心腔容积改变实现的，因此对心脏泵血功能的评价是通过定性评定或定量测量心动周期内各时相心肌运动、心腔容积及其变化实现的。

在电子束CT和多层螺旋CT之前，常规CT也可以观察到心腔和心肌的改变，但显然，此时的CT只是静态图像，与同时代已经广泛应用于临床的超声心动图相比，所能提供的关于心脏形态和功能的信息过少，临床价值极其有限。电子束CT和多层螺旋CT的出现，改变了这种情况，依靠优异的时间分辨率和空间分辨率，电子束CT和多层螺旋CT能够获得心动周期内各时相心脏图像，并且具有良好的图像质量，使得理论上CT能够准确分析心功能。

一、多层螺旋 CT 评价心功能的方法

心脏的泵血功能主要依靠心室完成，其中又以负责体循环的左心室受到临床医师的主要关注，因此，不论是在临床工作中还是各种医学影像学检查均以评价左心室功能为主。若临床需要评价右心室的舒张收缩情况，其基本原理等同左心室，可参照评价左心室的方法。

在CT上，不论采取什么方法来观察测量左心室室壁心肌和左心室腔，首先要明确区分室壁内外表面（心内膜和心外膜），以区分心肌和心腔。心腔内的血液和心肌天然对比度小，因此CT检查往往要注入造影剂增加心肌和心腔的对比。目前多层螺旋CT扫描采用高压注射器团注造影剂，因此通过测量循环时间仔细地选择扫描时机是必须的。对于左心室来说，采用同冠状动脉扫描相同的扫描时机即可。多层螺旋CT扫描完成后一般选择收缩末期和舒张末期的相位进行重建，获得心脏收缩和舒张末期横轴位图像。

多层螺旋CT能够进行任意方位的图像重组，为心功能的评价带来了便利。左心室的收缩舒张运动虽然复杂，但主要以向心性收缩舒张为主，垂直于左心室长轴（即心尖和心底的连线）平面的左心室短轴位图像，呈现左心室的横断面，显示左心室舒张收缩最佳，因此，CT同其他影像学方法类似，也以左心室短轴图像为基础分析心功能。即通过MPR的方法重组为左心室短轴位图像，同时可辅以与室间隔垂直或平行的左心室长轴位图像。

对于左心室心功能的评价主要以室腔容积的测量为主，包括如下指标：

左室舒张末容积　left ventricular end diastolic volume，LVEDV

左室收缩末容积　left ventricular end systolic volume，LVESV

左室每搏输出量　left ventricular stroke volume，LVSV

左室射血分数　left ventricular ejection fraction，LVEF

心输出量　cardiac output，CO

心脏指数　cardiac index，CI

其中，LVSV 是 LVEDV 与 LVESV 之差，LVEF 是 LVSV 与 LVEDV 的比值，CO 是 LVSV与心率的乘积，CI是CO与单位体表面积的比值。心输出量与机体新陈代谢水平相适应，可因性别、年龄及其他生理情况而有所不同。如中等身材健康成年男性静息状态下，平均心率 75 次 / 分，每搏输出量约为 60 ～ 80ml，心输出量为 4 ～ 6L/min。女性比同体重男性的心输出量约低 10%，青年时期心输出量高于老年时期。心输出量在剧烈运动时可高达 25 ～ 35L/min，安静和空腹情况下CI约为3.0 ～ 3.5L/（min · m^2）。LVEF约为55% ～ 65%，EF 有助于冠心病预后的判断，尤其是对慢性冠心病患者的非致死性心肌梗死的风险的判断有较高的价值。还可以计算高峰充盈率（peak filling rate，PFR）和高峰收缩率（peak ejection rate，PER），PFR 是心室舒张阶段容积变化的最大速率，为一瞬间动态指标，反映了心脏的整体舒张功能，是心肌缺血最敏感的指标之一。大部分心绞痛患者静息LVEF正常而PFR降低，提示PFR有助于早期诊断冠心病。 PER是心室收缩阶段容积变化的最大速率，不如 PFR 敏感。

上述各指标中，LVEDV 和 LVESV 是计算其他指标的基础。各种医学影像学方法也首先测量 LVEDV 和 LVESV。

测量 LVEDV 和 LVESV 通常有两种方法。

第一种是将左心室假设为一椭球体，测量其长轴及短轴，可计算体积。这种方法优点是简便易行，但缺点也比较明显：左心室只是近似椭球体，尤其是有室壁瘤等不规则形态时，误差较大。

第二种方法是Simpson积分法，其原理是将被测物体平行地分割为若干厚度相同的“薄片”，只要其厚度足够薄，就可以近似认为每一个薄片的上下平面的面积是相同的，该薄片的体积可通过平面面积和厚度的乘积近似计算出来。累积计算所有的薄片体积，即得到被测物体体积。利用该方法在CT上测量左心室体积时，首先分别重建和重组自心尖至心底的左心室舒张末期和收缩末期短轴位图像，然后自心尖至心底逐层测量心室腔的横断面面积，累计后再乘以层厚，即可得到 LVEDV 及 LVESV。这种方法只要层厚足够薄，横断面面积足够准确，理论上就具有足够的精确性。目前，计算机后处理系统自动识别心肌和心腔尚不成熟，多需要人工标记出心内膜，系统再自动计算所标记区域的面积（图6-1）。考虑到乳头肌的存在使心内膜并不光滑，接近心底的层面可能还要受到瓣膜的影响，因此人工标记测量每层的面积有一定误差。实际测量 LVEDV 和 LVESV 均存在一定的误差。虽然减小层厚可以减少误差，但明显减少每层的层厚，会导致总的层数成倍增加，继而导致工作量增加效率降低。再者，由于采用人工标记的方法，同一操作者或不同操作者之间的可重复性也是必须考虑到的问题。崔炜等[1]对体外心室静态铸形模型的研究表明，多层螺旋CT 以 Simpson 法测量心室体积与实际心室铸形的体积呈高度相关（左心室和右心室的相关系数分别大于 0.97 和 0.95），但多层螺旋 CT 测量心室体积高估实际心室铸形体积。减少层厚能提高心室体积测量的准确性，但层厚 5mm 和层厚 2mm 测量体积在统计学上无显著差异。

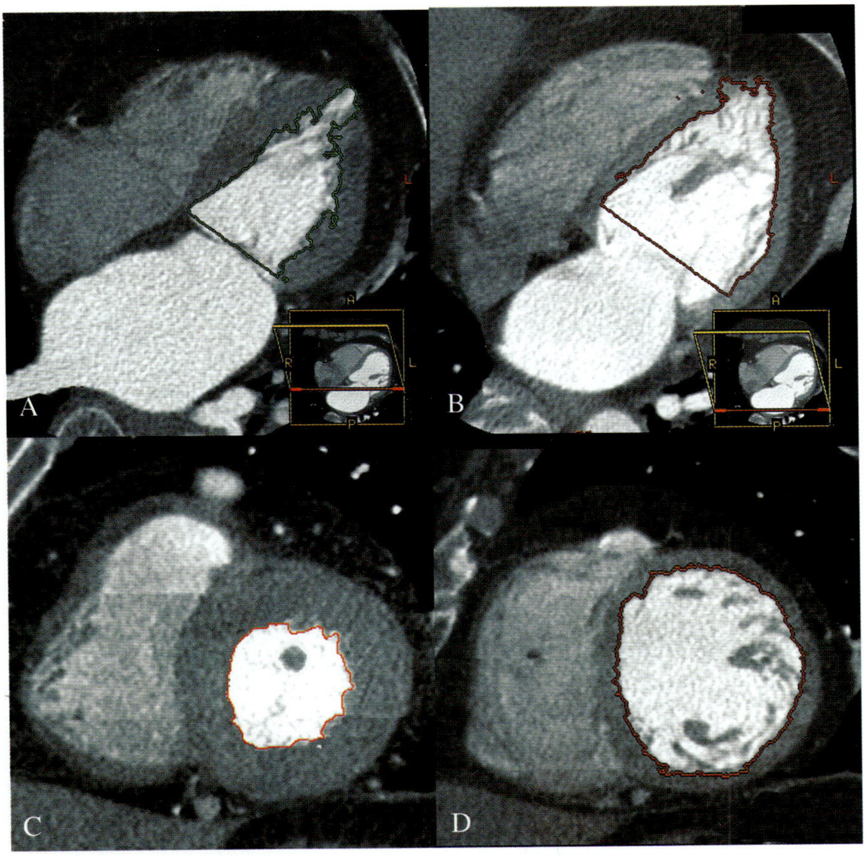

图6-1　标记心内膜计算左心室收缩期和舒张期容积。A，左室收缩末期长轴位；B，左室舒张末期长轴位；C，左室收缩末期短轴位；D，左室舒张末期短轴位

除了测量心室腔容积外，还可以测量心肌质量（myocardial mass，MM）。心肌质量的测量方法也以Simpson法为多，首先人工逐层标记心内膜和心外膜，计算心肌体积，心肌质量等于心肌体积与心肌密度（1.05g/cm^3）的乘积。

心室腔容积的变化反映心脏血流动力学参数的变化。直接分析心室壁心肌的运动可以反映心肌收缩舒张的情况。心肌节段性室壁运动障碍是临床诊断冠心病的主要依据，其程度与冠心病危险程度的预后密切相关[2]。根据美国心脏学会（America Heart Association）的推荐，左室壁在短轴位3个层面上共被分为16个节段，外加1个心尖顶部。这3个层面分别为基底部（6个节段）、中间部（6个节段）及心尖（4个节段）[3]（图6-2）。

心肌节段动态分析方法有定性分析、半定量分析和定量分析。定性分析是观察各节段的室壁运动情况，一般分为正常，运动减低，运动消失和矛盾运动。半定量分析可对各节段的运动情况计分：运动正常1分，运动减低2分，运动消失3分，矛盾运动4分。此外，还可以计算室壁运动指数，即所有各节段的积分之和与所观察的节段数的比值。正常为1，大于1时表明有室壁运动异常。定量分析时多在收缩末期和舒张末期分别测量各节段的厚度，可以得到各节段的实际厚度、增厚率等具体数值[4]。

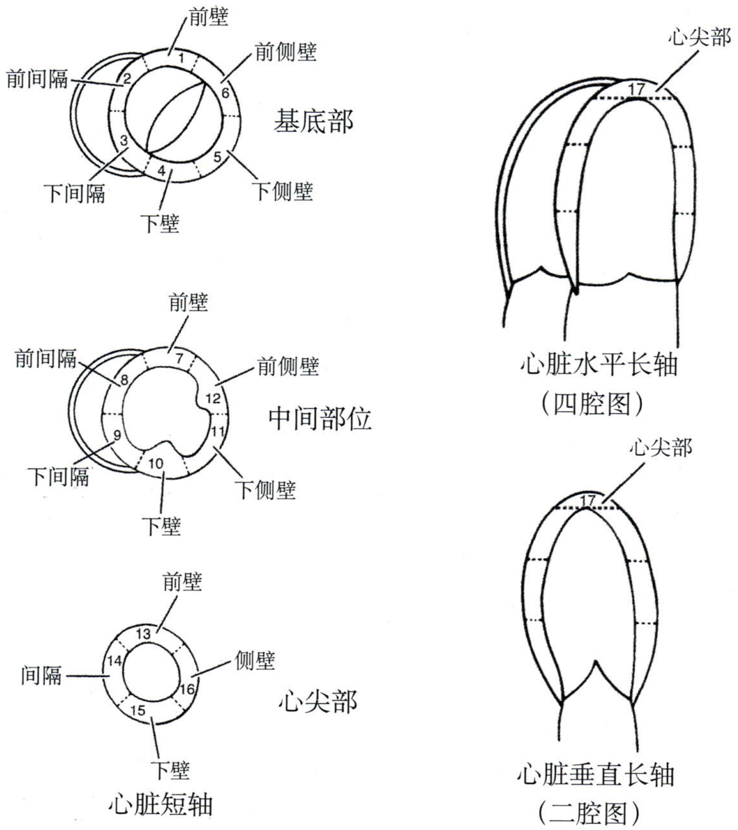

图 6-2 **心肌分段模式图**

二、多层螺旋 CT 评价心功能的研究现状

多层螺旋CT之前，已经有学者利用电子束CT对正常人左心室功能进行研究，并与传统的左心室造影结果具有良好的相关性。多层螺旋CT应用于临床后多数研究也验证了该结论[5-16]。与其他影像学方法，如MRI或二维超声心动图均具有较好的相关性，相关系数多大于 0.8 或 0.9，其中与 MRI 的相关性最高。由此可见，多层螺旋 CT 或电子束 CT 可以较准确地测量反映左心室功能的诸多指标，可以用于评价心功能。需要指出的是，心率、时间分辨率等对图像质量的影响同样可导致心功能评价的误差[12]。

不过，根据目前临床应用的实际情况，评价心功能并不以CT为首选方法，或者说CT并不主要用于评价心功能。这是因为，与MRI或二维超声心动图相比，CT评价心功能需要使用造影剂，同时又要使患者受到一定剂量的放射辐射，且不如二维超声心动图经济方便。因此，往往是在进行 CT 冠状动脉成像的同时附带应用 CT 评价心功能。

参考文献

1. 崔炜, Takeshi Kondo, Hirofumi Anno, 等. 多层螺旋 CT计算心室容积的准确性及最佳层厚选择. 中华放射学杂志, 2005, 39:1265-1268.

2. Elhendy A, von Domburg RT, Bax JJ, *et al*. The grade of worsening of regional function during dobutamine stress echocardiography predicts the extent of myocardial perfusion abnormalities. *Heart*, 2000, 83:35-39.
3. Cerqueira MD, Weissman NJ, Dilsizian V, *et al*. Standardized myocardial segmentation and nomenclature for tomographic imaging of heart: a statement for healthcare professionals from the cardiac imaging committee of council on clinical cardiology of the American Heart Association. *Circulation*, 2002, 105:539-542.
4. 周阳泱. 多层螺旋CT定量评估左心功能的研究进展. 国外医学临床放射学分册, 2005, 28:150-152.
5. Kuroda T, Seward JB, Rumberger JA, *et al*. Left ventricular volume and mass: comparative study of 2-dimensional echocardiography and ultrafast computed tomography. *Echocardiology*, 1994, 11:1-9.
6. Feiring AJ, Rubberger JA, Reiter SJ, *et al*. Sectional and segmental variability of left ventricular function: experimental and clinical studies using ultrafast computed tomography. *J Am Coll Cardiol*, 1988, 12:415-420.
7. Yamamuro M, Tadamura E, Kubo S, *et al*. Cardiac functional analysis with multi-detector row CT and segmental reconstruction algorithm: comparison with echocardiography, SPECT, and MR imaging. *Radiology*, 2005, 234: 497-498.
8. Dirksen JS, Bax JJ, Roos A , *et al*. Usefulness of dynamic multislice computed tomography of left ventricular function in unstable angina pectoris and comparison with echocardiography. *Am J Cardiol*, 2002, 90:1157-1160.
9. Heuschmid M, Kuttner A, Schroder S, *et al*. Left ventricular functional parameters using ECG-gated multidetector spiral CT in comparison with invasive ventriculography. *ROFO*, 2003, 175 :1349-1354.
10. Hundt W, Siebert K, Wintersperger BJ, *et al*. Assessment of global left ventricular function comparison of cardiac multidetector-row computed tomography with angiocardiography. *J Comput Assist Tomogr*, 2005, 29 :373-381.
11. Lessick J, Mutlak D, Rispler S, *et al*. Comparison of multidetector computed tomography versus echocardiography for assessing regional left ventricular function. *Am J Cardiol*, 2005, 96:1011-1015.
12. Mahnken AH, Hohl C, Suess C, *et al*. Influence of heart rate and temporal resolution on left-ventricular volumes in cardiac multislice spiral computed tomography: a phantom study. *Invest Radiol*, 2006, 41:429-435.
13. d'Agostino AG, Remy-Jardin M, Khalil C, *et al*. Low-dose ECG-gated 64-slices helical CT angiography of the chest: evaluation of image quality in 105 patients. *Eur Radiol*, 2006, 16:2137-2146.
14. Schlosser T, Pagonidis K, Herborn CU, *et al*. Assessment of left ventricular parameters using 16-MDCT and new software for endocardial and epicardial border delineation. *Am J Roentgenol*, 2005, 184:765-773.
15. Diethelm L, Simonson JS, Deny R, *et al*. Determination of left ventricular mass with ultrafast CT and two-dimensional echocardiography. *Radiology*, 1989, 171:213-217.
16. Juergens KU, Grude M, Fallenberg EM, *et al*. Using ECG-gated multidetector CT to evaluate global left ventricular myocardial function in patients with coronary artery disease. *Am J Roentgenol*, 2002, 179:1545-1550.

第二节 多层螺旋CT心脏成像评价心肌血液灌注

心肌灌注是衡量心肌生物学活性的重要指标之一。正常状态下，心肌灌注量随时间、部位的变化而不同，并且心肌灌注量、心肌代谢和收缩功能三者间相互平衡。当收缩功能增加时，心肌灌注和心肌代谢也随之增加。静息与负荷状态下心肌灌注量的增加就是心肌灌注储备。心肌灌注量的改变与冠状动脉狭窄程度间呈显著的相关性，对于判断不同类型的心肌，如缺血心肌、顿抑心肌、冬眠心肌和坏死心肌有重要价值。心肌灌注的临床意义有两方面：一方面，可以为冠心病诊断、治疗方法的选择及预后评估提供有价值的指标，尤其是识别尚能被挽救的心肌。另一方面，对于冠状动脉旁路移植或冠状动脉支架置入术后的患者，在了解心肌缺血情况的同时亦可评价桥血管或支架的通畅性。

由于CT具有良好的空间分辨率，并且使用造影剂后心肌和心腔具有良好的对比，因此测量心肌厚度显然具有比较理想的精确度，可以应用于各种心脏疾患导致的心肌增厚或变薄。此外，通过静脉团注造影剂，还可以研究或评价心肌血液灌注情况。

一、多层螺旋 CT 评价心肌灌注的方法

CT进行心肌灌注评价的主要方法是静脉注入造影剂后在同一层面重复扫描，获得心肌密度随时间变化的情况[1]。由于多层螺旋 CT 或电子束 CT 均能实现容积扫描，因此，目前CT心肌灌注扫描基本可覆盖全部心脏。一般采用前瞻性心电门控触发扫描，实现同一层面等时间间隔重复扫描。多层螺旋CT采用前瞻性心电门控时，其时间分辨率仅和X线球管旋转速度有关，目前 64 层螺旋 CT 的 X 线球管旋转一周最快为 330 ~ 350ms，如果扫描时患者心率较快，心动周期较短，将产生较大的运动伪影，应用受到一定限制。为了提高图像质量，减少心率对扫描的影响，多层螺旋CT也可以采用回顾性心电门控，进行“双期”扫描，即造影剂注入早期及注入后延迟数分钟的延迟期扫描，观察心肌在强化早期和延迟期的增强情况[2]。由于这种方法不能详细观察心肌密度随时间变化的情况，而且，回顾性心电门控产生的 X 线放射剂量较大，使反复扫描受到限制。

二、 多层螺旋CT对心肌灌注状况的评价

目前，对正常或异常心肌灌注的评价指标大致可分为定性指标、相对定量和绝对定量指标。定性指标主要是观察有无缺血心肌早期灌注缺损和坏死（梗死）心肌延迟期强化，并对其分布及范围进行描述。心肌壁有心肌血管床、心肌间质及心肌细胞3个成分，注射造影剂后心肌血管床早期增强，心肌间质则增强较晚。缺血心肌由于缺乏血管床而不增强或仅轻度增强，造成该区心肌灌注量减少。晚期由于梗死心肌毛细血管床的损害，造影剂由毛细血管弥散至心肌间质，梗死心肌能够显示较高的延迟增强。测量低灌注区域或延迟增强区域即可以定量反映缺血或坏死心肌的面积或体积。一般认为缺血心肌的灌注减低区域和梗死心肌的延迟增强区域与病理所显示的缺血或梗死范围有较好的一致性[1-4]。

相对定量和绝对定量指标多是通过心肌时间密度曲线来计算各种反映心肌血流动力学参数的相对值或绝对值。利用动态 CT测定脑组织血流灌注量的理论基础，来源于核医学数据处理技术[5-6]，即将放射性示踪剂静脉团注，通过动态扫描 ，可获得示踪剂首次通过该器官的时间放射性曲线。CT中经静脉注入的造影剂，其药代动力学改变与示踪剂类似，因此通过动态CT研究组织的血流动力学是可行的。注入造影剂后动脉及组织的时间密度曲线的横坐标为时间，纵坐标为注入造影剂后实际测量的CT值，CT值的变化反映的是随血液分布的造影剂在该组织中浓度的变化，即碘聚集量的变化。由于1mg/ml的碘浓度约相当于25Hu[6]，即 1mg 碘可使 1ml 组织的 CT 值增加 25Hu。因此，通过测定局部组织的 CT 值及其变化量，即可反映该组织的血流灌注量。根据心肌时间密度动态曲线计算的绝对定量指标有心肌血流量、血流容积、平均通过时间和达峰时间等[7-10]，也有直接计算动态曲线 CT 值的上升值、峰值、上升时间、峰值时间等相对定量指标[11]。相对定量和绝对定量指标更精确地描述了缺血或梗死心肌灌注量的下降、心肌血流的减少等血流动力学改变。

三、多层螺旋CT评价心肌血液灌注的临床应用现状

目前，用多层螺旋CT进行心肌血液灌注的评价仅见于部分临床研究和动物试验研究，临床应用不够普及。制约其临床应用的主要因素是进行心肌灌注评价时，多层螺旋CT的时间分辨率尚低，尤其是对于心率较快的患者。同时，各种计算绝对定量或相对定量的指标的基础理论，均需要假设一些理想状况以使理论计算成为可能，但实际情况不可能完全符合理论假设，因此各项指标均具有一定误差。故其临床应用尚待进一步成熟。其他能进行心肌灌注分析的影像学手段主要有核医学的心肌核素显像和MRI的心肌灌注显像。核医学的方法临床应用成熟，除了静息状态外，测量负荷状态下心肌储备比较方便，但其空间分辨率较低，计算心肌血流灌注量等绝对定量指标临床应用较少。MRI的方法优势在于进行心肌灌注显像的时间分辨率明显优于CT，尤其是优于多层螺旋CT，无X线放射辐射，因此应用多于CT。目前有部分文献将多层螺旋CT和MRI对心肌和心肌梗死的评价进行比较，多数结论认为CT与MRI之间具有较好的相关性和一致性[12-14]。

Sanz等[12]对比了42例陈旧心肌梗死患者的多层螺旋CT和MRI表现，发现CT诊断的效能比较好，敏感性、特异性、阴性预测值、阳性预测值分别为91%、81%、83%和90%，不过，与MRI相比，CT明显低估了陈旧心梗病灶的体积。Gerber等[13]的动物试验和临床试验表明，CT使用的含碘造影剂和MRI使用的GD-DTPA造影剂在正常心肌和心肌梗死区域具有相似的血流动力学特点，进行CT冠状动脉造影检查时，CT可以有效地显示急性和慢性心梗病灶并测量体积，CT和MRI测量早期低灌注心肌和延迟增强心肌的体积相关性分别为0.93和0.89（$P < 0.001$）。

参考文献

1. Lardo AC, Cordeiro MAS, Silva C, *et al*. Contrast-enhanced multidetector computed tomography viability imaging after myocardial infarction: characterization of myocyte death, microvascular obstruction, and chronic scar. *Circulation*, 2006,113:394-404.
2. Ko SM, Seo JB, Hong MK, *et al*. Myocardial enhancement pattern in patients with acute myocardial infarction on two-phase contrast-enhanced ECG-gated multidetector-row computed tomography. *Clin Radiol*, 2006,61: 417-422.
3. 张闽光, 宋志坚, 沈天真, 等. 电子束 CT 检测犬心肌梗死及计算机后处理研究.中华心血管病杂志, 2002, 30:175-177.
4. Baks T, Cademartiri F, Moelker AD, *et al*. Multislice computed tomography and magnetic resonance imaging for the assessment of reperfused acute myocardial infarction. *Am Coll Cardiol*, 2006, 48:144-152.
5. Bell SD, Peters AM. Measurement of blood flow from first-pass radionuclide angiography: influence of bolus volume. *Eur J Nucl Med*,1991,18: 885-888.
6. 张红梅, 高培毅, 胡平英. 脑组织血流灌注的动态 CT 定量研究. 中华放射学杂志, 1999,33:448-451.
7. 周阳泱. 多层螺旋 CT 定量评估左心功能的研究进展. 国外医学临床放射学分册, 2005, 28:150-152.
8. Rumberger JA, Bell MR.Measurement of myocardial perfusion and cardiac output using intravenous injection methods by ultrafast cine computed tomography. *Invest Radiol*, 1992, 27(Suppl):S40-S46.
9. 李传亭, 刘新疆, 武乐斌, 等. 急性心肌梗死多层螺旋CT心肌灌注和冠状动脉造影的实验研究. 中华放射学杂志,2004,38:306-309.

10. George RT, Silva C, Cordeiro MAS, *et al*. Multidetector computed tomography myocardial perfusion imaging during adenosine Stress. *J Am Coll Cardiol*, 2006, 48:153-160.
11. 刘远健, 冯晓源, 沈天真, 等. 急性心肌梗死的 CT 灌注实验研究. 中华放射学杂志, 2004,38:994-998.
12. Sanz J, Weeks D, Nikolaou K, *et al*. Detection of healed myocardial infarction with multidetector-row computed tomography and comparison with cardiac magnetic resonance delayed hyperenhancement. *Am J Cardiol*, 2006, 98:149-155.
13. Gerber BL, Belge B, Legros GJ, *et al*. Characterization of acute and chronic myocardial infarcts by multidetector computed tomography: comparison with contrast-enhanced magnetic resonance. *Circulation*,2006,113:823-833.
14. Mahnken AH, Koos R, Katoh M, *et al*. Assessment of myocardial viability in reperfused acute myocardial infarction using 16-slice computed tomography in comparison to magnetic resonance imaging. *J Am Coll Cardiol*, 2005,45:2042-2047.

第三节　多层螺旋 CT 成像上常见的心脏内和心脏外异常

多层螺旋CT心脏成像不仅可以准确显示正常心脏的解剖结构，而且可以准确识别异常的心脏内和心脏外结构。本节主要介绍临床上常见的异常心脏内和心脏外结构。

一、肺动脉异常扩张和肺栓塞

各种原因引起肺动脉高压的患者均有肺动脉扩张的可能，对反应容量超负荷（如三尖瓣反流，左向右分流等）而肺动脉压力不高的患者也可有肺动脉扩张。当肺动脉显著扩张时，肺动脉呈倒“Y”结构（图 6-3）。

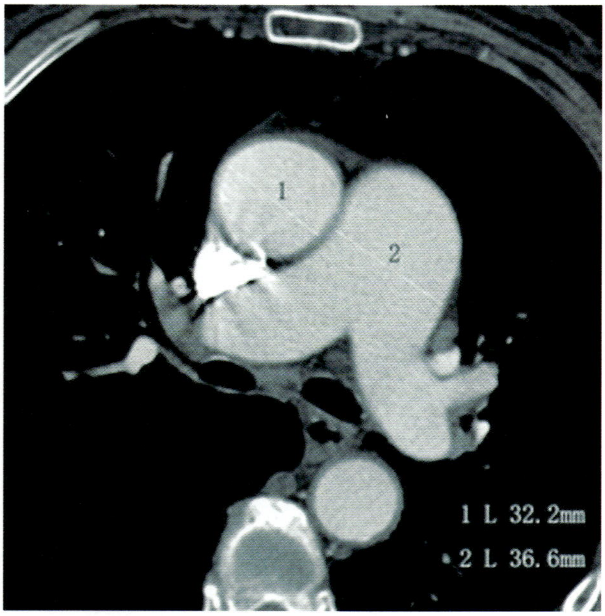

图6-3　心脏64层MSCT显示扩张的肺动脉，呈倒“Y”结构。1，测量主动脉直径32.2mm，2，测量扩张的肺动脉直径 36.6mm

当患者因呼吸困难而怀疑冠心病进行心脏MSCT成像时，发现不少呼吸困难不是由冠心病引起的，而是由肺多发栓塞导致呼吸困难。随着MSCT的分辨率提高以及CT扫描速度的增快，肺血管运动造成的伪影大大减少或无影响。今后可能将MSCT作为评价肺动脉栓塞的主要方法。不少专家认为通过CT的三维重建技术，肺栓塞MSCT成像优于核医学显像或有创肺动脉造影（图6-4，图6-5）。

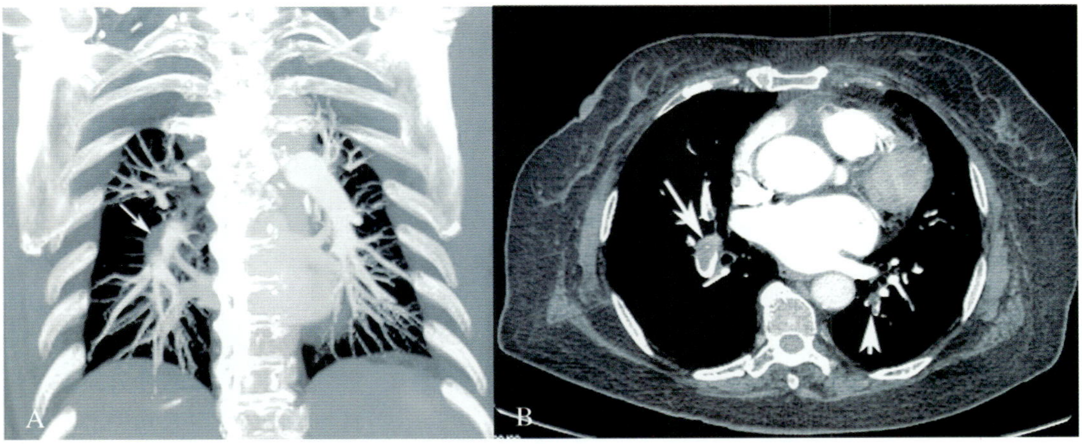

图6-4　患者，女，74岁，因胸闷、呼吸困难行128层MSCT肺增强扫描，结果显示双下肺动脉栓塞。A，肺冠状位图像，箭头所指为肺栓塞部位；B，横断面图像，箭头所指部位为肺栓塞部位

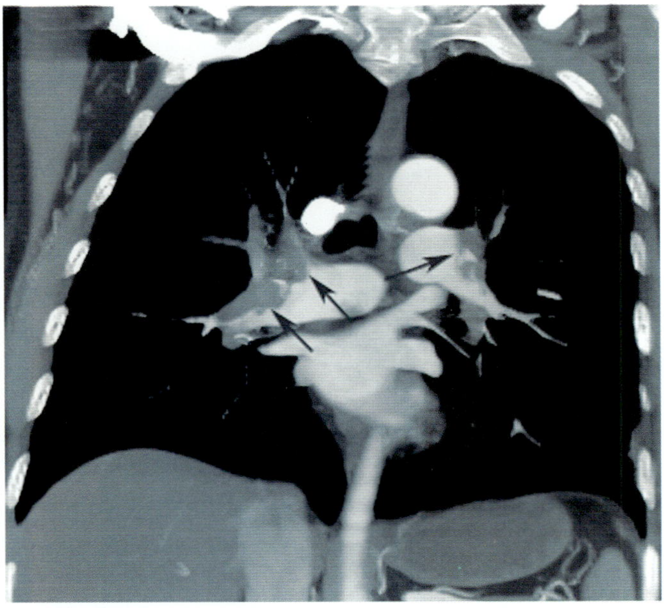

图6-5　患者，男，53岁，突发晕厥、呼吸困难1小时入院。128层MSCT肺增强扫描，结果显示双肺动脉大块栓塞（箭头所指），患者发病后3小时死亡

二、心包增厚、钙化与心包积液

心脏MSCT成像检查不需要造影剂进行增强，很容易见到正常的心包。正常心包在CT上表现为心脏表面的弧形致密阴影，在大多数情况下致密心包阴影可与心肌密度相区别，尤其是在心外膜下脂肪及心包外脂肪衬托下，心包显示尤为清楚（图5-8，图5-9）。CT所显示的心包实际上包括了脏层、壁层心包和心包腔内的少量滑液，文献多认为心包厚度大于3～4mm即可认为心包增厚[1-2]。CT对心包钙化非常敏感，明显优于MRI和超声，并且CT不像经胸超声心动检查那样可能会受到胸骨等阻挡导致观察受限（图6-6）[1]。CT平扫也可以清晰显示心包增厚（图6-7）、心包钙化和心包积液（图6-8）。

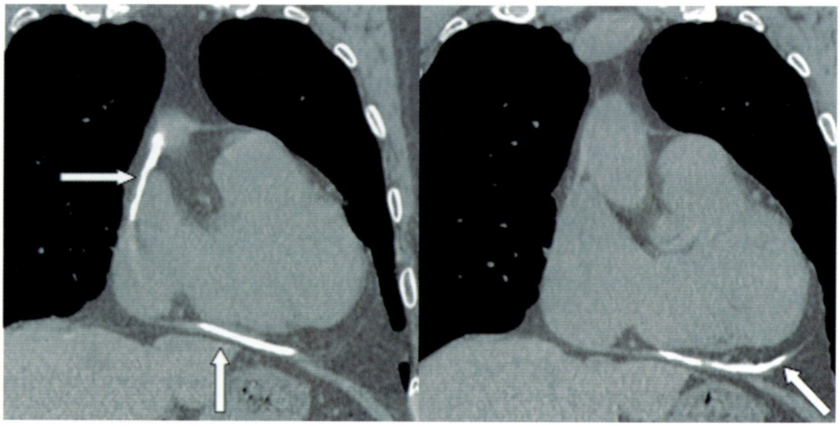

图6-6　心脏冠状位MSCT图像显示侧壁、下壁心包钙化（箭头所指白色光亮区域）

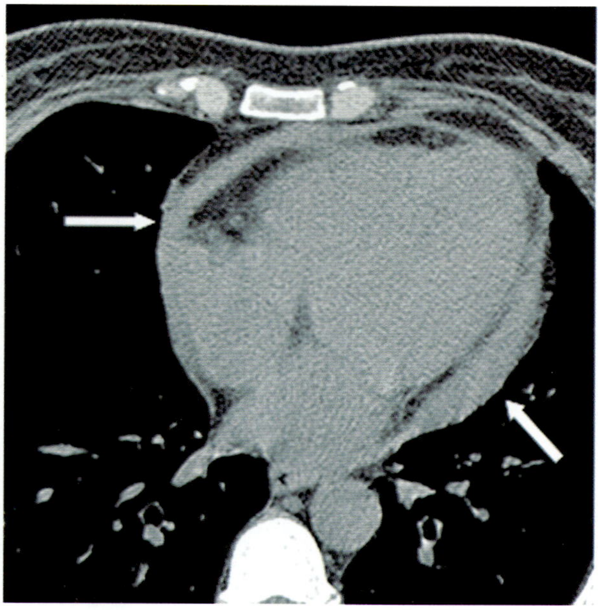

图6-7　心脏横断面MSCT图像显示心脏前壁侧壁等区域心包增厚（箭头所指）

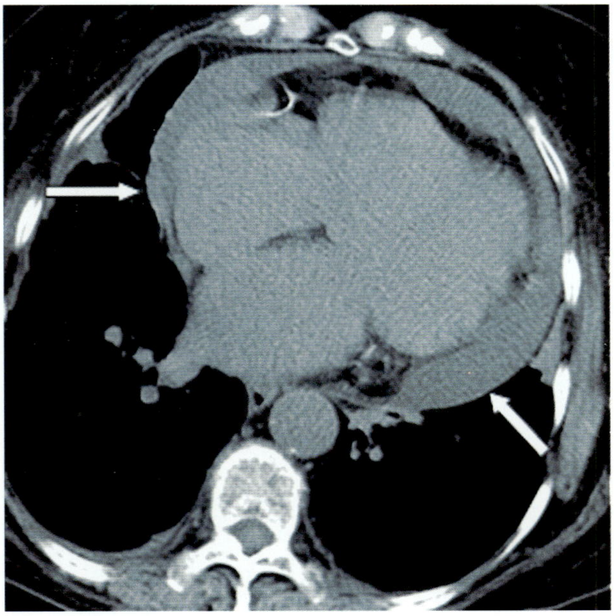

图6-8 心脏横断面MSCT图像显示心包积液。心包积液与心包增厚有时从CT上很难区分，但如果在心脏和心包之间有液体填充（箭头所指）表明是心包积液而不是心包增厚

三、心脏血栓和肿瘤

心房和心室内的血栓，通过心脏增强MSCT成像检查很容易作出诊断。图6-9显示心尖部血栓，图6-10显示心房纤颤患者左心房扩大、左心耳血栓。

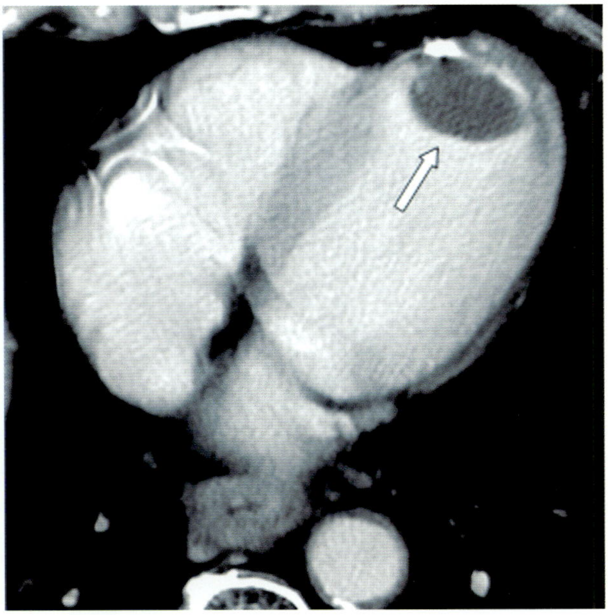

图6-9 心脏增强MSCT图像显示左心室心尖部血栓（箭头所指）

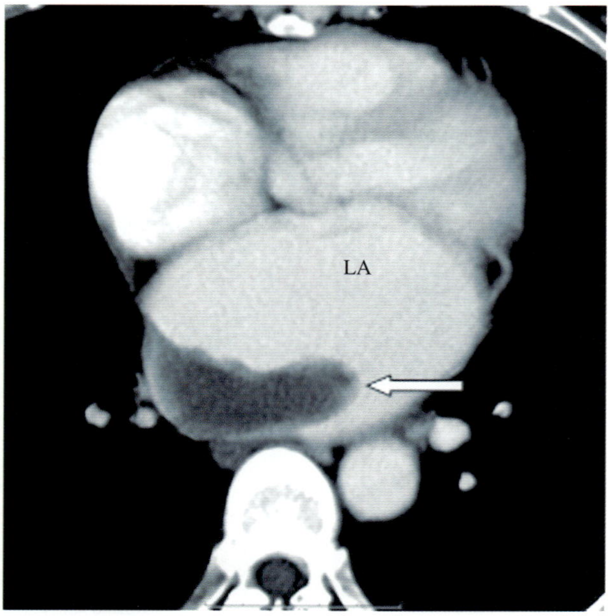

图6-10 心脏增强CT图像显示左心房（LA）明显扩大，其内可见血栓（箭头所指）

心脏肿瘤根据肿瘤性质分为恶性肿瘤和良性肿瘤，其中恶性肿瘤又分为原发肿瘤和转移瘤。心脏原发恶性肿瘤可来源于血管内皮、纤维组织、肌肉组织、脂肪组织、神经组织等，常见的和不常见的原发恶性肿瘤包括肺癌、乳腺癌、淋巴瘤、恶性间皮瘤、肾癌、肝癌、黑色素瘤、骨肉瘤、睾丸癌、平滑肌肉瘤、鼻咽癌、食管癌、Ewing瘤和Wilm瘤等[3-4]。心脏转移瘤的转移途径包括淋巴管播散、血行播散、直接侵犯和肺静脉癌栓转移，心脏和心包转移瘤的出现常为恶性肿瘤晚期表现。心脏的良性肿瘤包括黏液瘤、弹力纤维瘤、脂肪瘤、纤维瘤、副神经节瘤、淋巴管瘤、横纹肌瘤等[5]，其中以黏液瘤居多，发生于左心房者占绝大多数（图6-11）。多层螺旋CT能够准确显示心脏肿瘤的大小、形态、部位和强化方式及程度以及对心功能的影响。

四、心脏瓣膜疾病

心脏瓣膜疾病虽然通过超声心动图很容易作出诊断，但心脏CT成像也可以准确评价心脏瓣膜疾病，可以对主动脉瓣和二尖瓣疾病进行评估。

心脏CT成像可以准确评价主动脉瓣增厚、钙化和先天畸形，也可以准确测定主动脉的瓣口面积。Koos等[6]对402例行胸部多层螺旋CT检查的患者进行回顾性研究，其中18%的患者可发现主动脉瓣的钙化，并按钙化的严重程度进行评分，通过与超声心动图比较，发现主动脉瓣的钙化程度与超声心动图发现的主动脉病变血流动力学改变显著相关。Liu等[7]在另一项类似研究中的结论与之类似。Alkadhi等[8]利用16层螺旋CT对20例主动脉瓣狭窄的患者测量其主动脉瓣面积，并与经胸超声心动和经食道超声心动比较，CT测量的主动脉瓣面积和经胸及经食道超声心动检测结果高度相关（r=0.95及0.99，$P < 0.001$）。

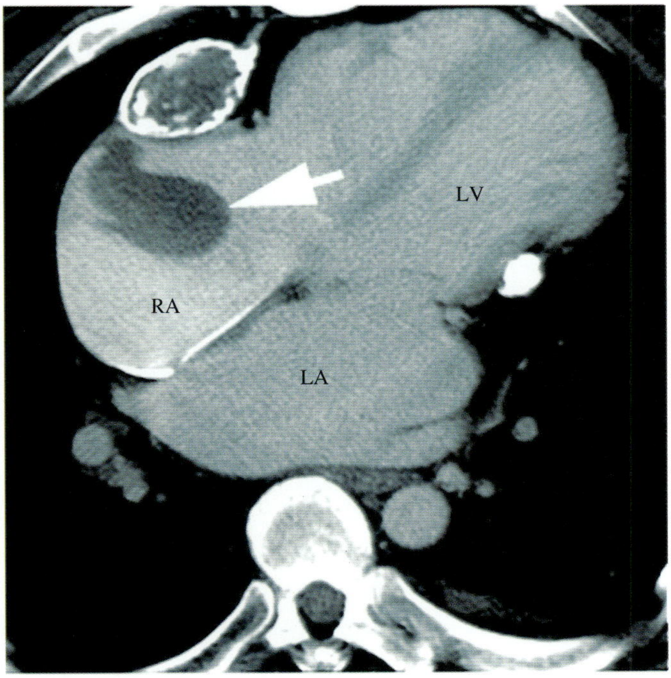

图 6-11　**心脏增强 CT 图像显示右心房黏液瘤（箭头所指），RA 右心房，LA 左心房，LV 左心室**

通过平面薄层心脏MSCT成像可以显示正常二尖瓣（图6-12）和异常二尖瓣结构。有研究认为多层螺旋CT扫描后沿左心室长轴重建图像，利用电影动态重放能够很好地显示二尖瓣的运动情况，同时也可以利用CT定量测量二尖瓣反流情况，与超声心动图比较发现两者间诊断二尖瓣关闭不全的相关性良好[9-10]。

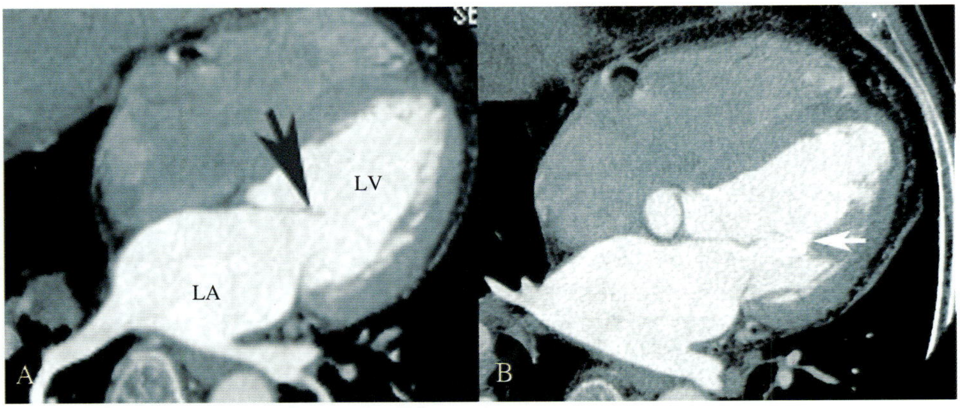

图6-12　**心脏增强128层MSCT图像显示正常主动脉瓣和乳头肌。A，正常二尖瓣结构（箭头所指）LV左心室，LA 左心房；B，前侧乳头肌与二尖瓣腱索联结（箭头所指）**

五、其他

MSCT心脏成像在先天性心脏病、外周血管疾病和肺静脉成像协助心房纤颤经导管电隔离治疗中的应用参见第十三章、第十四章和第十五章。

参考文献

1. 唐光才，郭召友，杨桂川. 成人正常心包的CT观察与测量. 中华放射学杂志，2000, 34:235-236.
2. 陈祖望，周康荣，唐光才.缩窄性心包炎的CT表现.中华放射学杂志，1995, 29:110-113.
3. 程红岩，徐爱民，陈栋，等. 右心房转移性肝癌的多层螺旋CT表现.中华放射学杂志，2003, 37:989-991.
4. Chiles C, Woodard PK, Gutierrez FR, *et al*. Metastatic involvement of the heart and pericardium: CT and MR imaging. *Radiographics*, 2001, 21:439-449.
5. Araoz PA, Mulvagh SL, Tazelaar HD, *et al*. CT and MR Imaging of Benign Primary Cardiac Neoplasms with Echocardiographic Correlation. *Radiographics*, 2000, 20:1303-1319.
6. Koos R, Kuhl HP, Muhlenbruch G, *et al*. Prevalence and clinical importance of aortic valve calcification detected incidentally on CT scans: comparison with echocardiography. *Radiology*, 2006, 241:76-82.
7. Liu F, Coursey CA, Grahame-Clarke C, *et al*. Aortic valve calcification as an incidental finding at CT of the elderly: severity and location as predictors of aortic stenosis. *AJR*, 2006, 186:342-349
8. Alkadhi H, Wildermuth S, Plass A, *et al*. Aortic stenosis: comparative evaluation of 16-detector row CT and echocardiography. *Radiology*, 2006, 240:47-55.
9. Alkadhi H, Bettex D, Wildermuth S, *et al*. Dynamic cine imaging of the mitral valve with 16-MDCT: a feasibility study. *AJR*, 2005, 185:636-646.
10. Lembcke A, Borges AC, Dushe S, *et al*. Assessment of mitral valve regurgitation at electron-beam CT: comparison with doppler echocardiography. *Radiology*, 2005, 236:47-55.

第七章　多层螺旋 CT 冠状动脉狭窄的分析和评价

近几年，多层螺旋CT心脏成像用于评价冠状动脉疾病方面取得明显进步，目前多层螺旋CT心脏成像临床研究报道最多内容还是冠状动脉成像，也是心脏多层螺旋CT最主要的研究领域。本章主要介绍内容为多层螺旋CT冠状动脉成像对血管狭窄的分析和诊断方法。

一、多层螺旋 CT 成像的冠状动脉正常结构

在对多层螺旋CT冠状动脉成像结果进行分析和诊断前，应对冠状动脉正常解剖结构进行深入而详细的了解。目前对多层螺旋CT冠状动脉成像分析一般采用分段法，通常根据美国心脏学会的冠状动脉分段法，将冠状动脉主要分支分为 13 个节段[1]（图 7-1）：

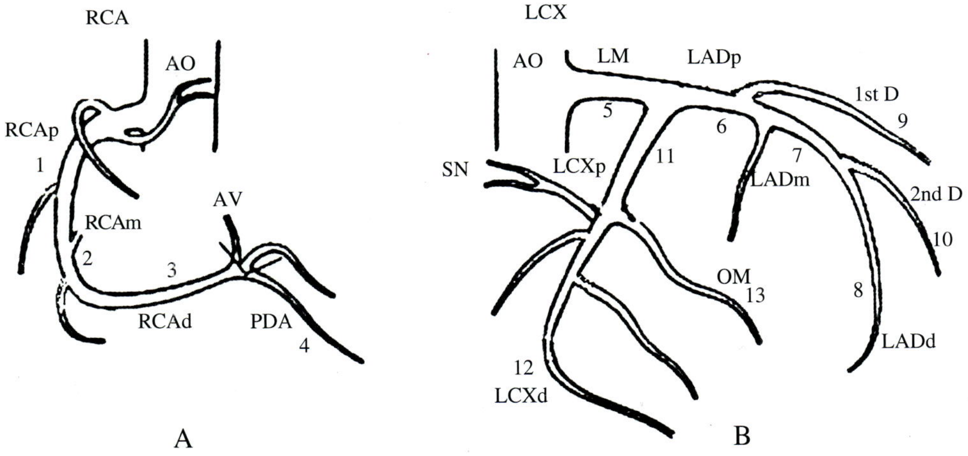

图 7-1　冠状动脉分段模式图。A，右冠状动脉；B，左冠状动脉

1 右冠状动脉近段（RCAp）
2 右冠状动脉中段（RCAm）
3 右冠状动脉远段（RCAd）
4 右冠状动脉后降支（PDA）
5 左主干（LM）
6 左前降支近段（LADp）
7 左前降支中段（LADm）
8 左前降支远段（LADd）
9 第一对角支（1st D）

10 第二对角支（2nd D）
11 左回旋支近段（LCXp）
12 左回旋支远段（LCXd）
13 第一钝缘支（OM1）

尽管多层螺旋CT冠状动脉图像空间分辨率大大提高，但多层螺旋CT冠状动脉图像的空间分辨率仍然低于选择性冠状动脉造影。当冠状动脉血管节段管腔直径小于或等于1.5mm或2mm时，这些血管节段在多层螺旋CT冠状动脉图像上显示就不太清晰，对血管有无病变的判断就不一定准确，因此，目前大多数对冠状动脉血管直径小于2mm的图像不做分析，多层螺旋CT冠状动脉血管分段的方法基本与美国心脏学会的冠状动脉分段法类似，将冠状动脉主要分支分为13个节段。

二、多层螺旋CT冠状动脉成像血管狭窄的分析

通过第三章介绍的多种图像重建方法可以对冠状动脉有无狭窄及其狭窄程度进行定性和定量分析。对有经验的医生来说，通过分析横断面原始图像，就可以对冠状动脉的管腔狭窄作出明确诊断（图7-2），但只做到这点往往并不能满足临床要求。通常情况下多层螺旋CT冠状动脉造影检查要行使传统冠状动脉造影术的一切功能，不但要显示狭窄部位，还要判断狭窄程度。因此，在完成多层螺旋CT冠状动脉扫描之后，首先要对横断面原始图像进行多种重建处理，从而获得能够容易被识别的冠状动脉狭窄图像。在各种图像重建处理的方法中，使用最多的图像重建方法还是多平面重建（MPR），CPR也是评价冠状动脉狭窄最精确的方法。目前对冠状动脉狭窄程度的测定方法包括直径测量法和面积测量法，其中以直径测量法最为常用，即将狭窄处管腔直径与相邻近端和远端正常管腔直径作比较，得出比值。尽管直径测量法准确性不及面积测量法，但直径测量法相对简单易学，临床容易推广，因此目前临床上大多数还是采用直径测量法。在对冠状动脉狭窄程度进行评价时，应该至少在两个垂直位评价狭窄，以确定是否存在显著的狭窄。

常用人工直径测量法判断管腔狭窄公式：

狭窄程度 % = 1－SD/【(PRefD+DRefD）/2】× 100%

SD：　狭窄处管腔直径

PRefD：近端参考点管腔直径

DRefD：远端参考点管腔直径

目前在多层螺旋CT图像上判断冠状动脉狭窄的方法主要有三种：

1．直接血管评估“肉眼”定性分析（即目测法） 该方法在临床上经常应用，不同的临床医生对狭窄的视觉估计一致性差异为20%[2]。一般来讲，心脏科医生的目测误差导致对冠状动脉狭窄程度高估达20%（图7-3，图7-4）。

2．在横断面或长轴位上人工直接测量狭窄对其进行定量分析

1）用横断面成像经血管中心做一条垂线，评价最窄处的最小管腔直径并与正常参照部位比较[3](图7-5)。

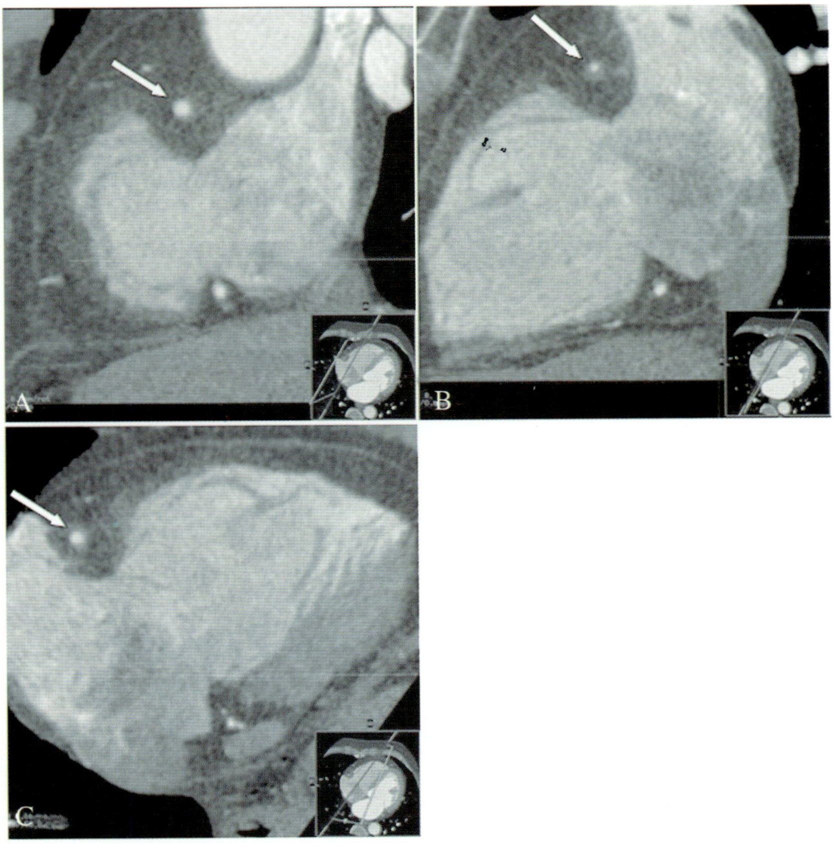

图7-2　右冠状动脉（RCA）病变近端（A）、病变部位（B）、病变远端（C）64层MSCT横轴位图像，病变近端造影剂增强良好，狭窄部位无增强，病变远端管腔增强

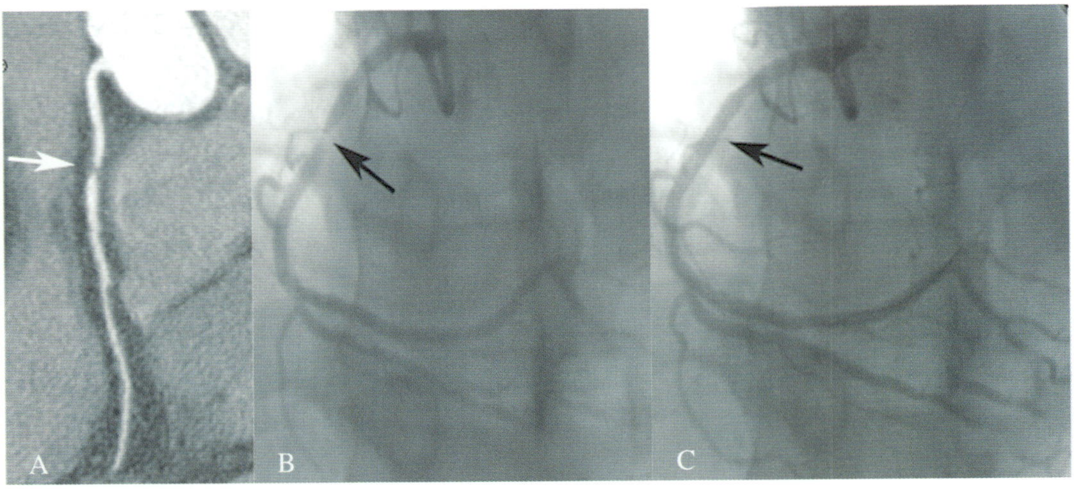

图7-3　患者，男，43岁，不稳定型心绞痛，128层MSCT评价冠状动脉狭窄与选择性冠状动脉造影比较。A，MSCT的CPR重建图像，从肉眼判断右冠状动脉近中段有软斑块伴有90%狭窄；B，选择性冠状动脉造影，从肉眼判断右冠状动脉近中段有90%狭窄（箭头所指）；C，右冠状动脉病变部位支架置入术后狭窄消失（箭头所指）

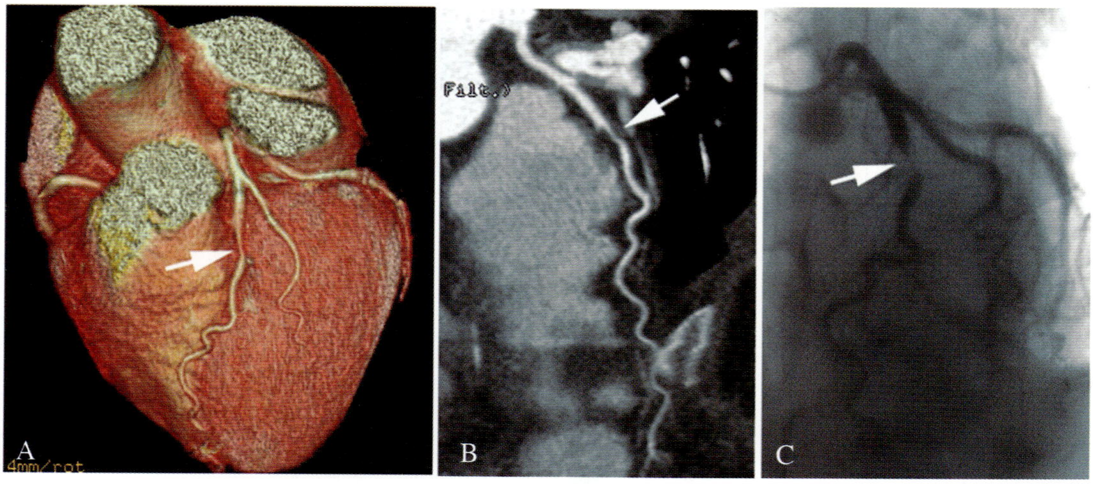

图7-4 患者，女，49岁，不稳定型心绞痛。A，128层MSCT心脏VR图像显示前降支中段轻度狭窄（箭头所指）；B，CPR重建图像显示前降支中段70%~80%狭窄（箭头所指）；C，选择性冠状动脉造影显示前降支中段95%狭窄（箭头所指）

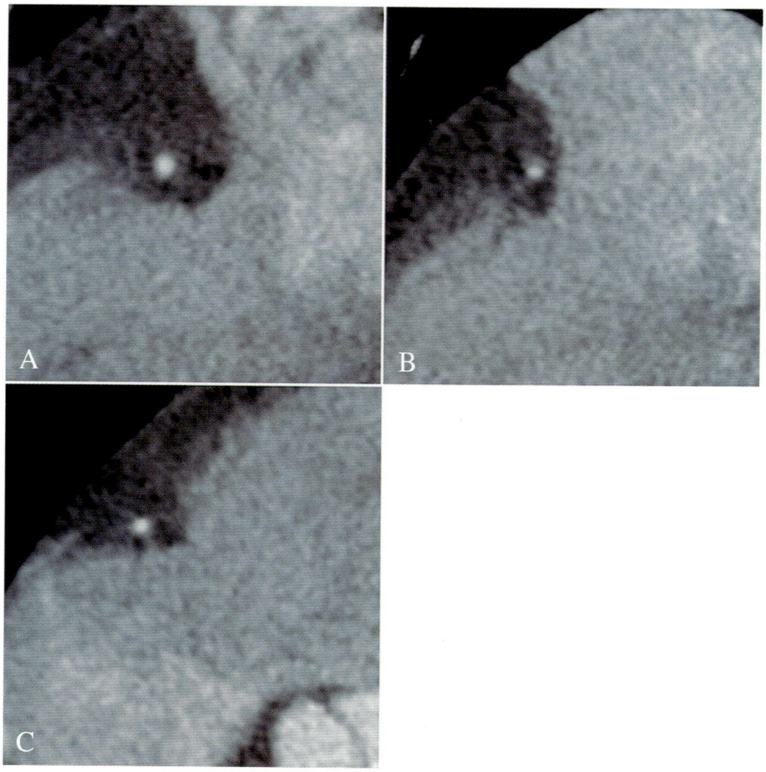

图7-5 64层螺旋CT测量冠状动脉狭窄的方法，沿右冠状动脉走行以血管横断面测量管腔直径。A，右冠状动脉近端正常管腔，测量直径约为3.3mm；B，狭窄处最小直径约1.1mm；C，狭窄远端正常血管直径约2.5mm。管腔狭窄为67%，计算方法为1－（1.1mm/3.3mm）× 100%

2）用3～5mm厚层MIP，与血管长轴平行，形成狭窄部位的长轴，比较狭窄部位与正常参照部位的管腔直径[4-5]（图7-6）。

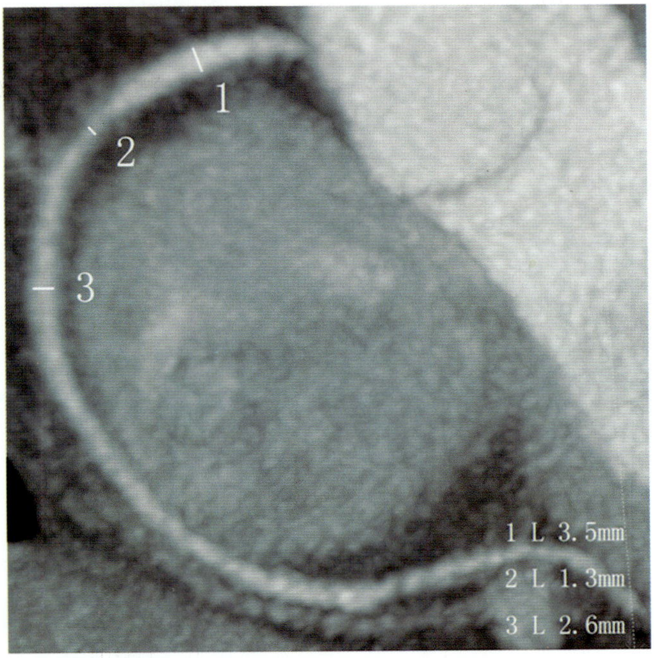

图7-6 64层螺旋CT测量冠状动脉狭窄的方法（与图7-5同一病例），沿右冠状动脉长轴测量管腔直径，右冠状动脉近端正常管腔，测量直径约为3.5mm；狭窄处最小直径约1.3mm；狭窄远端正常血管直径约2.6mm。管腔狭窄为63%，计算方法为1－（1.3mm/3.5mm）× 100%

不论是采用横断面或长轴位，两种方法评价冠状动脉狭窄的一致性非常好，与定量冠状动脉造影也有很高的一致性[5]。

3．使用工作站的自动血管分析软件进行定量分析（QCT）。

计算机辅助诊断法（CAD）是利用后处理软件，在管腔狭窄部位选取测量点，并在狭窄近端及远端各选取一点作为正常管腔参考点，计算机通过运算，可根据两参考点所在节段的面积作出管腔走行趋势线，并计算出狭窄管腔的直径、面积等参数，得出狭窄程度（图7-7）。这种方法较人为直径测量法准确，但也依赖于计算机对狭窄区管腔截面勾画的准确性，如狭窄区管壁同时存在钙化灶，则会造成勾画不准确，虽然可以进行人工调整，但因软件设置等多种因素，操作有一定难度，且费时费力，目前临床较少应用（图7-8）。

通过上述介绍判断冠状动脉狭窄的方法，就可以对多层螺旋CT冠状动脉狭窄的程度进行分析报告，目前一般采用如下的报告表：

冠状动脉正常——无病变

冠状动脉轻度病变——狭窄小于50%

冠状动脉显著狭窄——狭窄大于50%

冠状动脉高度狭窄——狭窄大于70%

冠状动脉完全闭塞

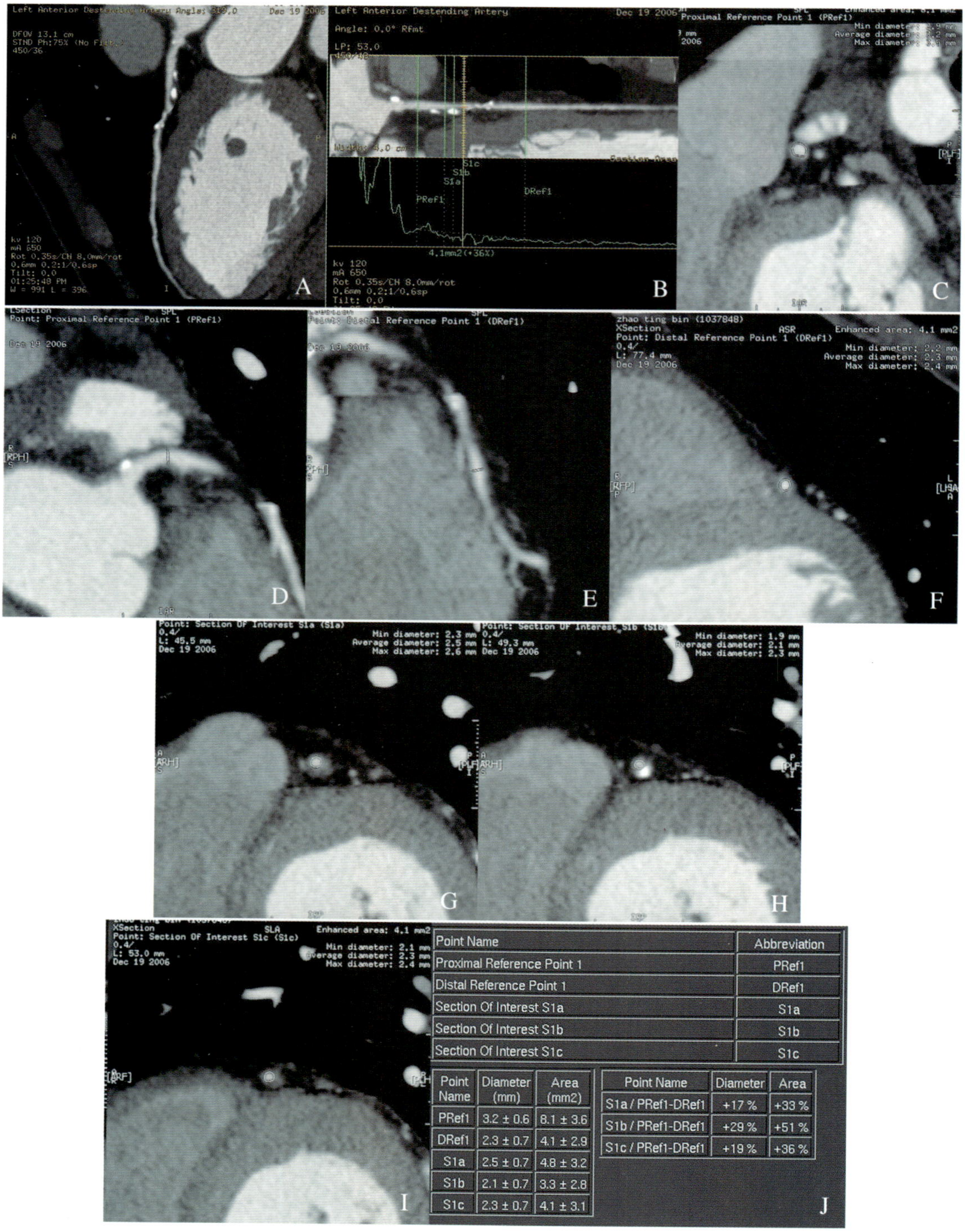

图7-7 计算机辅助诊断测量管腔狭窄程度。A，CPR重建图像左前降支近中段多发管腔狭窄，并软硬斑块形成；B，计算机辅助诊断，显示各测量点及远、近参考点位置；C和D，两个垂直平面计算机勾画位于近端参考点处的管腔；E和F，两个垂直平面计算机勾画位于远端参考点处的管腔；G-I，计算机分别勾画位于三处测量点的管腔；J，计算机辅助诊断结果分别显示各参考点及测量点处管腔直径和面积，以及分别计算得出的狭窄程度（百分率）

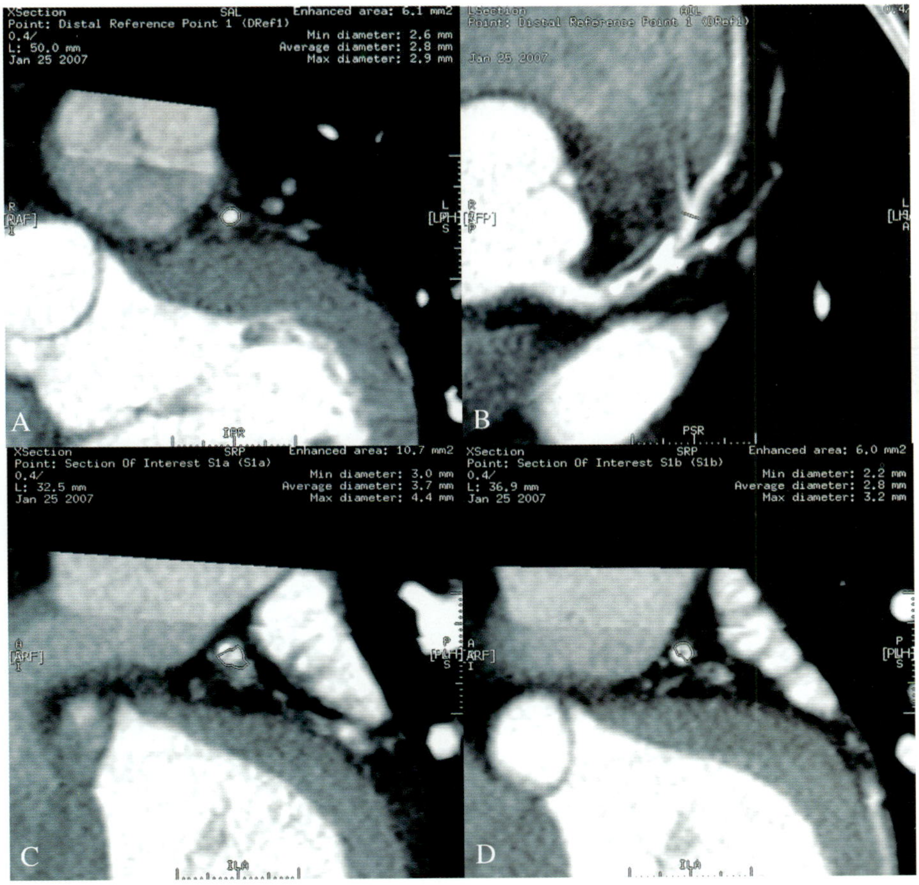

图7-8　因冠脉管壁多发钙化，造成计算机勾画出现偏差。A和B，远端参考点处管腔无钙化，计算机勾画较准确；C 和 D，参考点处管壁大量钙化，造成计算机勾画出现偏差

三、影响多层螺旋 CT 诊断冠状动脉狭窄的因素

多层螺旋CT评价冠状动脉狭窄的准确性与有创的选择性冠状动脉造影比较有一定的差异，多层螺旋 CT 一般高估狭窄程度，其主要原因如下[6]：

1．多层螺旋CT的空间分辨率不如造影的分辨率，目前MSCT最高分辨率为0.31mm，而选择性冠状动脉造影的分辨率可达 200μm，分辨率的差异影响了 MSCT 对狭窄的判断；

2．选择性冠状动脉造影检查只能显示血管腔内的病变，而不能够评价血管壁的结构改变，不能用于评价血管壁正性重构；而 MSCT 可以识别血管壁上的粥样硬化斑块，对血管正性重构更容易检出（图 7-9）；

3．QCT 和 QCA 测量技术存在差异可能导致它们对血管狭窄程度测量结果的差异；

4．临床医生与放射科医生的视觉估计存在差异；

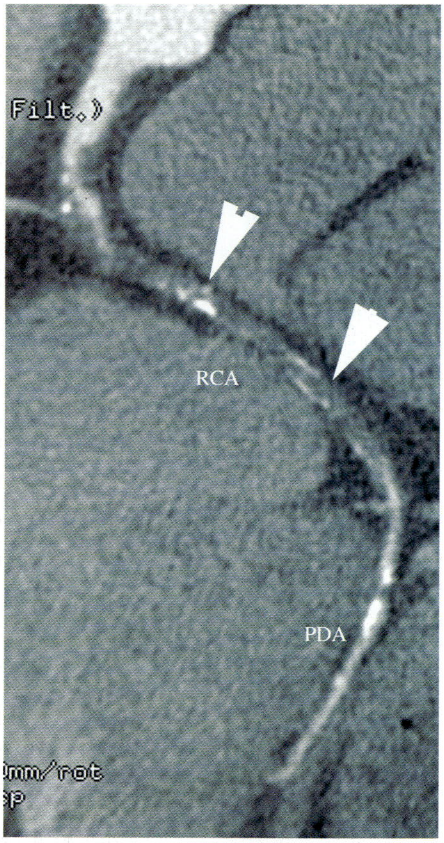

图 7-9　右冠状动脉（RCA）128 层 MSCT 的 CPR 重建图像显示 RCA 出现血管闭塞，闭塞血管以远可见有钙化斑块存在，同时也可见闭塞段血管有正性重构（箭头所指）

5．冠状动脉不同程度的钙化对冠状动脉狭窄的诊断影响也是不一样的。血管壁上散在小点状钙化不影响对冠状动脉狭窄的判断（图7-10），血管壁外局部斑片状钙化，通过不同角度旋转血管仍可以识别冠状动脉狭窄程度（图7-11），当血管壁上出现条束状钙化时，则影响对冠状动脉狭窄的判断（图 7-12，图 7-13）；

6．心脏内金属异物影响多层螺旋 CT 冠状动脉图像的判断，如冠状动脉内置入支架，植入人工心脏起搏器和冠状动脉旁路移植术后金属夹的影响（图 7-14）；

7．患者移动、心动过速（图 7-15）、肌桥（图 7-16）和心律不齐（图 7-17）等多种因素可能影响对冠状动脉狭窄的判断。

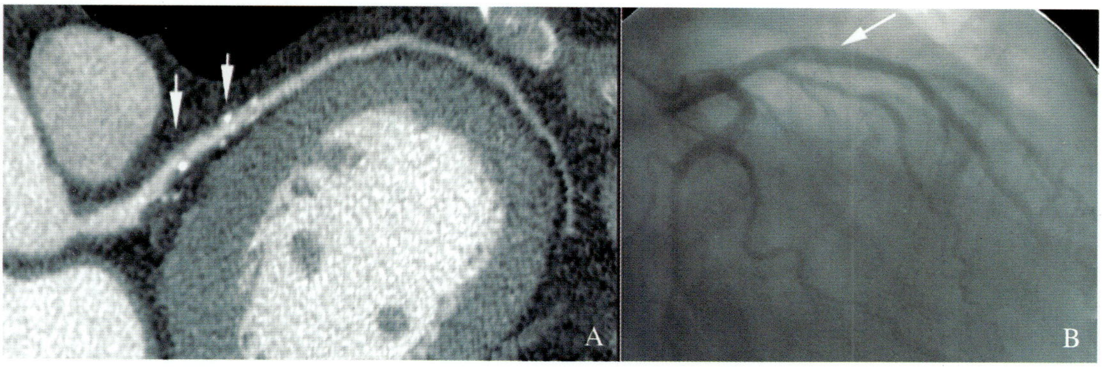

图7-10　前降支近中段斑点状钙化的128层MSCT与选择性冠状动脉造影。A，CPR重建图像显示前降支近中段有斑点状钙化（箭头所指）；B，选择性冠状动脉造影显示前降支血管腔正常无狭窄

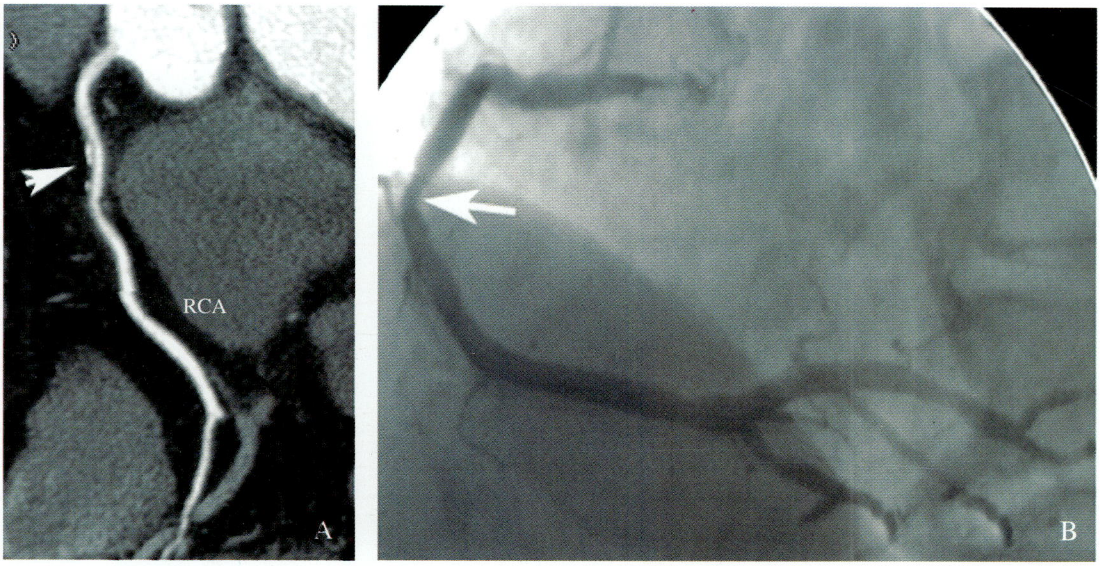

图7-11　右冠状动脉钙化的128层MSCT与选择性冠状动脉造影。A，MSCT的CPR重建图像显示右冠状动脉（RCA）近中段有点片状钙化伴管腔轻度狭窄（箭头所指）；B，选择性冠状动脉造影显示RCA近中段有20%~30%狭窄

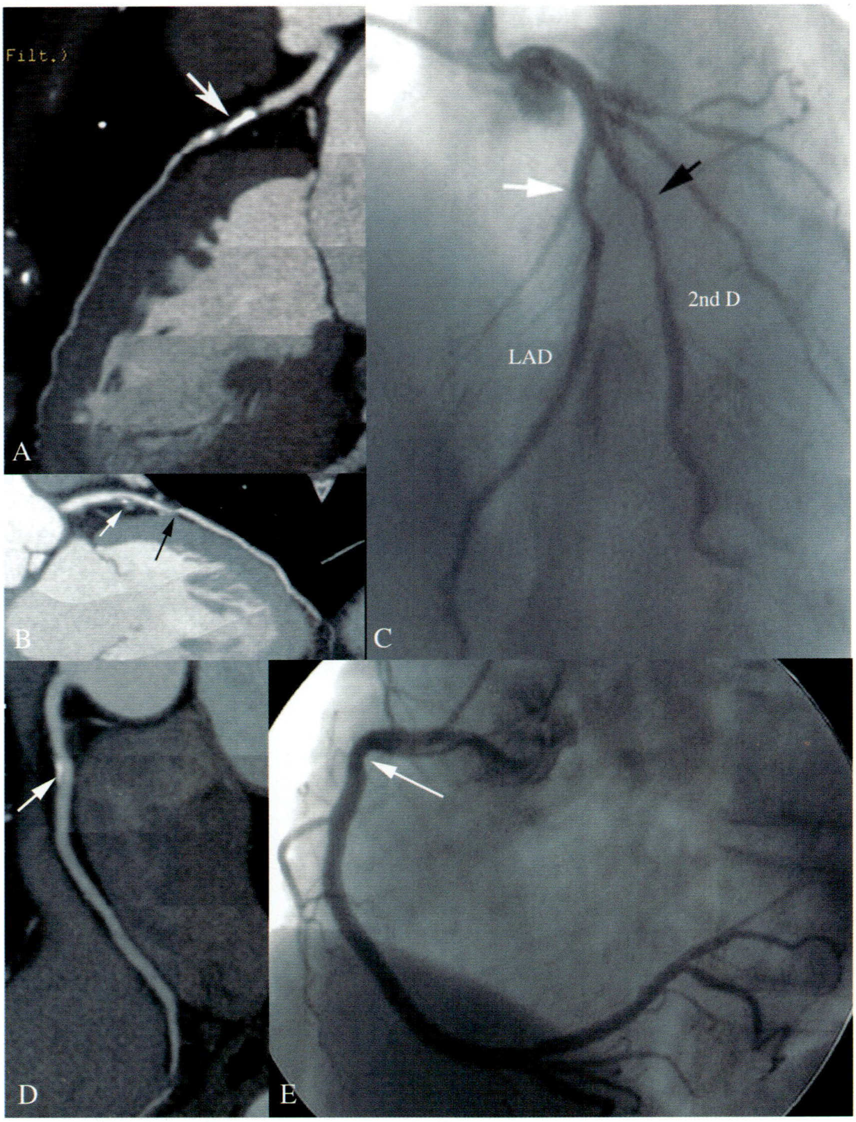

图7-12 冠状动脉钙化的128层MSCT图像与选择性冠状动脉造影。A，CPR重建图像显示前降支（LAD）近段有条束状钙化伴血管腔明显狭窄（箭头所指）；B，CPR重建图像显示第二对角支（2nd D）近段有点状钙化斑块和软斑块（混合斑块）（白色箭头所指），黑色箭头所指为心律不齐导致的血管错层；C，选择性冠状动脉造影显示LAD近段血管不光滑（白色箭头所指），但无明显狭窄；第二对角支血管近段血管腔轻度狭窄（黑色箭头所指）；D，右冠状动脉近段有斑点状钙化（箭头所指）；E，选择性冠状动脉造影显示右冠状动脉近段血管轻度狭窄（箭头所指）

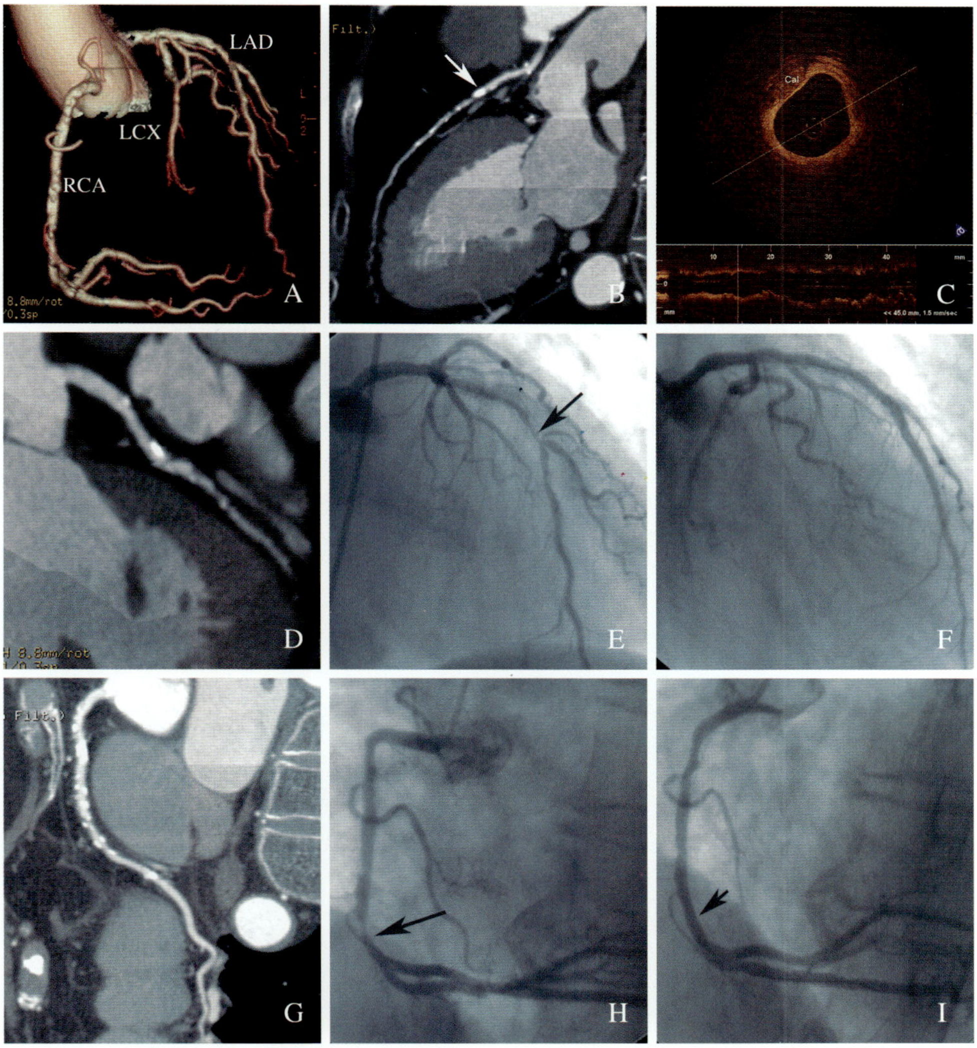

图 7-13　患者，女，73 岁，陈旧前壁心肌梗死病史 10 年，稳定型劳力性心绞痛。128 层 MSCT 显示冠状动脉弥漫钙化与选择性冠状动脉造影比较。A，心脏 VR 三维重建图像显示冠状动脉血管树，可见前降支（LAD）、回旋支（LCX）和右冠状动脉（RCA）均有明显钙化，但不能显示血管狭窄情况；B，MSCT 的 CPR 图像显示LAD 血管多处钙化病变，箭头所指为LAD 近中段有明显条状钙化，钙化之远端可见血管严重狭窄；C，OCT 图像显示前降支血管有钙化影（Cal 表示）；D，CPR 显示 LCX 有点片状钙化，管腔血管有无狭窄显示不清楚；E，选择性冠状动脉造影显示 LAD 全程不规整，中段有一处 90% 狭窄（箭头所指）；F，LAD狭窄部位支架置入术后血管狭窄消失；G，CPR图像显示RCA近中段多处血管壁弥漫钙化，未能判断血管腔的狭窄情况；H，选择性冠状动脉造影显示RCA血管全程不规整，远端有80%狭窄（箭头所指）；I，RCA 狭窄部位支架置入术后狭窄消失（箭头所指）

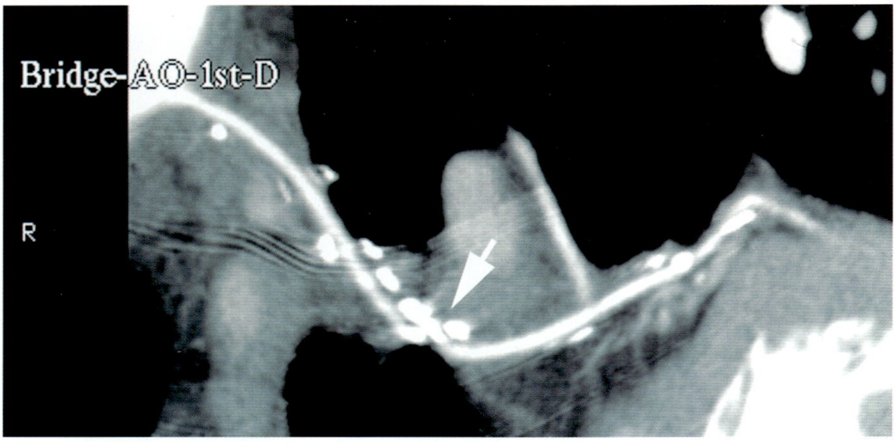

图 7-14　冠状动脉旁路移植术后静脉移植血管至第一对角支的 128 层 MSCT 的 CPR 重建图像，移植血管远端血流通畅，但移植血管受金属伪影的影响（箭头所指）未能判断移植血管本身有无狭窄病变

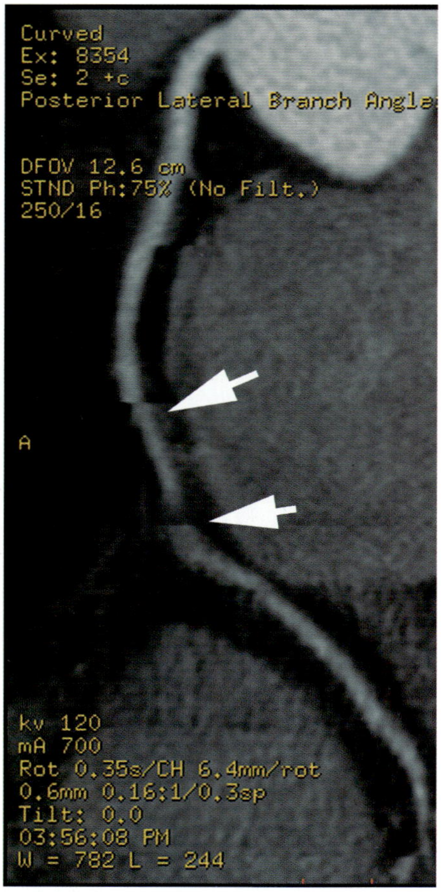

图 7-15　右冠状动脉 128 层 MSCT 的 CPR 重建图像，由于患者在 CT 成像期间出现心率增快，图像质量不良，影响了对图像结果的判断（箭头所指）

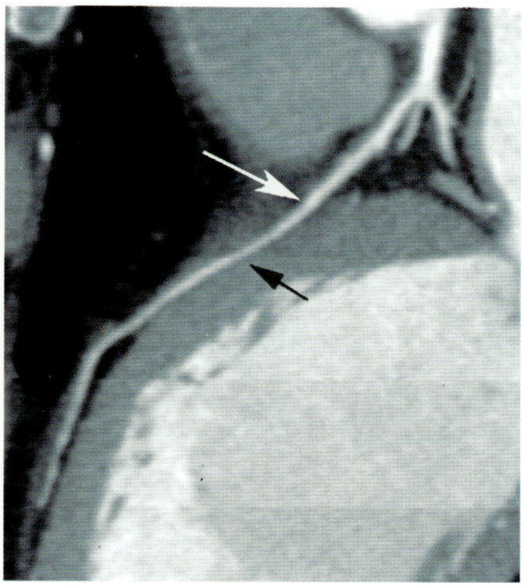

图 7-16　前降支 128 层 MSCT 的 CPR 重建图像显示冠状动脉肌桥，白色箭头所指为前降支血管从心肌穿入，黑色箭头所指为前降支血管从心肌穿出，如果不注意分析，就可能误认为是冠状动脉狭窄病变

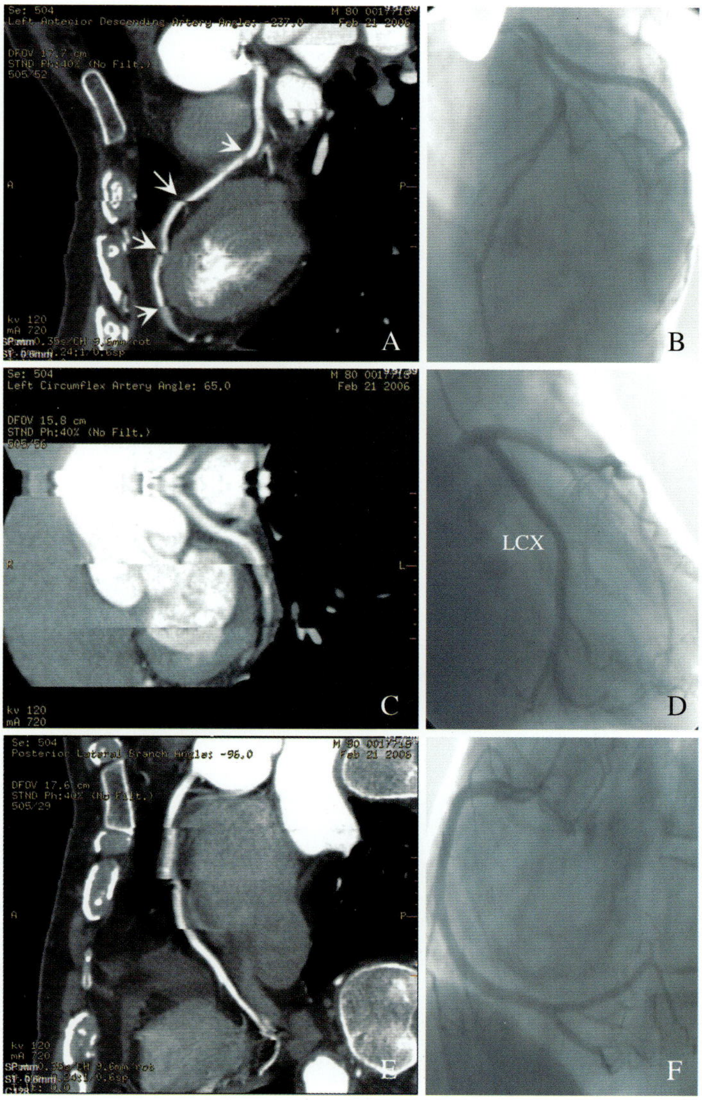

图7-17　患者，男，80岁，临床拟诊冠心病。128 层 MSCT 成像因心律不齐导致血管图像多处错层，图像质量不良，无法分析。前降支血管CPR重建图像显示多处血管错层（A 图箭头所指），而选择性冠状动脉造影正常（B图）；回旋支CPR重建图像显示多处血管错层（图C），选择性冠状动脉造影正常（图D）；右冠状动脉 CPR 重建图像显示多处血管错层（图 E），选择性冠状动脉造影正常（图 F）

目前多层螺旋CT在心脏方面的应用已经被公认为CT技术的一次巨大进步。随着我国国民经济的进一步发展，多层螺旋CT必将更加普及，利用CT对冠状动脉进行初筛检查将越来越普遍，甚至可能成为普查方法。

参考文献

1. Austen WG, Edwards JE, Frye RL, *et al*. A reporting system on patients evaluated for coronary artery disease. Report of the Ad Hoc Committee for Grading of Coronary Artery Disease, Council on Cardiovascular Surgery, American Heart Association. *Circulation*, 1975, 51 Suppl 4:5-40.
2. Zir LM, Miller SW, Dinsmore RE, *et al*. Interobserver variability in coronary angiography.*Circulation*, 1976, 53: 627-632.
3. Cury RC, Pomerantsev EV, Ferencik M, *et al*. Comparison of the degree of coronary stenoses by multidetector computed tomography versus by quantitative coronary angiography. *Am J Cardiol*, 2005, 96:784-787.
4. Hoffmann U, Ferencik M, Cury RC, *et al*.Coronary CT angiography. *J Nucl Med*, 2006, 47:797-806.
5. Cury RC, Ferencik M, Achenbach S, *et al*. Accuracy of 16-slice multi-detector CT to quantify the degree of coronary artery stenosis: assessment of cross-sectional and longitudinal vessel reconstructions. *Eur J Radiol*, 2006, 57:345-350.
6. Cury RC, Pomerantsev EV, Ferencik M, *et al*. Comparison of the degree of coronary stenoses by multidetector computed tomography versus by quantitative coronary angiography. *Am J Cardiol*, 2005, 96:784-787.

第八章　多层螺旋 CT 心脏成像与选择性冠状动脉造影

选择性冠状动脉造影术一直是诊断冠状动脉有无病变及评判病变程度和范围的“金标准”。自 2002 年 16 层螺旋 CT 在临床应用以来，使得冠状动脉 CT 成像向前迈进了一大步，可以满足部分冠状动脉成像的要求。2004 年底推出的 64 层螺旋 CT 和 2005 年底推出的 128 层螺旋 CT，扫描速度更快，时间分辨率显著提高，128 层螺旋 CT 的分辨率达到 0.31mm，通过功能强大的后处理软件，可以获得优良的冠状动脉 CT 图像，对心率要求也不再严格，检查成功率明显提高，目前成功率可达到90%以上[1-5]，可部分替代选择性冠状动脉造影术。

目前多层螺旋CT冠状动脉造影成像诊断冠心病的准确性及敏感性的评价有赖于同选择性冠状动脉造影结果进行比较分析。当前多层螺旋CT冠状动脉造影成像仍然被习惯性地作为冠心病的筛查手段，一旦结果显示阳性即寄希望于行传统选择性冠状动脉造影来进一步确诊。随着多层螺旋CT冠状动脉造影技术的发展，将来有望给冠心病患者提供更加准确的无创检查技术。本章重点介绍冠状动脉螺旋CT成像与选择性冠状动脉造影的比较结果，评价螺旋 CT 诊断冠心病方面的临床价值。

（一）冠状动脉螺旋CT诊断冠心病的敏感性和特异性

早期研究报道主要是应用 16 层螺旋 CT 冠状动脉成像检查，并与常规有创的选择性冠状动脉造影显示冠状动脉狭窄≥50% 作为阳性标准进行比较分析。若以血管节段数作为评估对象，16 层螺旋 CT 诊断冠心病的敏感性为 30% ～ 96%，特异性为 65% ～ 99%，阳性预测值为 13% ～ 91%，阴性预测值为 83% ～ 100%（表 8-1）；若以血管支数作为评估对象，敏感性为 57% ～ 97%，特异性为 82% ～ 96%，阳性预测值为 64% ～ 91%，阴性预测值为 70%～99%（表8-2）；若以患者人数作为评估对象，敏感性为78%～100%，特异性为35%～100%，阳性预测值为 42% ～ 100%，阴性预测值为 53% ～ 100%（表 8-3）。

表 8-1　与有创冠状动脉造影比较，16 层螺旋 CT 诊断冠心病的价值（基于血管节段数评价）[6-20]

作者	年份	用于评估血管节段数	敏感性（%）	特异性（%）	阳性预测值（%）	阴性预测值（%）
Kuettner 等	2004	763	72	97	72	97
Martuscelli 等	2004	613	89	98	90	98
Mollet 等	2004	1384	92	95	79	98
Cademartiri 等	2005	428	96	96	86	99
Hoffmann 等	2005	1296	95	98	87	99
Kaiser 等	2005	2110	30	91	47	83
Kuettner 等	2005	1560	85	98	91	96
Kuettner 等	2005	936	82	98	86	97
Mollet 等	2005	610	95	98	87	99
Morgan-Hugues 等	2005	675	83	97	80	97

续表

作者	年份	用于评估血管节段数	敏感性（%）	特异性（%）	阳性预测值（%）	阴性预测值（%）
Probst 等	2005	690	96	86	73	98
Schuijf 等	2005	317	93	91	73	98
Reant 等	2006	458	78	96	42	99
Nikolaou 等	2006	388	80	99	57	100
Garcia 等	2006	1629	89	65	13	99

表 8-2　与有创冠状动脉造影比较，16 层螺旋 CT 诊断冠心病的价值（基于血管支数评价）[8, 10-11, 14, 21-22]

作者	年份	用于评价血管支数	敏感性（%）	特异性（%）	阳性预测值（%）	阴性预测值（%）
Nieman 等	2002	231	95	86	80	97
Hoffmann 等	2004	530	63	96	64	96
Mollet 等	2004	517	94	91	85	96
Hoffmann 等	2005	345	97	96	91	99
Kaiser 等	2005	592	57	82	72	70
Mollet 等	2005	202	96	96	90	99

表 8-3　与有创冠状动脉造影比较，16 层螺旋 CT 诊断冠心病的价值（基于患者数评价）[6, 8, 10-11, 14-16, 18-23]

作者	年份	患者总数	敏感性（%）	特异性（%）	阳性预测值（%）	阴性预测值（%）
Nieman 等	2002	58	100	35	75	100
Hoffmann 等	2004	33	90	75	86	82
Kuettner 等	2004	60	97	96	97	96
Mollet 等	2004	127	100	86	97	100
Hoffmann 等	2005	103	97	84	89	95
Kaiser 等	2005	149	86	49	84	53
Mollet 等	2005	51	100	85	91	100
Morgan-Hugues 等	2005	57	100	96	97	100
Probst 等	2005	46	100	100	100	100
Rodevand 等	2006	101	100	30	57	100
Reant 等	2006	40	78	96	42	99
Nikolaou 等	2006	60	80	95	57	98
Garcia 等	2006	187	98	55	50	99

自 2005 年开始，64 层螺旋 CT 冠状动脉成像在临床应用的报道日益增多，国内也有多家医院应用 64 层及 64 层以上螺旋 CT 进行冠状动脉成像（图 8-1，图 8-2）。若以血管节段数作为评估对象，64 层螺旋 CT 诊断冠心病的敏感性为 64% ~ 99%，特异性为 94% ~ 98%，阳性预测值为 56% ~ 89%，阴性预测值为 93% ~ 100%（表 8-4）；若以血管支数作为评估对象，敏感性为 87% ~ 97%，特异性为 92% ~ 96%，阳性预测值为 64% ~ 94%，阴性预测值为 96% ~ 99%（表 8-5）；若以患者人数作为评估对象，敏感性为 88% ~ 100%，特异性为 75% ~ 100%，阳性预测值为 83% ~ 100%，阴性预测值为 82% ~ 100%（表 8-6）。不同临床研究资料结果也有所不同，主要原因可能包括研究设计、样本数、各组人群冠心病发病率不同。另外，MSCT 图像质量受运动伪影（如心率快或心律不齐所致的搏动伪影、未屏住气所致的呼吸伪影及患者移动产生的伪影）的影响，可能产生不良图像。不同程度的冠状

动脉钙化对冠状动脉狭窄判断的影响也是不一样的，冠状动脉轻度斑点状钙化对冠状动脉狭窄判断影响不大，但冠状动脉严重钙化所产生的伪影却明显影响对冠状动脉狭窄的判断。图8-3至图8-6为冠状动脉钙化与选择性冠状动脉造影比较严重程度。上述这些不良图像所占的比例以及是否纳入数据统计之内，都可能造成研究结果的差异。

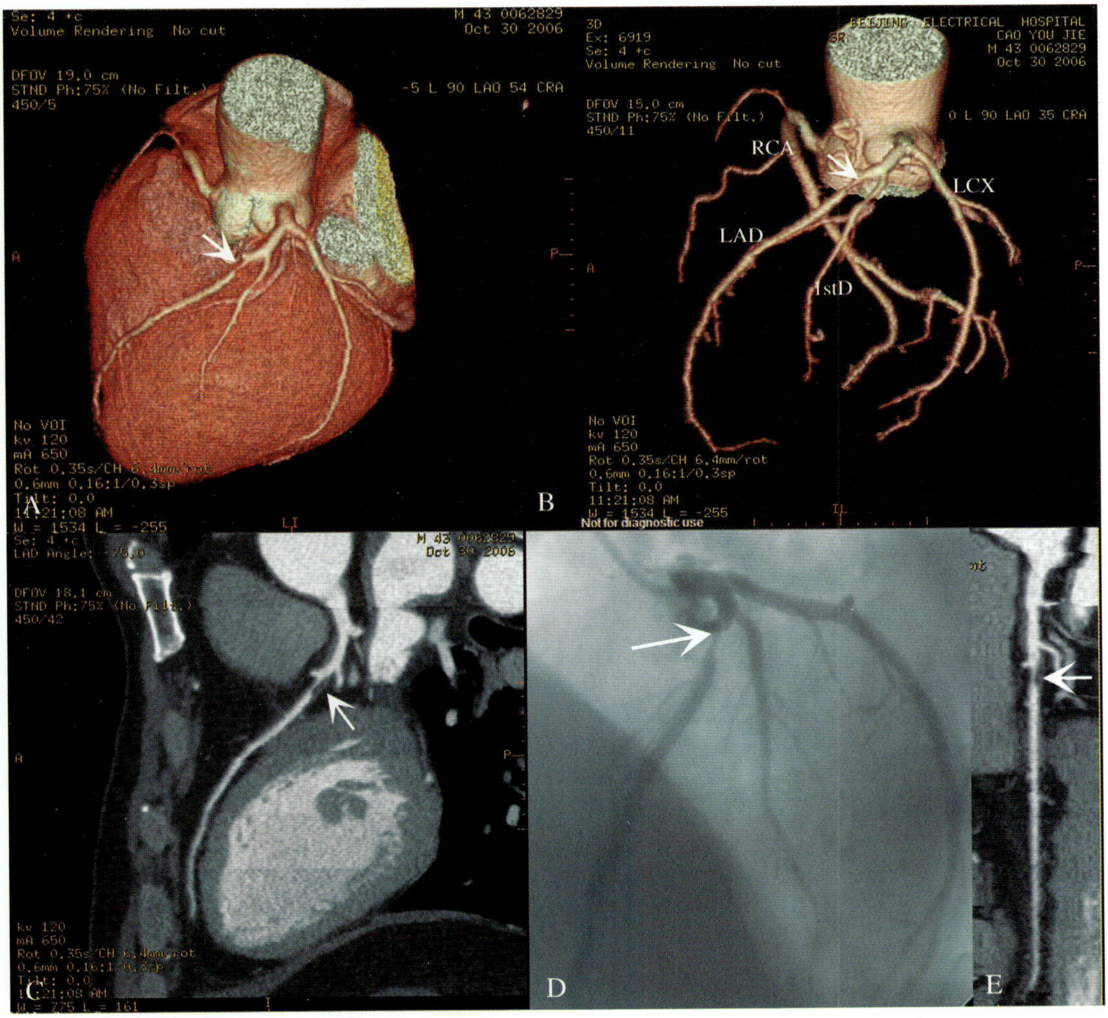

图8-1 患者，男性，42岁，不稳定型心绞痛患者的128层MSCT心脏成像与冠状动脉造影。A，心脏VR三维重建图像显示前降支（LAD）中段有狭窄病变（箭头所指）；B，心脏VR三维重建图像显示冠状动脉血管树（箭头所指为病变部位）；C，前降支的CPR重建图像显示有软斑块（箭头所指）伴血管严重狭窄；D，选择性冠状动脉图像显示前降支近中段90%狭窄（箭头所指）；E，前降支CT拉直图像（箭头所指为病变部位）

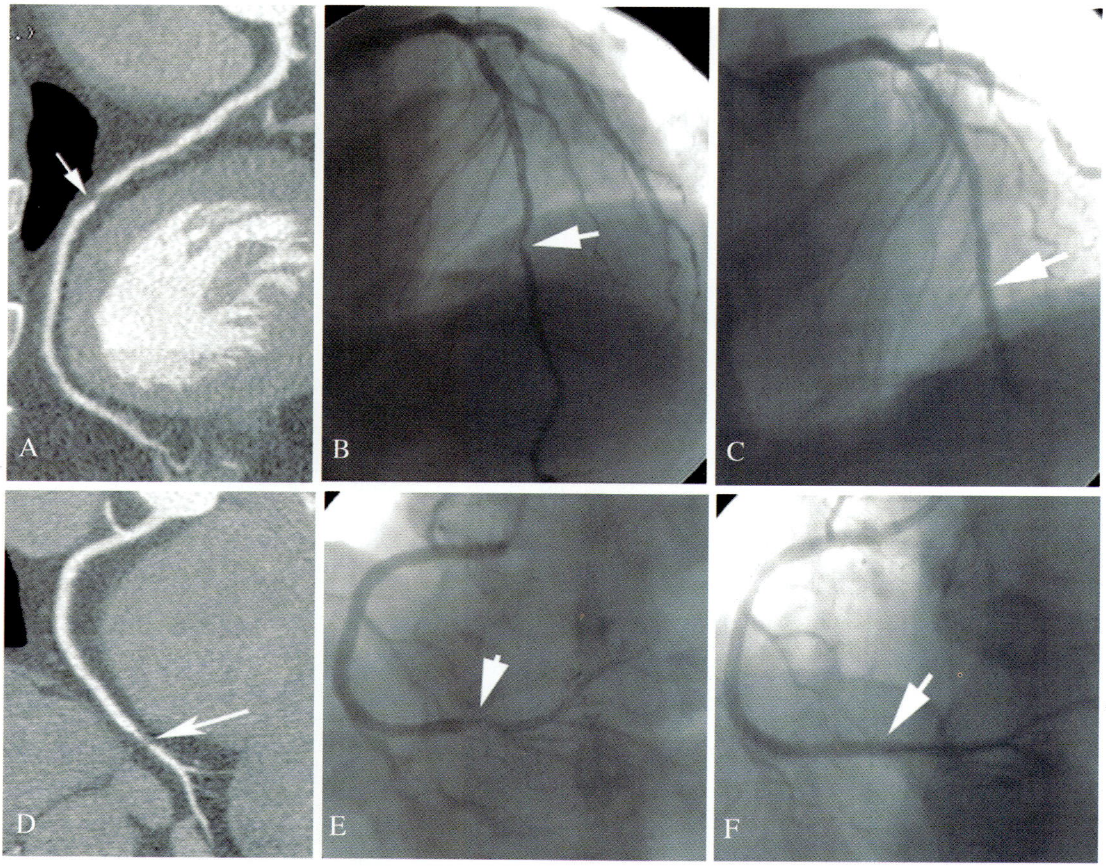

图8-2　患者，男，57岁，不稳定型心绞痛，128层MSCT冠状动脉成像与选择性冠状动脉造影。A，MSCT的CPR重建图像显示前降支中段有软斑块伴血管腔明显狭窄（箭头所指）；B，选择性冠状动脉造影显示前降支中段80%狭窄（箭头所指）；C，前降支病变部位支架置入术后狭窄消失（箭头所指为原狭窄部位）；D，CPR图像显示右冠状动脉远段有软斑块伴血管腔严重狭窄（箭头所指）；E，选择性冠状动脉造影显示右冠状动脉远段狭窄95%（箭头所指）；F，右冠状动脉病变部位支架置入术后狭窄消失（箭头所指为原狭窄部位）

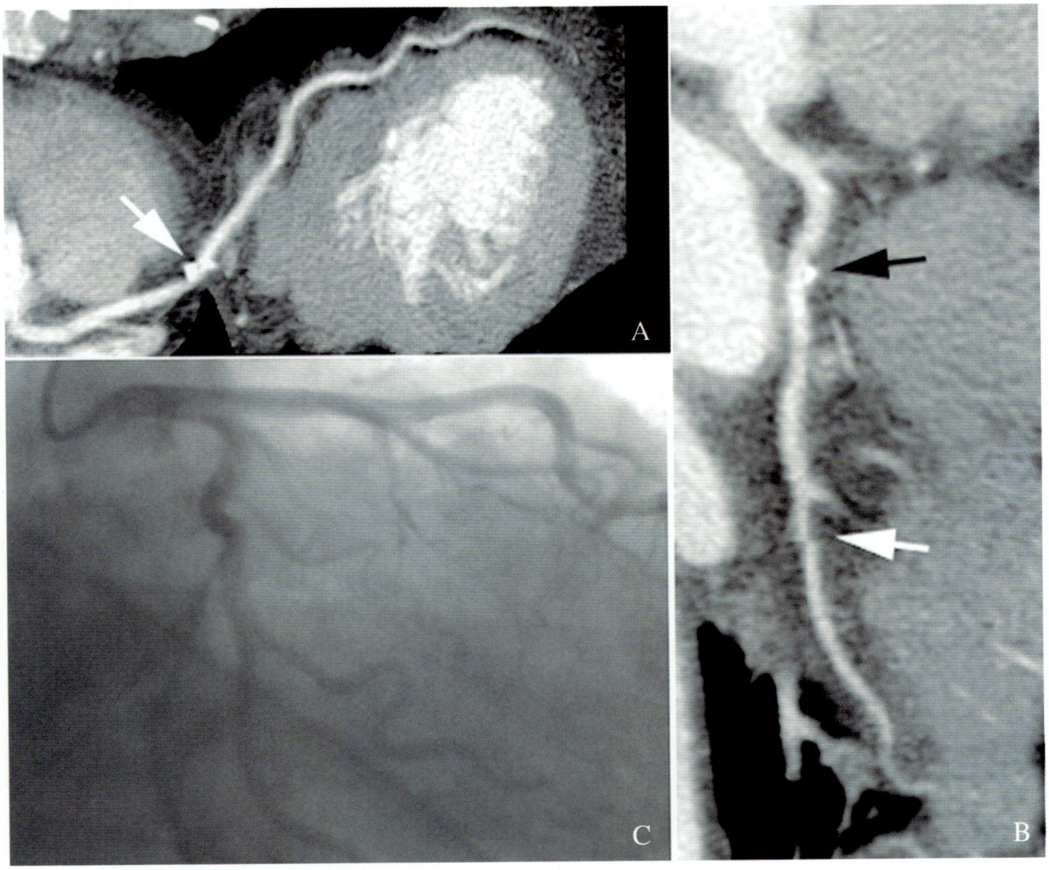

图 8-3　患者，男，56 岁，临床疑诊冠心病，128 层 MSCT 与选择性冠状动脉造影比较。A，CPR 重建图像显示前降支中段钙化伴管腔狭窄（箭头所指）；B，CPR 重建图像显示回旋支近段有点状钙化（黑色箭头所指），中段血管错层（白色箭头所指）；C，选择性冠状动脉造影显示前降支和回旋支血管正常

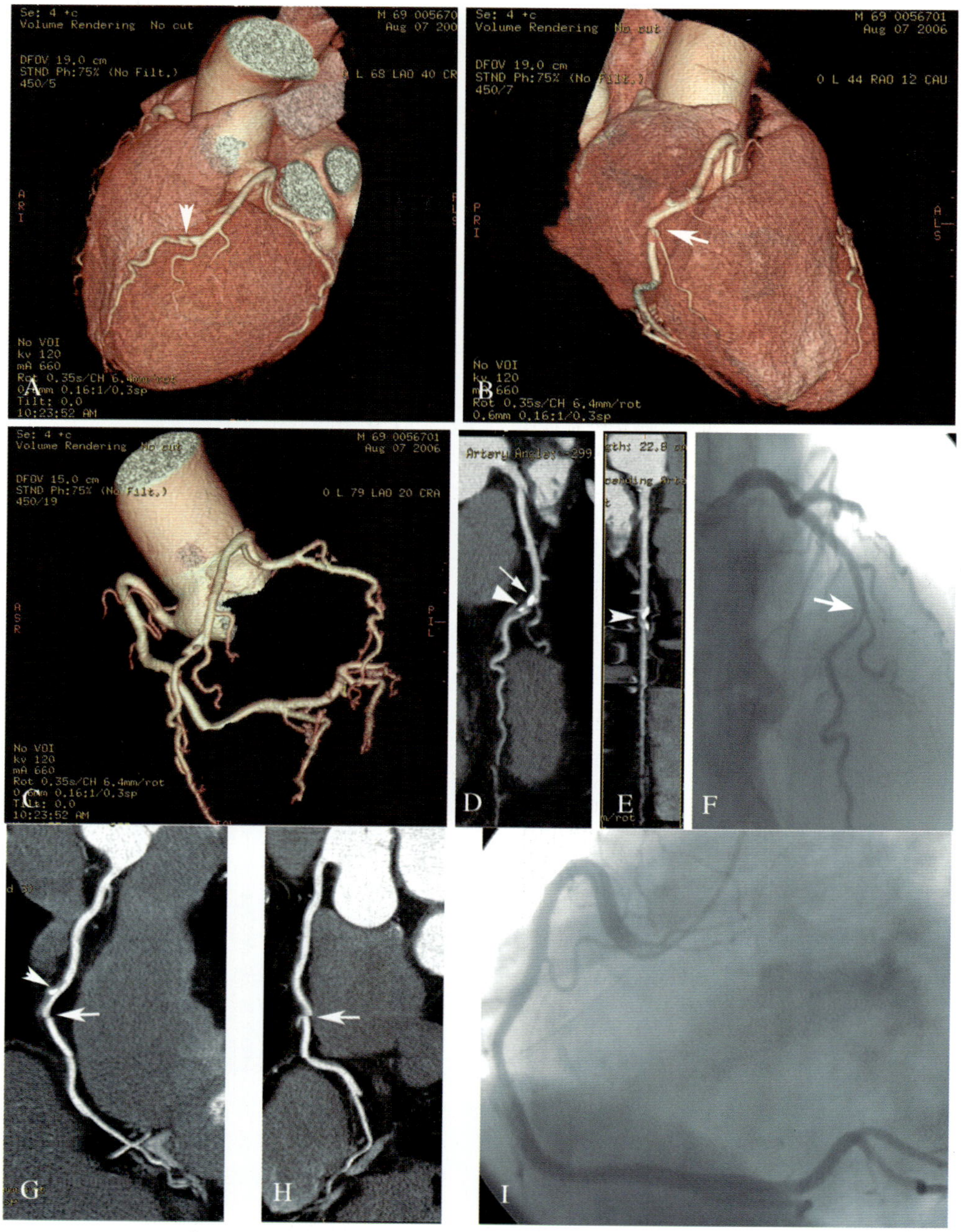

图8-4 患者，男，69岁，临床疑诊冠心病，128层MSCT与选择性冠状动脉造影比较。A，心脏MSCT的VR三维重建图像，箭头所指为前降支血管钙化病变部位，未能判断血管腔狭窄程度；B，另一个角度显示心脏VR三维重建图像，箭头所指为心律不齐导致的右冠状动脉血管错层；C，心脏VR三维重建图像显示冠状动脉血管树；D和E，CPR图像显示前降支中段有两个斑片状钙化，其中远端钙化斑块合并有软斑块，从MSCT结果上看，前降支中段血管可能伴有重度狭窄；F，选择性冠状动脉造影显示前降支中段有60%~70%的狭窄（箭头所指）；G，CPR图像显示右冠状动脉中段管壁有斑片状钙化（上方白色箭头所指），对血管腔有轻度影响，同时血管有错层（下方白色箭头所指）；H，另一个角度CPR图像显示右冠状动脉中段未见到钙化病变，血管无狭窄，仍可见到血管错层（箭头所指）；I，选择性冠状动脉造影显示右冠状动脉中段管腔轻度狭窄

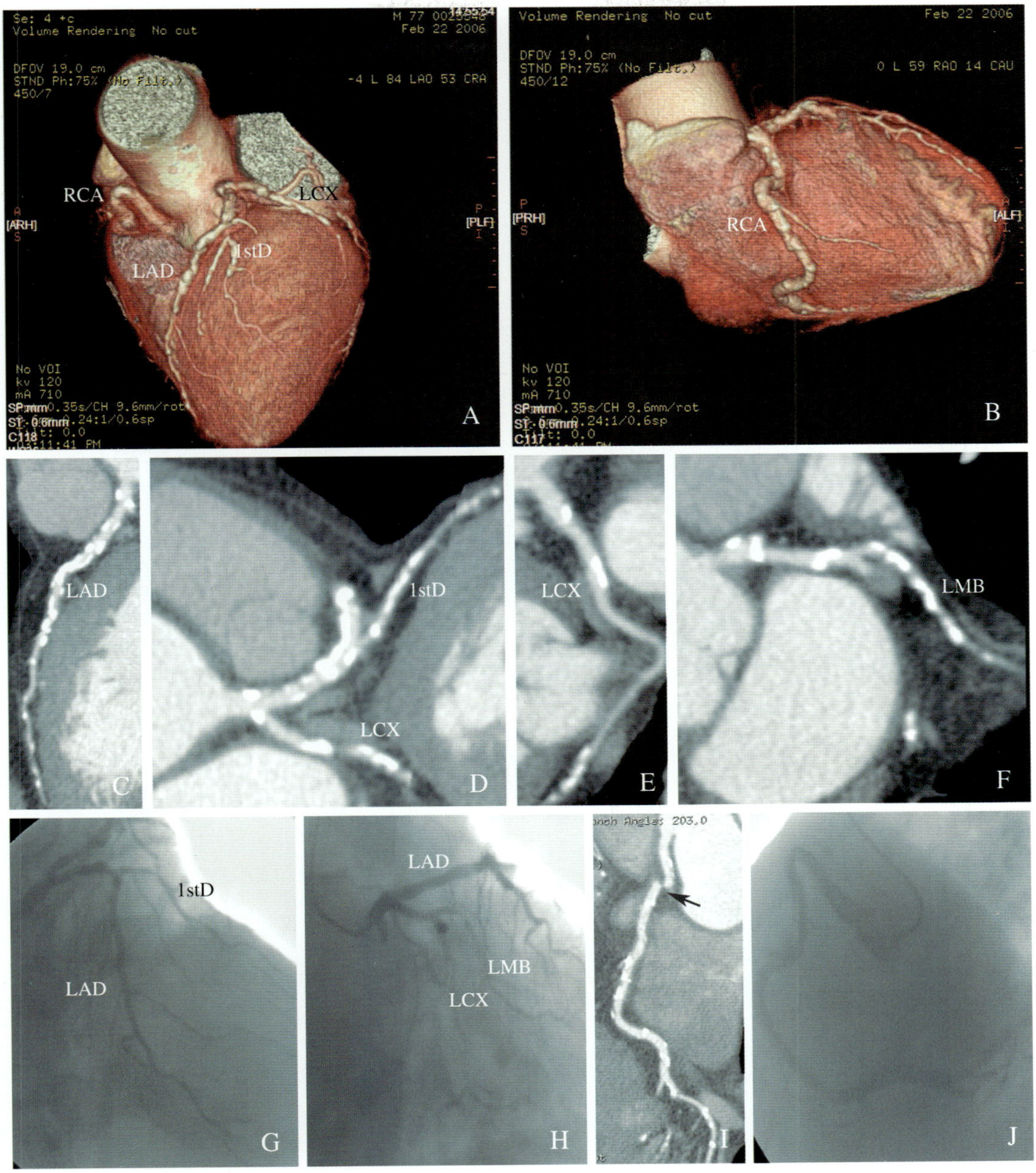

图 8-5　患者，男，77 岁，临床疑诊冠心病，冠状动脉 128 层 MSCT 成像检查显示三支冠状动脉严重钙化伴血管腔狭窄，选择性冠状动脉造影显示冠状动脉管腔不规则，但无严重狭窄。A 和 B，心脏 VR 三维重建图像显示冠状动脉弥漫钙化；C和D，CPR图像显示前降支（LAD）和第一对角支（1st D）血管弥漫钙化伴狭窄；E 和 F，CPR 图像显示回旋支（LCX）和钝缘支（LMB）血管弥漫钙化伴狭窄；G 和 H，选择性左冠状动脉造影显示 LAD、1st D、LCX 和 LMB 血管不规整，但无明显狭窄；I，右冠状动脉 CPR 图像显示血管弥漫钙化伴狭窄，箭头所指为心律不齐而引起血管错层；J，选择性右冠状动脉造影显示血管轻度不规整，但无明显狭窄

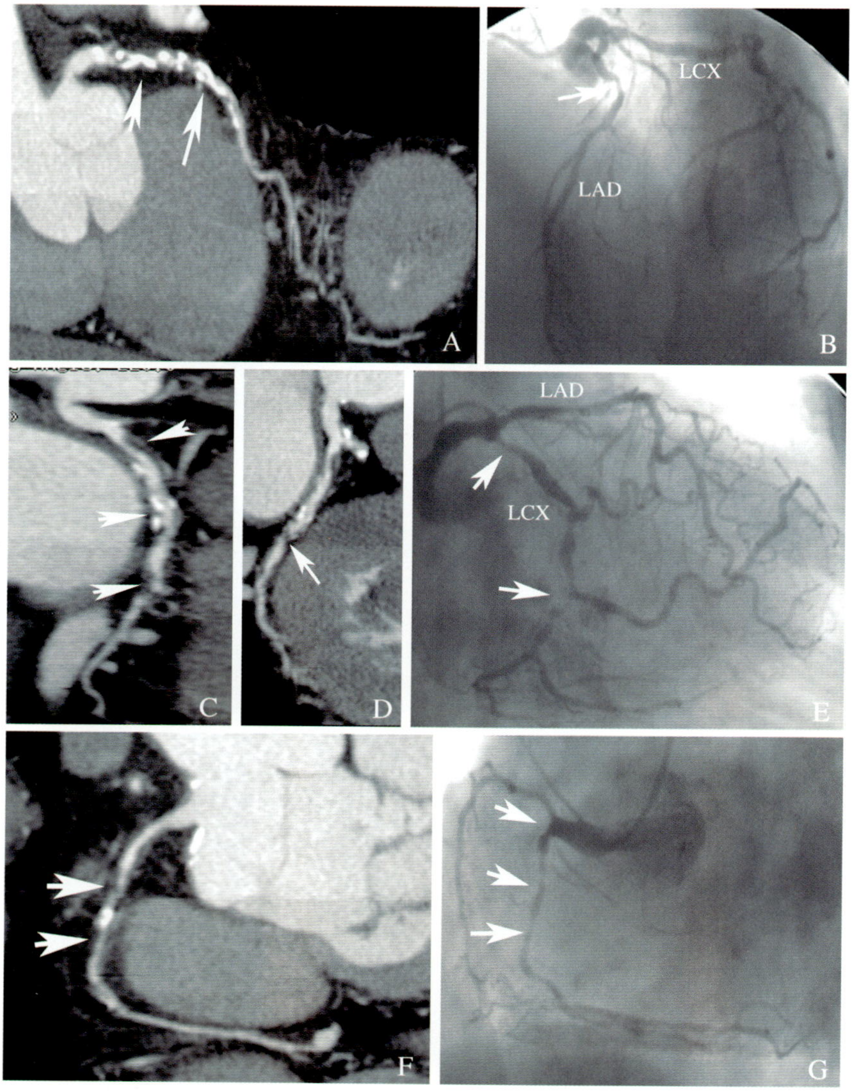

图 8-6　患者，女，70 岁，稳定型劳力性心绞痛，128 层 MSCT 显示严重冠状动脉钙化伴三支血管病变，选择性冠状动脉造影显示三支血管病变。A，MSCT 的 CPR 重建图像显示前降支（LAD）近中段弥漫钙化伴血管腔明显狭窄（箭头所指）；B，选择性冠状动脉造影显示LAD近段有70%狭窄（箭头所指）；C，CPR 重建图像显示回旋支（LCX）多处钙化斑块和软斑块（箭头所指）伴血管腔严重狭窄；D，CPR重建图像显示钝缘支（箭头所指以远血管）血管无明显病变；E，选择性冠状动脉造影显示LCX血管弥漫性狭窄（箭头所指），远端血管次全闭塞（下方箭头所指）；F，CPR重建图像显示右冠状动脉（RCA）有钙化斑块和软斑块（箭头所指）伴管腔严重狭窄；G，选择性冠状动脉造影显示RCA血管弥漫病变，最严重处有 90% 狭窄

表 8-4 与有创冠状动脉造影比较，64 层螺旋 CT 诊断冠心病的价值（基于血管节段数评价）[5，24-32]

作者	年份	用于评估血管节段数	敏感性（%）	特异性（%）	阳性预测值（%）	阴性预测值（%）
Leschka 等	2005	1005	94	97	87	99
Leber 等	2005	798	64	97	83	93
Raff 等	2005	935	86	95	66	98
Mollet 等	2005	725	99	95	76	100
Ehara 等	2006	884	90	94	89	95
Schuijf 等	2006	842	85	98	82	99
Pugliese 等	2005	494	99	96	78	99
Ropers 等	2006	1083	93	97	56	100
Nikolaou 等	2006	923	82	95	72	97
王怡宁等	2006	900	93	98	87	99

表 8-5 与有创冠状动脉造影比较，64 层螺旋 CT 诊断冠心病的价值（基于血管支数评价）[4，26，29，31]

作者	年份	用于评估血管支数	敏感性（%）	特异性（%）	阳性预测值（%）	阴性预测值（%）
Raff 等	2005	279	91	92	80	97
Schuijf 等	2006	239	87	96	82	96
Ropers 等	2006	321	95	93	64	99
孟冷等	2006	920	97	96	94	98

表 8-6 与有创冠状动脉造影比较，64 层螺旋 CT 诊断冠心病的价值（基于患者人数评价）[24-32]

作者	年份	患者总数	敏感性（%）	特异性（%）	阳性预测值（%）	阴性预测值（%）
Leschka 等	2005	67	100	100	100	100
Leber 等	2005	45	88	85	88	85
Raff 等	2005	70	90	75	86	82
Mollet 等	2005	51	97	96	97	96
Pugliese 等	2005	35	100	90	96	100
Ehara 等	2006	67	98	86	98	86
Schuijf 等	2006	60	94	97	97	93
Ropers 等	2006	81	96	91	83	98
Nikolaou 等	2006	68	97	79	86	96

不论是16层螺旋CT，还是64层螺旋CT，从评价血管节段至评价血管支数和评价患者人数方面，敏感性增加，特异性下降。这个结果可能反映有关螺旋CT的研究主要集中在冠心病高发的人群中，对不可分析的血管节段，尤其是在血管的近端和严重钙化掩盖部位，为避免误诊，而认为是阳性，从而增加了假阳性，而真阴性不受影响。

最近 Hamon 等[33]对 29 个临床应用≥ 16 层螺旋 CT 评价冠心病资料齐全的英文发表文献进行荟萃分析，文献收集时间范围为 2002 年 1 月至 2006 年 7 月，所有资料均有常规冠状动脉造影检查结果，并排除了应用螺旋 CT 评价冠状动脉旁路移植术后移植血管畅通情况，冠状动脉介入治疗后支架畅通情况，心脏移植患者和入选患者例数＜ 30 例的研究资料，以冠状动脉直径狭窄≥ 50% 作为诊断冠心病标准。在 29 个研究中有 27 个研究资料可进行血管节段分析，总共分析评价 22 798 个血管节段，其中 4.2% 的血管节段因图像质量不良而不进入统计分析，6.4%血管节段在仔细研究后进入统计分析，与常规冠状动脉造影结果比较，敏感性为81%，特异性为93%，阳性预测值为67.8%，阴性预测值为96.5%；若以血管支数作为评估对象，对8个研究2726支血管进行评估分析，敏感性为82%，特异性为91%，阳性预测值为81%，阴性预测值为92%；若以患者人数作为评估对象，对21个研究1570例患者进行评估分析，敏感性为96%，特异性为74%，阳性预测值为83%，阴性预测值为94%。

64层螺旋CT用于评价时其敏感性、特异性、阳性预测值和阴性预测值均优于16层螺旋CT。64层螺旋CT与16层螺旋CT比较，扫描速度更快，时间分辨率提高，图像质量受呼吸和快心率影响小，另外64层螺旋CT空间分辨率明显高于16层螺旋CT，从而使得更细微的解剖细节能够清晰显示，特别是对冠状动脉远段及小分支能够显示出来。这些因素都使得螺旋CT冠状动脉成像诊断冠心病的准确性明显提高。Hamon等[33]也对64层螺旋CT与16层螺旋CT各项评估指标进行比较分析。由于64层螺旋CT在时间和空间方面比16层螺旋CT更加精确，尽管在以血管节段作为评价对象时两者之间没有显著差异的结果，但仍然可以看出64层螺旋CT有更优越的倾向；另外，若以患者人数作为评估对象，64层螺旋CT明显优于16层螺旋CT。

基于16层螺旋CT至64层螺旋CT呈敏感性逐级增加的趋向，我们支持积极研究新一代CT扫描仪。由于具有较高的阴性预测值，因此对于无明显病变的大多数患者排除冠心病有重大价值。通过冠状动脉螺旋CT成像检查确定有明显冠状动脉病变的患者，在做有创检查前，螺旋CT成像对确定治疗策略方面也能够提供重要的信息资料。

（二）左主干病变

严重左主干病变分别占稳定型心绞痛和不稳定型心绞痛患者的7%和15%，是冠心病最严重类型。临床确诊主要依靠有创冠状动脉造影检查，一般在做冠状动脉造影检查时，导管置入病变的左主干部位时，可引起冠状动脉血流急剧下降，出现严重心绞痛，甚至猝死。有关螺旋CT成像评价左主干病变的资料相对较少，螺旋CT成像是无创检查，可以从多个平面显示左主干狭窄情况，不像有创检查可能引起冠状动脉痉挛。有个案报道显示在有创冠状动脉造影或血管内超声对严重左主干病变未能提供帮助时，可以应用螺旋CT协助诊断左主干病变的严重程度[34]。另外，当螺旋CT发现有左主干病变时，在做心脏导管检查时可以做到事先心里有数，并做好积极准备（图8-7）。

（三）冠状动脉慢性闭塞与侧支循环形成

冠状动脉急性闭塞时，侧支循环没有或建立很差，患者通常发生急性心肌梗死，一般通过临床症状、心电图和心肌酶学标记物的改变，临床诊断并不困难。对于冠状动脉急性闭塞，除非闭塞的冠状动脉血流在4～6小时内恢复，否则造成心肌永久性坏死，治疗的关键是尽快使闭塞的冠状动脉及早开通。对于冠状动脉慢性闭塞（chronic total occlusion，CTO）的患者，往往建立了丰富的侧支循环，这些侧支循环能提供的血流相当于90%～95%的狭窄病变，有助于维持心肌的存活并预防静息状态下的心肌缺血，心脏的整体收缩功能可维持正常，一般临床上表现为典型或不典型心绞痛，心电图变化也可以不明显[35]。有关冠状动脉慢性闭塞螺旋CT成像临床报道不多。由于冠状动脉螺旋CT成像是非选择性的，造影剂在左右冠状动脉内同时弥散分布，可以通过侧支循环使闭塞的冠状动脉远端显影，可能误诊为血管严重狭窄或次全闭塞（图8-8，图8-9）。不过，最近有研究报道利用16层螺旋CT对慢

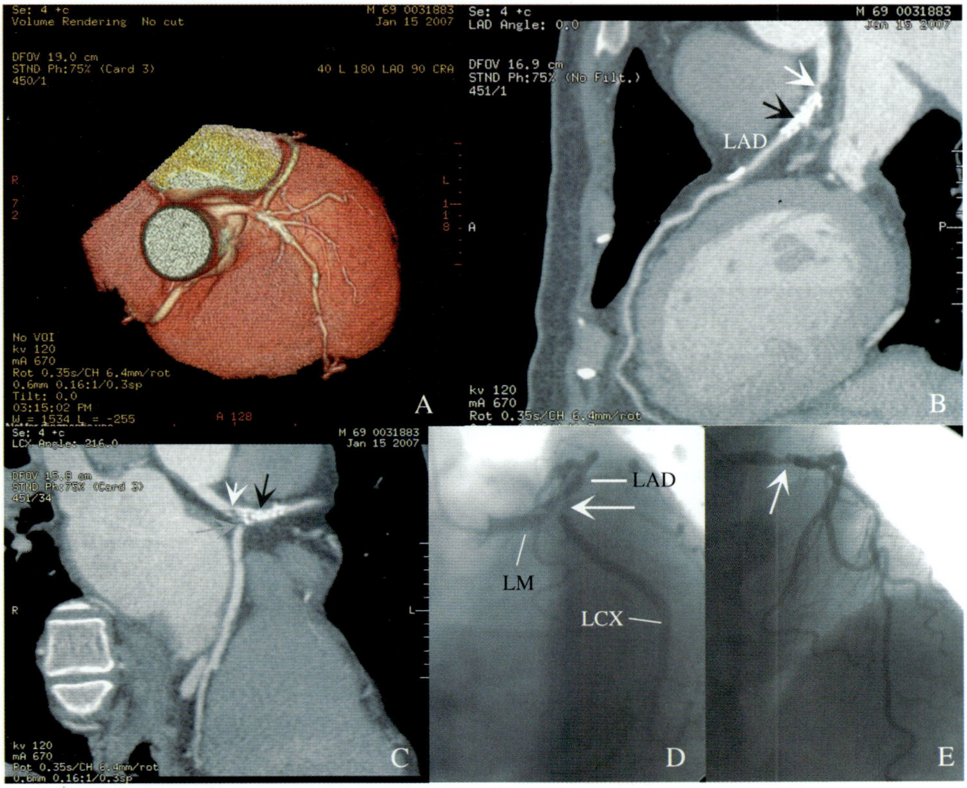

图8-7　患者，男，69岁，8年前在前降支（LAD）开口处置入支架，因不稳定型心绞痛行128层MSCT成像与选择性冠状动脉造影检查。A，心脏VR三维重建图像显示支架，但未能显示血管病变；B，CPR图像显示LAD支架近端严重狭窄（白色箭头所指），支架内血管显示不清（黑色箭头所指）；C，CPR 图像，黑色箭头所指为 LAD 支架部位，白色箭头所指为左主干（LM）支架远端严重狭窄，灰色箭头所指为回旋支（LCX）开口严重狭窄；D，选择性冠状动脉造影（左前斜足位）显示左主干支架远端和LCX开口（箭头所指）有90%狭窄；E为选择性冠状动脉造影（后前头位）显示左主干支架远端狭窄 90%（箭头所指）

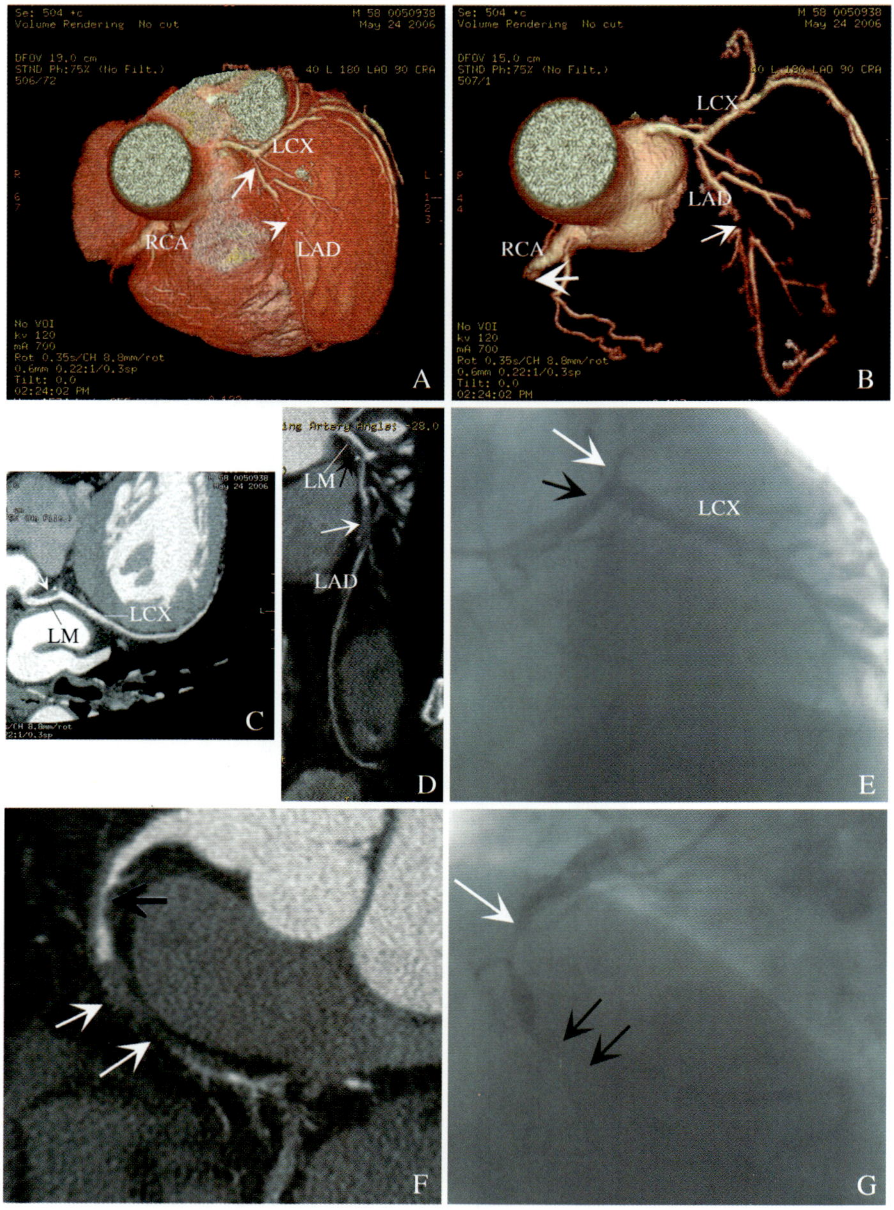

图8-8　患者，男，58岁，陈旧心肌梗死，不稳定型心绞痛，左主干病变与慢性闭塞的128层MSCT成像与选择性冠状动脉造影。A，心脏VR重建图像显示前降支（LAD）中段闭塞（箭头所指），远端血管通过侧支循环显影；B，心脏VR重建图像显示血管树LAD和右冠状动脉（RCA）近段闭塞；C，CPR图像显示左主干（LM）远段有软斑块伴管腔狭窄（箭头所指），回旋支（LCX）正常；D，CPR图像显示LAD中段血管闭塞（白色箭头所指），远端血管通过侧支显影，左主干有软斑块伴管腔狭窄（黑色箭头所指）；E，选择性左冠状动脉造影（左前斜足位）显示左主干远段有50%狭窄（黑色箭头所指），LAD开口处闭塞（白色箭头所指），F，RCA的CPR图像，显示近中段血管有软斑块伴血管严重狭窄（黑色箭头所指），中远段血管闭塞（白色箭头所指），远端血管通过侧支循环显影；G，选择性冠状动脉造影（左前斜位）显示RCA近中段血管90%狭窄（白色箭头所指），中远段血管闭塞（黑色箭头所指）

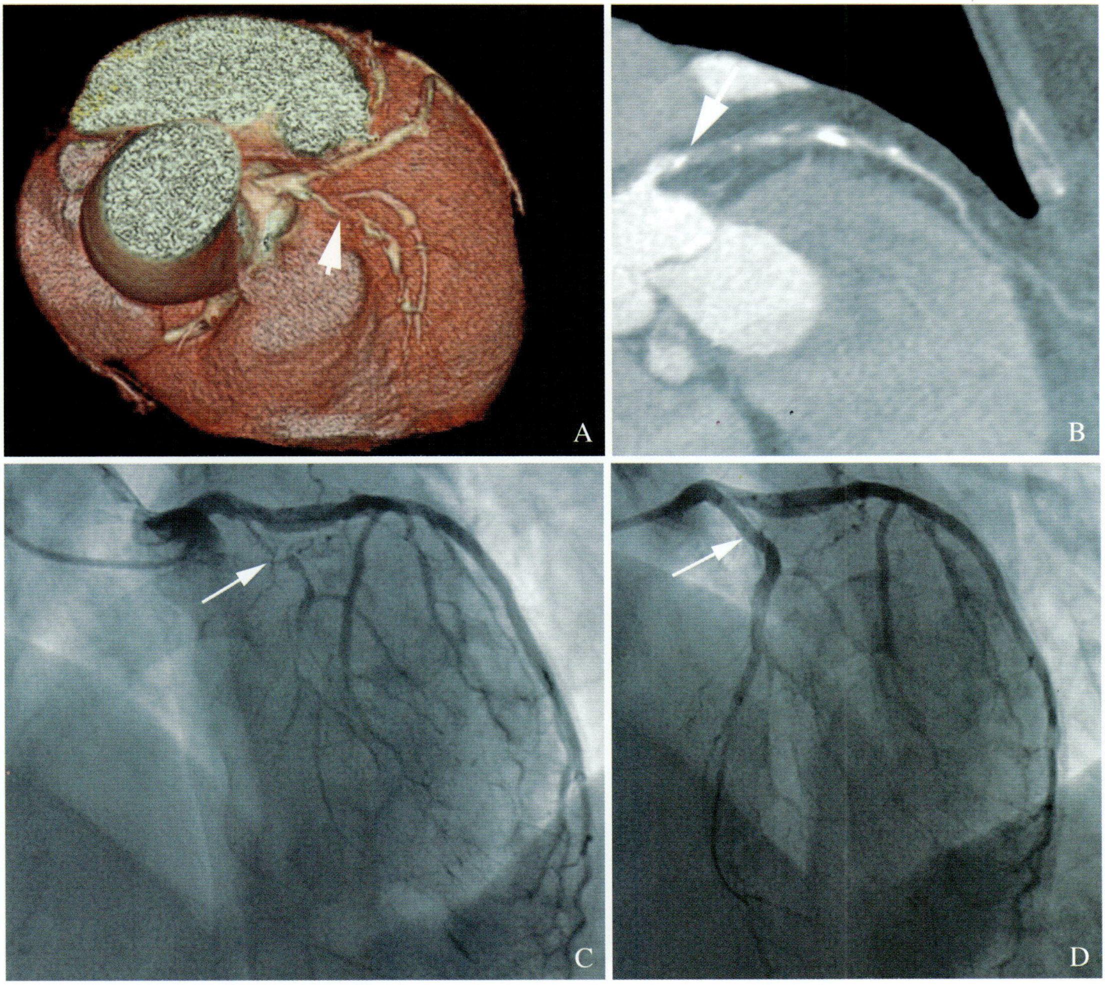

图 8-9　患者，女，60 岁，稳定型劳力性心绞痛，128 层 MSCT 显示冠状动脉闭塞与选择性冠状动脉造影比较。A，心脏 VR 重建图像显示前降支近段血管闭塞（箭头所指），远端血管通过侧支显影；B，CPR 重建图像显示前降支近段血管闭塞（箭头所指），远端血管通过侧支显影，中段血管有斑片状钙化；C，选择性冠状动脉造影显示前降支近段血管闭塞（箭头所指）；D，前降支血管介入治疗后血管显影清楚（箭头所指为支架）

性闭塞病变血管在介入治疗前进行成像检查，通过螺旋CT的图像，可以显示闭塞远端冠状动脉的走行，同时可以判断闭塞部位是严重钙化、中等程度钙化或非钙化等病变，在螺旋CT指导下，PCI的成功率明显提高，有可能成为慢性闭塞病变介入治疗的辅助检查手段[36]。

（四）冠状动脉螺旋CT成像在特殊人群中的应用

对那些有冠心病家族史、有多重心血管疾病危险因素、糖尿病、左束支传导阻滞、心肌病及从事特种或高危职业的人群，即使没有临床症状，判断其冠状动脉是否有斑块存在也非常有意义。另外，临床上往往不重视有明显或严重的冠状动脉疾病而临床症状不典型的女性患者，对于以上人群过去认为进行有创性冠状动脉造影不仅具有更优的价效比，而且总体上也较安全，主要目标是筛选出有明确疾病的患者，并通过有创冠状动脉造影检查来确定是否需要用药。近年冠状动脉螺旋CT成像在临床上应用逐渐增多，为那些患者提供了一个良好的无创方法。利用螺旋CT成像可对冠状动脉斑块进行适当评价，对指导患者应用药物治疗及改变生活方式具有重要意义。当前有人认为可以利用冠状动脉螺旋CT成像替代有创冠状动脉造影对某些人群进行筛查，如有冠心病家族史、有多重心血管疾病危险因素、糖尿病、左束支传导阻滞、不明原因心肌病及从事特种或高危职业的人群，即使没有临床症状，也可以对这些患者进行无创筛查。如螺旋CT检查结果提示有明显的粥样硬化斑块，建议给予早期强化药物治疗；若螺旋CT成像未发现有明显的粥样硬化斑块，则可以延缓药物治疗。对于这一观点是否值得临床推广，需要进一步临床研究。

（五）冠状动脉螺旋CT成像对胸痛患者的评价

1．冠状动脉螺旋CT成像对急性胸痛患者的评价

当急性胸痛患者急诊就诊时，急诊室医生需要对胸痛患者进行综合评估，并进行危险分层，在急诊诊疗过程中，一般进行心电图、超声心动图、X线、心肌灌注显像或选择性血管造影等检查及血清心肌酶学标记物的检测，这个检查过程对急性心肌梗死的诊断具有一定的特异性，但这个过程不但花费大量时间、精力及费用，且每种检查方法只能对某一种疾病作出直接或间接的诊断，同时还可能漏诊更重要的疾病，如肺动脉栓塞、主动脉夹层等。目前临床上可以通过64层螺旋CT利用心电门控一次扫描获得整个胸部动脉内造影剂充盈高峰期的原始断面图像，从而得到整个胸部动脉血管及胸部组织结构的图像，应用计算机先进的图像后处理技术，清晰显示冠状动脉、肺动脉、主动脉及其分支；同时可利用原始数据根据诊断要求以不同的层厚和层间距对图像进行重组，以清晰地显示心脏、心包及双肺，对其疾病作出准确的诊断（图8-10）。目前国内有临床研究报道评价64层螺旋CT心胸联合造影在急性胸痛病因鉴别诊断中的应用价值，结果显示64层螺旋CT心胸联合造影可以准确鉴别冠心病、肺栓塞、主动脉夹层、心包和肺部疾病[37]。

因此，对于急诊胸痛患者，对患者进行冠状动脉螺旋CT成像检查，可以用于除外是否有冠状动脉疾病，同时也可对是否有主动脉夹层、心包积液、肺栓塞及肺部疾病进行评价。

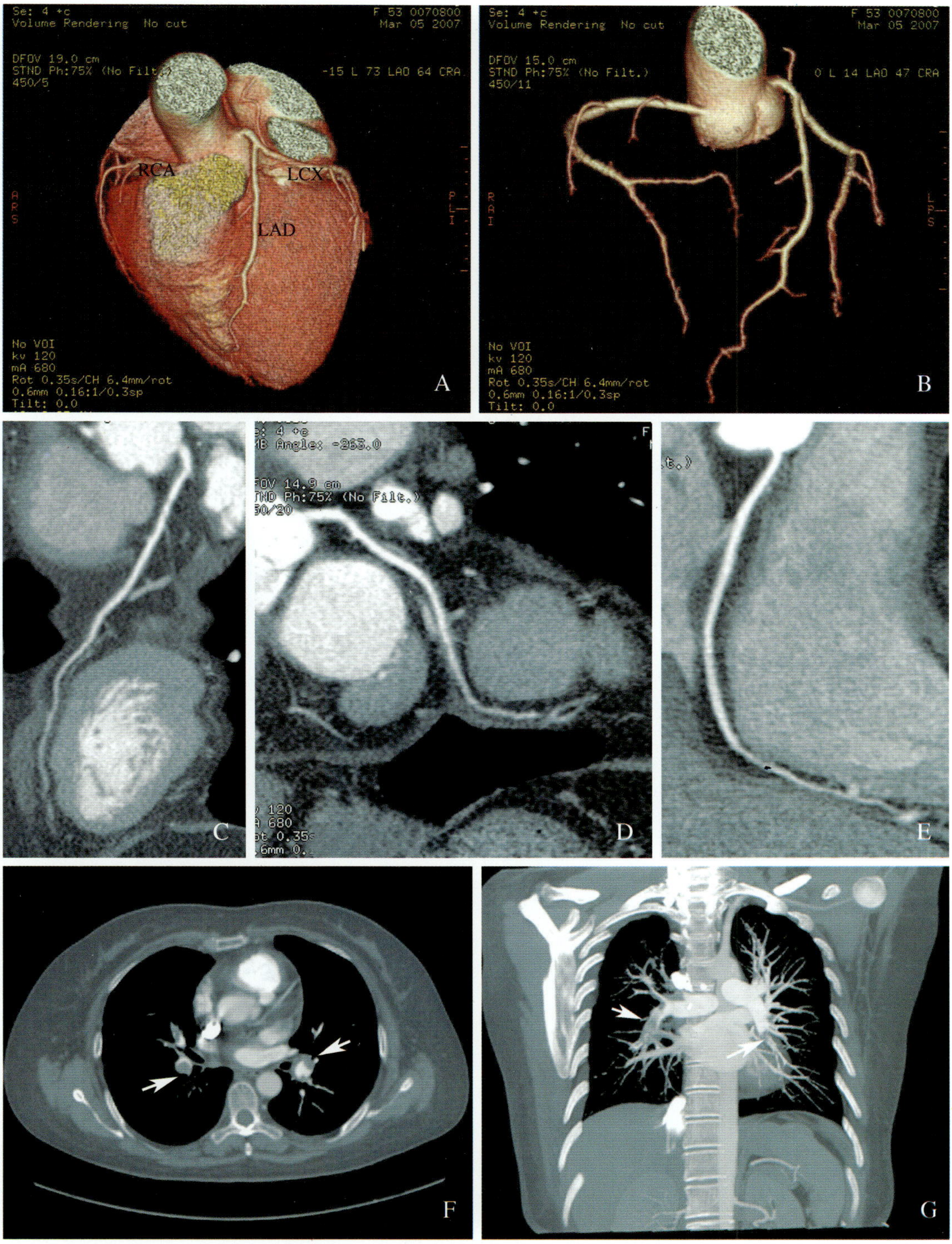

图8-10 患者，女，53岁，因阵发性胸闷、呼吸困难11天，临床怀疑冠心病而急诊行冠状动脉128层MSCT成像检查，结果显示冠状动脉基本正常，但发现肺动脉栓塞。A，心脏VR三维重建图像；B，心脏VR重建图像显示冠状动脉血管树提示为右冠状动脉优势型；C，CPR图像显示前降支基本正常；D，CPR图像显示回旋支正常；E，CPR图像显示右冠状动脉正常；F，横断面图像显示双下肺动脉有栓塞（箭头所指）；G，冠状位显示双下肺动脉栓塞（箭头所指）

2．对门诊胸痛患者冠状动脉螺旋CT成像的价值

临床上大约有30%胸痛患者选择性冠状动脉检查结果是正常的，螺旋CT成像由于具有较高的阴性预测值，可以应用螺旋CT的结果来确定患者是否需要进一步检查。对胸痛患者就诊时，临床上经常需要解决两个问题：第一，患者是否有冠状动脉疾病？第二，如果有冠心病，冠心病的严重程度如何？胸痛患者在就诊时，一般先做各种相对便宜而安全的无创检查及各种负荷试验，间接判定患者是否有冠心病。各种负荷试验，如运动平板试验、负荷超声心动图或心肌灌注显像检查，虽然对冠心病诊断的敏感性和特异性显著提高，但也不可能达到100%。对胸痛伴有心电图改变而负荷心肌灌注显像或心室壁运动正常的患者，以及在运动中出现胸痛而心电图、心肌灌注显像或心室壁运动正常的患者，这些无创检查仍然有一定的局限性。虽然这些无创检查结果对判断患者的预后有重要价值，但无法回答上述提到的两个核心问题。另外，对有明显冠心病家族史及多个危险因素的患者出现胸痛时，一般推荐去做有创的冠状动脉造影检查。对于冠心病低危患者，由于长期预后较好，有创冠状动脉造影检查似乎必要性不大。但临床医生更倾向于有创性检查，一方面可以明确是否有冠状动脉病变，另一方面也可解除患者的担忧。由于冠状动脉螺旋CT成像的高度阴性预测值，目前对这些患者可将冠状动脉螺旋CT成像检查作为筛查手段，部分替代有创的冠状动脉造影检查，根据冠状动脉螺旋CT的结果，确定是否需进一步行有创造影检查，或是暂不检查定期门诊随访。

（六）冠状动脉螺旋CT与心肌肌桥

冠状动脉及其分支通常走行在心外膜组织的表面，当冠状动脉某个节段走行于心肌中时，此现象称为心肌肌桥（myocardial bridge，MB），多为心室心肌，被心肌覆盖的血管段称为壁冠状动脉，多见于前降支及其分支。冠状动脉造影显示某一节段随心脏的收缩与舒张产生有规律的变窄与恢复正常交替现象。其原因主要是走行于心脏表面的冠状动脉某一节段被心肌覆盖，当心肌有节律收缩舒张时，该节段冠状动脉也同时出现有规律的变窄与恢复正常相交替现象。病理报告心肌肌桥发生率在15%～85%。而冠状动脉造影报告的发生率在0.5%～2.5%之间，差别很大。目前研究认为心肌肌桥可能引起心肌缺血、心肌梗死、传导异常，甚至猝死。心肌肌桥过去主要是通过有创冠状动脉造影发现。随着无创检查技术的进展，尤其是冠状动脉螺旋CT成像在临床的应用，心肌肌桥的检出率有望大大提高。螺旋CT对心肌肌桥的诊断具有一定临床应用价值，其直接CT征象是上述血管段被不同厚度和范围的心肌组织覆盖，与该血管段两端走行正常的血管相比，壁冠状动脉的边缘有时模糊，偶尔显示血管偏细。在心脏原始横断面CT图像上可以直接显示上述征象。目前，由于受到时间分辨率限制，螺旋CT在心室收缩期获取的冠状动脉CT图像大多不能满足影像学评价，所以，它对壁冠状动脉在收缩期的狭窄程度评价有困难。最近有研究报道应用16层螺旋CT对146例冠心病患者成功地进行成像检查，发现有15.8%（23例）有厚度大于1mm的肌桥，平均肌桥厚度和长度分别为1.8mm ± 0.7mm和20.0mm ± 8.6mm，87.5%的肌桥位于左前降支。大多数肌桥处冠状动脉无明显病变，79.2%的冠状动脉在肌桥近端有明显病变。3例患者冠状动脉全程没有动脉粥样硬化，但有心绞痛症状[38]。随着冠状动脉螺旋CT成像临床应用经验的增加，可以通过无创的方法检出更多的肌桥，对于指导临床诊断和治疗必将有更大意义。

（七）心脏外科手术前评价

对大多数心脏瓣膜反流或狭窄患者，准备做心脏外科手术修补或瓣膜置换时，目前指南建议对其进行常规选择性冠状动脉造影评价是否合并有冠状动脉疾病。如果合并有严重冠状动脉疾病，在对患者进行瓣膜修补或瓣膜置换时，应同时进行冠状动脉旁路移植术。目前有临床研究报道，对一组55例主动脉瓣狭窄准备进行外科手术治疗的患者，在术前进行选择性冠状动脉造影和冠状动脉16层螺旋CT成像检查比较，结果显示螺旋CT检测冠状动脉明显狭窄的敏感性为100%，特异性为80%，阳性预测值为55%，阴性预测值为100%；螺旋CT成像显示所有钙化积分＜1000的患者没有冠心病，对这组患者80%可不做有创冠状动脉造影检查；而钙化积分＞1000的患者，仅有6%患者不需要进行有创冠状动脉造影检查[39]。尽管目前临床报道资料不多，但对心脏瓣膜病需要外科手术治疗患者，将来很可能利用冠状动脉螺旋CT成像来除外冠心病，部分替代有创冠状动脉造影检查，有些患者只需要结合超声心动图检查结果，就可以开始对病变的瓣膜进行外科手术治疗。

（八）展望

冠状动脉螺旋CT成像在评价血管节段方面特异性高，阴性预测值也较高。冠状动脉螺旋CT成像对评价血管节段和排除冠心病方面将是一个非常有用的无创检查手段，有望部分替代有创冠状动脉造影检查。然而，目前的研究资料中的研究对象大多为冠心病高发人群，对于中、低危冠心病人群，目前还没有临床资料，需要更多的研究进一步评价冠状动脉螺旋CT成像的真实临床价值。

当前螺旋CT的层数进展很快，32、40、64和128层扫描器与16层扫描器比较，虽然在时间和空间分辨率方面有大大提高，但仍存在局限性，比如对心动过速、心律不齐和严重钙化的患者，MSCT的应用就受到限制，因此需要开发出扫描速度更快，层厚更薄的CT机，同时也需要开发出新的图像分析软件，提高诊断的准确率。随着探测器的排数增多，在一个心动周期内能够成像更大的心脏面积，扫描时间越短，在扫描时运动的可能性越小，大大减少伪影。另外，在如此短时间内对冠状动脉血管树进行成像，造影剂的用量也将大大减少。冠状动脉螺旋CT成像的最终目标就是CT层数足够多使心脏在一次跳动时就能够完成成像。这样，对心率较快患者，甚至是明显心律失常患者也可以进行螺旋CT成像。期待不久的将来MSCT能够基本取代目前的有创检查，成为诊断冠心病、评价和随访疗效的全新高效的无创方法。

参考文献

1. Schoenhagen P, Halliburton SS, Stillman AE, *et al.* Noninvasive imaging of coronary arteries：current and future role of multi-detector row CT. *Radiology*, 2004, 232:7-17.
2. Schoepf UJ, Becker CR, Ohnesorge BM, *et al.* CT of coronary artery disease. *Radiology,* 2004, 232:18-37.
3. Lepor NE, Madyoon H, Friede G, *et al.*The emerging use of 16- and 64-slice computed tomography angiography in clinical cardiovascular practice. *Rev Cardiovasc Med*, 2005, 6:47-53.
4. 孟冷，张兆琪，吕飙. 64层螺旋CT在冠状动脉疾病诊断中的价值. 中华放射学杂志，2006, 40:792-797.
5. 王怡宁，金征宇，孔令燕，等. 64层螺旋CT冠状动脉成像初步研究. 中华放射杂志，2006, 40:797-801.
6. Kuettner A, Trabold T, Schroeder S, *et al.* Noninvasive detection of coronary lesions using 16-detector multislice computed tomography technology. *J Am Coll Cardiol*, 2004, 44:1230-1237.

7. Martuscelli E, Romagnoli A, D'Eliseo A, *et al.* Accuracy of thin-slice computed tomography in the detection of coronary stenoses. *Eur Heart J*, 2004, 25:1043 - 1048.
8. Mollet NR, Cademartiri F, Nieman K, *et al.* Multislice spiral computed tomography coronary angiography in patients with stable angina pectoris. *J Am Coll Cardiol*, 2004, 43:2265-2270.
9. Cademartiri F, Runza G, Marano R, *et al.* Diagnostic accuracy of 16-row multislice CT angiography in the evaluation of coronary segments. *Radiol Med*, 2005, 109:91-97.
10. Hoffmann MH, Shi H, Schmitz BL, *et al.* Noninvasive coronary angiography with multislice computed angiography. *JAMA*, 2005, 293:2471-2478.
11. Kaiser C, Bremerich J, Haller S, *et al.* Limited diagnostic yield of noninvasive coronary angiography by 16-slice multi-detector spiral computed tomography in routine patients referred for evaluation of cororary artery disease. *Eur Heart J*, 2005, 26:1987-1992.
12. Kuettner A, Beck T, Kettering K, *et al.* Image quality and diagnostic accuracy of noninvasive coronary imaging with 16 detector slice spiral computed tomography with 188 ms temporal resolution. *Heart*, 2005, 91:938-941.
13. Kuettner A, Beck T, Drosch T, *et al.* Diagnostic accuracy of noninvasive coronary imaging using 16-dectector slice spiral computed tomography with 188 ms temporal resolution. *J Am Coll Cardiol*, 2005, 45:123-127.
14. Mollet NR, Cademartiri F, Krestin GP, *et al.* Improved diagnostic accuracy with 16-row multi-slice computed tomography coronary angiography. *J Am Coll Cardiol*, 2005, 45:128-132.
15. Morgan-Hugues GJ, Roobottom CA, Owens PE, *et al.* Highly accurate coronary angiography with submillmeter, 16 slice computed tomography. *Heart*, 2005, 91:308 -313.
16. Probst C, Kovacs A, Schmitz C, *et al.* Quantification of coronary artery stenosis with 16-slice MSCT in patients before CABG surgery: comparison to standard invasive coronary angiography. *Heart Surg Forum*, 2005, 8: E42-46.
17. Schuijf JD, Bax JJ, Liesbeth PS, *et al.* Noninvasive coronary imaging and assessment of left ventricular function using 16-slice computed tomography. *Am J Cardiol*, 2005, 95:571-574.
18. Reant P, Brunot S, Lafitte S, *et al.* Predictive value of noninvasive coronary angiography with multidetector computed tomography to detect significant coronary stenosis before valve surgery. *Am J Cardiol*, 2006, 97:1506-1510.
19. Nikolaou K, Rist C, Wintersperger BJ, *et al.* Clinical value of MDCT in the diagnosis of coronary artery disease in patients with a low pretest likelihood of significant disease. *Am J Roentgenol*, 2006, 186:1659-1668.
20. Garcia MJ, Lessick J, Hoffmann MHK, CATSCAN Study Investigators. Accuracy of 16-row multidetector computed tomography for the assessment of coronary artery stenosis. *JAMA*, 2006, 296:403-411.
21. Niemann K, Cademartiri F, Lemos PA, *et al.* Reliable noninvasive coronary angiography with fast submillimeter multislice spiral computed tomography.*Circulation*, 2002, 106:2051-2054.
22. Hoffmann U, Moselewski F, Cury R, *et al.* Predictive value of 16-slice multidetector spiral computed tomography to detect significant obstructive coronary artery disease in patients at high risk for coronary disease.Patient-versue segment-based analysis.*Circulation*, 2004, 110:2638-2643.
23. Rodevand O, Hogalmen G, Gudim LP, *et al.* Limited usefulness of noninvasive coronary angiography with 16-detector multislice computed tomography at a community hospital. *Scand Cardiovasc J*, 2006, 40:76-82.
24. Leshka S, Alkadhi H, Plass A, *et al.* Accuracy of MSCT coronary angiography with 64-slice technology: first experience. *Eur Heart J*, 2005, 26:1482-1487.
25. Leber AW, Knez A, Von Ziegler F, *et al.* Quantification of obstructive and nonobstructive coronary lesions by 64-slice computed tomography. *J Am Coll Cardiol,* 2005, 46:147-154.
26. Raff GL, Gallagher MJ, O'Neill WW, *et al.* Diagnostic accuracy of noninvasive coronary angiography using 64-slice spiral computed tomography. *J Am Coll Cardiol*, 2005, 46:552-557.

27. Mollet NR, Cademartiri F, van Mieghem C, *et al*. High-resolution spiral computed tomography coronary angiography in patients referred for diagnostic conventional coronary angiography. *Circulation*, 2005, 112:2318-2323.
28. Ehara M, Surmely JF, Kawai M, *et al*. Diagnostic accuracy of 64-slice computed tomography for detecting angiographically significant coronary artery stenosis in an unselected consecutive patient population-comparison with conventional invasive angiography. *Circ J*, 2006, 70:564-571.
29. Schuijf JD, Pundziute G, Jukema JW, *et al*. Diagnostic accuracy of 64-slice multislice computed tomography in the non-invasive evaluation of significant coronary artery disease. *Am J Cardiol*, 2006, 98:145-148.
30. Pugliese F, Mollet NR, Runza G, *et al*. Diagnostic accuracy of non-invasive 64-slice CT coronary angiography in patients with stable angina pectoris. *Eur Radiol*, 2005, 16:575-582.
31. Ropers D, Rixe J, Anders K, *et al*. Usefulness of multidetector row spiral computed tomography with 64- × 0.6-mm collimation and 330-ms rotation for the noninvasive detection of significant coronary artery stenoses. *Am J Cardiol*, 2006, 97:343-348.
32. Nikolaou K, Knez A, Rist C, *et al*. Accuracy of 64-MDCT in the diagnosis of ischemic heart disease. *Am J Roentgenol*, 2006, 187:111-117.
33. Hamon M, Biondi-Zoccai GG, Malagutti P, *et al*. Diagnostic performance of multislice spiral computed tomography of coronary arteries as compared with conventional invasive coronary angiography:a meta-analysis. *J Am Coll Cardiol*, 2006, 38:1896 -1910.
34. Koos R, Mahnken AH, Sinha AM, *et al*. ECG-gated multislice spiral computed tomography to clarifylesion severity in a case of left main stenosis. Multislice spiral computed tomography to clarity lesion severity. *Int J Cardiovasc Imaging*, 2003, 19:349-353.
35. Flameng W, Schwarz F, Hehrlein FW. Intraoperative evaluation of the functional significance of coronary collateral vessels in patients with coronary artery disease. *Am J Cardiol*, 1978, 42:187-192.
36. Yokoyama N, Yamamoto Y, Suzuki S, *et al*. Impact of 16-slice computed tomography in percutaneous coronary intervention of chronic total occlusions. *Catheter Cardiovasc Interv*, 2006, 68:1-7.
37. 王锡明，晁宝婷，武乐斌，等.64层螺旋CT心胸联合造影在急性胸痛病因鉴别诊断中的价值.中华放射学杂志，2006, 40:812-814.
38. Kawawa Y, Ishikawa Y, Gomi T, *et al*. Detection of myocardial bridge and evaluation of its anatomical properties by coronary multislice spiral computed tomography. *Eur J Radiol*, 2007, 61:130-138.
39. Gilard M, Cornily JC, Pennec PY, *et al*. Accuracy of multislice computed tomography in the preoperative assessment of coronary disease in patients with aortic valve stenosis. *J Am Coll Cardiol*, 2006, 47(10):2020-2024.

第九章　多层螺旋CT成像与钙化性动脉粥样硬化斑块

第一节　多层螺旋CT评价钙化性动脉粥样斑块的方法

目前，CT评价血管钙化的量化分析方法主要有Agatston积分法、容积积分法和质量积分法。血管钙化量化分析方法最早由Agatston等提出，以后一些学者在Agatston积分法的基础上又分别提出了容积积分法（volume score）和质量积分法（mass score），这些积分计算方法各具优缺点。

一、Agatston积分法

该积分法于1990年由Agatston等提出，它最初是建立在电子束CT（EBCT）扫描的基础上，对扫描参数有具体要求，不能随意改变，规定的扫描参数为层厚3mm，层距3mm，无间隔连续扫描20层以上图像。测量钙化积分时首先逐一画出所有图像上某一支血管或全部血管的所有钙化区域，对感兴趣区面积＞$1mm^2$、CT值≥130Hu的区域即认为是钙化灶。然后将钙化面积乘以CT值权重系数，即得到钙化积分数。通过计算可求出某一支血管的钙化分数，也可求出总的冠脉钙化分数。Agatston积分法为冠脉钙化提供了较为客观的量化分析方法，得到了影像学家的认可并被广泛应用于临床。目前一般认为Agatston积分法的主要缺陷有以下几方面：（1）在多层螺旋CT上，由于扫描方式、成像参数及图像重建算法不同，计算方法也不一样；（2）由于噪声对绝对CT值有较大影响，因此，Agatston的计算法对噪声极为敏感；（3）CT值的权重系数使测量钙化分数与实际钙化量呈非线性变化，计算出的钙化分数准确性及重复性较差，使对病人的对照及随访观察的可信度降低。

二、容积积分法

为了改善Agatston积分法重复性差的缺陷，Callister等[1]1998年提出了容积法。与Agatston法一样，容积法也需确定一个CT值阈值（130Hu），对大于阈值的像素即认为是钙化。通过在每幅图像上画出钙化兴趣区，对兴趣区内CT值≥130Hu的每个像素进行累加，通过计算得出感兴趣区内钙化容积数。将所有的钙化区域的容积数求和，即得到总的钙化体积分数。容积积分法所计算的是钙化的体积，而与钙化灶的密度变化没有对应关系。据文献报道容积积分法的重复性与Agatston积分法相比有所改进，适合高危人群随访及冠心病人治疗后复查。主要缺点是由于受部分容积效应的影响，可能对钙化分数高估或低估。

三、质量积分法

近年来多层螺旋CT的时间分辨率已可和EBCT媲美，因此，它被广泛用于心脏成像。但多层螺旋CT的扫描模式、成像参数及重建算法和EBCT不一样，对同一结构，由于上述因素的影响，测得的绝对CT值不一样，如果仍然采用Agatston积分法计算钙化分数，其准确性必然受到影响，因此，Hong 等[2]提出了计算钙化灶质量的方法。我们知道，对于一个均匀物体，它的质量可表示为密度与体积的乘积。在CT扫描中，CT值间接地反映了被扫描体的密度值，对于冠状动脉的钙化灶，假定钙化区域的密度与该区域的平均CT值成正比，即钙化区域的平均CT值乘以一个比例常数等于该区域的密度，得到钙化区域的质量。质量积分法计算的是钙化灶体积的质量，在对动脉钙化进行量化分析时，可采用较薄的层厚扫描，消除部分容积效应对平均CT值的影响，从而尽可能避免钙化分数高估或低估。一般来说钙化分数计算的准确性与层厚、层距、绝对CT值和重建算法有关，但质量积分法在扫描病人前，用特制的标准体模采用与扫描病人相同的成像参数，求出CT值与密度之间的比例常数的过程，实际上就是对所用CT成像系统的校准过程。它不仅消除了系统的测量误差，也使不同的扫描仪及成像参数具有统一测量标准，因此，质量积分法不仅可用于EBCT，也可用于多层螺旋CT。试验研究及初步临床应用研究均表明质量积分法的准确性和重复性明显好于Agatston积分法，可能成为今后临床应用的主要方法。

用于定量主动脉钙化的程度常用的有六个参数。(1) Agatston法，它包括总分及总钙化数，(2) 主动脉钙化容积占总血管容积的百分比（%ACV），(3) 动脉钙化容积（ACV），(4) 主动脉钙化指数（ACI），(5) 主动脉钙化面积（ACA），(6) 主动脉壁和钙化容积（AWCV）。

参考文献

1. Callister TQ, Cooil B, Raya SP, *et al*. Coronary artery disease: Improved reproducibility of calcium scoring with an electron-beam CT volumetric method. *Radiology*, 1998, 208(3):807-814.
2. Hong C, Becker C, Schoepf UJ, *et al*. Absolute quantification of coronary artery calcium in non-enhanced and contrast-enhanced multidetector-row CT studies. *Radiology*, 2002, 223(2):474-480.

第二节 多层螺旋CT心脏成像评价冠状动脉钙化性斑块

冠状动脉钙化（coronary artery calcium，CAC）与动脉粥样硬化密切相关，是冠状动脉粥样硬化的一个重要标志，并已经由病理所证实[1]。冠状动脉钙化表现为冠状动脉走行区内的CT值＞60Hu的点状或线状影，钙化长度的测量方法为水平距离直接测量，垂直距离则以层厚计算，一般是以+130Hu ≥ 2mm^{2}为钙化灶。本节主要介绍多层螺旋CT心脏成像评价冠状动脉钙化性粥样硬化斑块的临床价值。

一、多层螺旋CT与电子束CT

20世纪90年代初Agatson等[2]利用电子束CT扫描，根据冠状动脉钙化的大小、密度、数目计算冠状动脉钙化积分（Agatson scoring），再加上性别、年龄等因素，推测受检者发生冠心病的可能性。测定冠状动脉钙化积分以前最常用的技术是电子束CT。近年来，多层螺旋CT及心电门控技术在临床上的应用越来越广泛，虽然其扫描时间略高于电子束CT，且移动伪影略多，但信噪比略优，空间分辨率高。有资料显示多层螺旋CT检测冠状动脉钙化的准确性和敏感性与电子束CT大体相同。Becker等[3]研究认为多层螺旋CT对冠状动脉钙化积分的计算和分析与电子束CT是一致的，而且在量化有临床表现的冠状动脉疾病方面与选择性冠状动脉造影也不相上下。Carr等[4]对36例患者分别计算电子束CT和螺旋CT的冠状动脉钙化积分发现两者的相关性为0.97～0.98。这意味着心电门控螺旋CT对于检测钙化分数在一般意义上已完全可以替代电子束CT。与电子束CT一样，多层螺旋CT可用于冠状动脉钙化定量分析，其准确性和重复性等于或稍好于电子束CT。由于多层螺旋CT的图像信噪比比较高，图像质量比电子束CT稍好。

二、冠状动脉钙化积分的临床意义

冠状动脉钙化和冠状动脉阻塞性疾病的关系已经被广泛研究。2000年的ACC/AHA共识文件[5]对电子束CT有一种误解，主要是因为其特异性差。冠状动脉钙化对动脉粥样硬化的诊断的特异性为100%，但对阻塞性疾病诊断的特异性差，因为阻塞和非阻塞病变的内膜均可以钙化，点对点病理标本研究显示管腔狭窄程度与钙化程度相关性差。随着钙化总积分的增加，阻塞有明显增加的趋势。Rumberger等[6]人研究证实，钙化积分越高，相同敏感性时，诊断阻塞性疾病的特异性越强。

临床上一般不将冠状动脉钙化作为典型心绞痛患者的常规推荐检测项目，检查冠状动脉钙化的目的不是用于检测阻塞性疾病，不适于阻塞病变基础上的特性研究，而是用于动脉粥样硬化早期阶段的亚临床检测，在这一方面特异性为100%[7-8]。

2002年NECP指南的最终报告建议：检测冠状动脉钙化是一种较好评估危险的最佳选择，但需要选择合适的患者[9]。在多种危险因素下，高钙化积分的患者，显示出明显的冠状动脉粥样硬化，需要合理强化降低低密度脂蛋白（LDL）的治疗。2003年欧洲心血管病临床防治指南指出冠状动脉钙化扫描特别适合于中危患者，可应用钙化积分定量分析危险因素[10]。

0钙化积分的患者不易发展为可检测的动脉钙化性粥样硬化，但是可以积聚脂质，形成斑块的早期阶段。0钙化积分的患者的事件发生率非常低。Raggi等[11]报道，无症状的0积分患者的事件发生率为0.11%，St Francis[12]心脏研究显示随访4.3年的0积分患者的年事件发生率为0.12%。Greenland等[13]发现在高危的0钙化积分的患者中，年事件发生率为0.62%，结果不一致的原因可能是不太敏感的检测技术和种族差异所造成的。

由于用冠状动脉钙化积分诊断冠心病的参考值不同，其诊断冠心病的敏感性和特异性各家报道不一，敏感性范围为68%～100%，特异性为21%～100%。潘庆敏等[14]用16层螺旋CT进行冠状动脉钙化积分检查研究也显示冠状动脉钙化积分取不同界限值时，其诊断冠心病的敏感性和特异有差异。冠状动脉钙化积分诊断冠心病的界限值目前还没有一个统一的标准。美国心脏病学会杂志报道的诊断基准（对普通人群），冠状动脉钙化积分≥100分定为诊断冠心病的界限值。潘庆敏等[14]认为该界限值应因年龄段的不同而不同。由于冠状动脉粥样硬化中钙盐的沉积随年龄的增长而增加，无论冠心病或非冠心病患者，冠状动脉钙化积分均随年龄的增长而加重，平均每年增加24%，因而不同年龄段冠状动脉钙化积分诊断冠心病的界限值应不同，老年人的界限值应定高一些，否则会降低诊断老年冠心病的特异性。Agaston等[2]的研究结果认为，60～69岁人群冠状动脉钙化积分界限值应为300分，冠状动脉钙化积分＞300分对诊断冠心病的敏感性与特异性分别为70.5%与66.6%。

2007年美国心脏病学会基金会（ACCF）和美国心脏学会（AHA）发布了应用CT进行冠状动脉钙化评分在总体心血管危险评估和胸痛患者评价中应用的专家共识[15]。此共识是在2000年电子束CT专家共识基础上讨论修改形成的，专家小组讨论了有关冠状动脉钙化研究和应用的情况，在过去5年中冠状动脉钙化的研究主要集中在两个方面，一是无症状患者的危险评估，二是有症状患者的检测，以确定其是否排除冠心病诊断，是否需要住院治疗以及进行有创检查。下面简要介绍2007年美国应用CT进行冠状动脉钙化积分的专家共识。

现有证据提示，冠状动脉钙化积分是3～5年内冠心病死亡或心肌梗死的预测因素。针对中等Framingham危险评分（FRS）患者的亚组分析显示，如果患者冠状动脉钙化积分≥400，10年内冠心病危险与糖尿病或周围血管疾病患者相当。因此，对于最初评价为中度危险（10年内发病率10%～20%）的患者进行冠状动脉钙化检测有可能改变临床治疗方案。

无症状患者中，适于选择中等FRS的个体进行冠状动脉钙化检测，了解有无冠心病，可修正危险预测并修改治疗方案[6]。对FRS较低患者进行冠状动脉钙化测定意义不大。FRS较高患者应该依照目前NCEP Ⅲ指南直接予以积极的二级预防治疗，而不需进一步检查，包括冠状动脉钙化测定。另外，高危无症状个体即使冠状动脉钙化积分为0，目前相关文献也建议应用药物治疗[9]。

对于有症状患者，可先采用冠状动脉钙化检测以排除冠心病诊断，或判断是否有必要行有创检查或进一步住院治疗。任何分值的冠状动脉钙化积分都预示着冠状动脉粥样硬化，特异性接近100%。由于阻塞和非阻塞性病变均可以出现内膜钙化，所以冠状动脉钙化对阻塞性病变没有特异性。以心导管造影检查为标准，冠状动脉钙化诊断阻塞性病变的总体敏感性是95%，特异性是65%，如果以冠状动脉钙化积分大于80为界点，则敏感性是79%，特异性是72%。冠状动脉钙化积分若＜100，核素负荷试验检出血管异常灌注的可能性低于2%，心导管造影检测出显著血管阻塞（狭窄超过50%）的可能性低于3%。快速CT检测冠状动脉钙化预测冠状动脉疾病血管阻塞（狭窄超过50%）敏感性高达95%～99%，但特异性有限。超过7600例有症状患者的冠状动脉钙化研究表明，无冠状动脉钙化（积分=0）者无阻塞性血管疾病的可信度非常高，其阴性预测值为96%～100%[16-17]。

直接比较研究发现，对有症状患者，通过冠状动脉钙化检出阻塞性冠状动脉疾病的能力与放射性核素运动试验相当。对于能够运动的有症状患者，由于运动能力可提供有效的预后信息，因此采用已有检查手段比快速CT检查效果好。心脏CT（有造影剂增强的CT血管造影或无造影剂对比的冠状动脉钙化评估）等结构性检查应作为二线检查，只有在功能性检查不允许或不能确诊时才采用。患者服用药物、运动能力、基线室壁运动或心电图异常不影响冠状动脉钙化检测的准确性。

女性冠心病转归和冠状动脉钙化之间关系的相关资料还比较有限。目前的数据证实，老年女性全因死亡率、冠心病事件与冠状动脉钙化积分相关[18]。

美国心脏病学会基金会（ACCF）和美国心脏学会（AHA）专家共识委员会认为对一些特殊的临床病例需要特别关注，并提供了相关的临床指导建议。

1．对于具有中度冠心病危险（10 年冠状动脉事件估计发生率 10% ～ 20%）的无症状患者，通过冠状动脉 CT 扫描进行冠状动脉钙化检测是否必要？

如果有明确证据显示该组中度危险患者危险性逐渐增加，考虑进行冠状动脉钙化检测是合理的，因为这些患者如有较高的冠状动脉钙化积分，可能会被重新划分进入高度危险组，从而进一步修订治疗方案。

2．对于冠心病低危（10 年内估计冠心病事件发生率＜ 10%）患者，CT 扫描冠状动脉钙化检测是否必要？

不推荐对该组患者进行冠状动脉钙化检测。该组患者与“人群筛查”目标人群相似，委员会不推荐用冠状动脉钙化检测对常规人群进行筛查。

3．对于冠心病高危（10年估计冠心病事件发生率＞20%，有明确的冠状动脉疾病或其他高危诊断）的无症状患者，采用快速 CT 扫描进行冠状动脉钙化检测是否必要？

不建议对该组人群进行冠状动脉钙化检测，因为目前NCEP指南规定对该组人群需进行强化治疗以降低危险。

4．对于冠状动脉钙化评分前考虑为中度危险患者，是否有充分证据支持在冠状动脉钙化积分等于 0 时可以降低治疗强度？

目前证据还不足以供委员会达成共识。委员会认为对这种情况应该采用目前中度危险患者标准治疗方法。

5．是否有证据显示，在修正中度危险患者心血管疾病危险评估方面，冠状动脉钙化检测优于其他检测手段？

目前，还没有冠状动脉钙化检测与其他危险评估方法的对比研究。该问题根据目前资料还未能完全解答。

6．当发现患者冠状动脉钙化积分较高（如＞ 400）时，是否应进一步施行心脏检查？

现行的临床实践指南提示，对存在高危因素负荷或高危疾病状态（如糖尿病）的高危患者，宜加强预防性治疗（药物治疗）。目前无明确证据显示，对该组患者进一步施行无创检查是否能使治疗选择更合理。

7．对心脏症状不典型患者进行冠状动脉钙化检测是否有益？

有证据显示，对于因心源性症状不典型而考虑为冠状动脉疾病低危患者，进行冠状动脉钙化检测有助于排除阻塞性冠状动脉疾病。其他的检查手段也可以使用，但大部分检查方法都未与冠状动脉钙化进行比较。

8．目前所得到的冠状动脉钙化研究数据是否适用于特殊患者人群（女性、非裔男性美国人）？

冠状动脉钙化数据尤其适用于高加索、非西班牙裔男性。建议应谨慎处理用白人男性、女性以及少数民族相关研究所得的冠状动脉钙化数据。

9．当快速冠状动脉 CT 研究偶然在肺或其他非心脏组织发现病变时，应如何随访？

对于快速 CT 检查的偶然发现是否需要随访，应遵循当前相关放射学指南。

参考文献

1. Wexler L, Brundage B, Crouse L, *et al*. Coronary artery calcification: Pathophysiology, epidemiology, imaging methods, and clinical implication. *Circulation*, 1996, 94:1175-1192.
2. Agatston AS, Janowitz WR, Hildner FJ, *et al*. Quantification of coronary artery calcium using ultrafast computed tomography. *J Am Coll Cardiol*, 1990, 15:827-832.
3. Becker CR, Kleffel T, Crispin A, *et al*. Coronary artery calcium measurement: agreement of multirow detector and electron beam CT. *Am J Roentgenol*, 2001, 176:1295-1298.
4. Carr JJ, Crouse JR, Goff DC. Evaluation of subsecond gated helical CT for qualitification of coronary artery calcium and comparison with electron beam CT. *Am J Roentgenol*, 2000, 174(4):915-921
5. O'Rourke RA, Brundage BH, Froelicher VF, *et al*. American College of Cardiology/American Heart Association expert consensus document on electron-beam computed tomography for the diagnosis and prognosis of coronary artery disease. *J Am Coll Cardiol,* 2000, 36: 326-340.
6. Rumberger JA, Simons DB, Fitzpatrick LA, *et al*. Coronary artery calcium area by electron-beam computed tomography and coronary atherosclerotic plaque area. A histopathologic correlative study. *Circulation*, 1995, 92: 2157-2162.
7. Simons DB, Schwartz RS, Edwards WD, *et al*. Noininvasive definition of anatomic coronary disease by ultrafast conputed tomographic scanning: A quantitative pathologic comparison study. *J Am Coll Cardiol*, 1992, 20: 1118-1126.
8. Smith SC Jr, Greenland P, Grundy SM. AHA Conference Proceedings. Prevention conference V: Beyond secondary prevention: Identifying the high-risk patient for primary prevention: executive summary. American Heart Association. *Circulation*, 2000, 101:111-116.
9. Third report of the National Cholesterol Education Program (NCEP) Expert Panel on Detection, Evaluation, and Treatment of High Blood Cholesterol in Adults (Adult Treatment Panel III) final report. *Circulation*, 2002, 106: 3143-3421.
10. De Backer G, Ambrosioni F, Borch-Johnson K, *et al*. European guidelines on cardiovascular disease prevention in clinical practice.Third joint task force of European and other societies in cardiovascular disease prevention in clinical practice. *Eur J Cardiovasc Prev Rehab* 2003, 10(Suppl 1):S1-S10.
11. Raggi P, Cooil B, Callister TQ. Use of electron beam tomography data to develop models for prediction of hard coronary events. *Am Heart J*, 2001, 141:375-382.
12. Arad Y, Goodman KJ, Roth M, *et al*. Coronary calcification, coronary disease risk factors, C-reactive protein, and atherosclerotic cardiovascular disease events: the St. Francis HeartStudy. *J Am Coll Cardiol*, 2005, 446:158-165.
13. Greenland P, LaBree L, Azen SP, *et al*. Coronary artery calcium score combined with Framingham score for risk prediction in asymptomatic individuals. *JAMA*, 2004, 291:210-215.
14. 潘庆敏，代娟丽，万春辉，等.冠状动脉钙化积分在老年冠心病中的诊断价值及其界限值研究.现代中西医结合杂志，2006, 6:703-704.
15. WS. ACCF/AHA 2007 clinical expert consensus document on coronary artery calcium scoring by computed tomography in global cardiovascular risk assessment and in evaluation of patients with chest pain: a report of the American College of Cardiology Foundation Clinical Expert Consensus Task Force (ACCF/AHA Writing Committee to Update the 2000 Expert Consensus Document on Electron Beam Computed Tomography). *J Am Coll Cardiol*, 2007, 49:378-402.
16. Mieres JH, Shaw LJ, Arai A, *et al*. Role of noninvasive testing in the clinical evaluation of women with suspected coronary artery disease: consensus statement from the Cardiac Imaging Committee, Council on Clinical Cardiology, and the Cardiovascular Imaging and Intervention Committee, Council on Cardiovascular Radiology

and Intervention, *American Heart Association. Circulation*, 2005, 111:682-696.

17. Kennedy J, Shavelle R, Wang S, *et al*. Coronary calcium and standard risk factors in symptomatic patients referred for coronary angiography. *Am Heart J*, 1998, 135:696 -702.
18. Vliegenthart R, Oudkerk M, Hofman A, *et al*. Coronary calcification improves cardiovascular risk prediction in the elderly. *Circulation*, 2005, 112:572-577.

第三节　多层螺旋CT成像评价冠状动脉以外钙化病变

冠状动脉以外的结构如主动脉、主动脉瓣、二尖瓣以及颈动脉和外周动脉等也能发生钙化。最近的一些研究发现，钙质在这些远离心脏组织中沉积的过程是相似的，它们代表了动脉粥样硬化的各种不同表现形式。本节将着重就CT成像对冠状动脉以外的钙化病变评价进行阐述。

一、主动脉钙化

主动脉始于主动脉瓣环，一直延伸至髂动脉分叉处。主动脉的许多不同部位都可以发生钙化，依据累积部位不同，通常将主动脉钙化分为：（1）累及升主动脉和主动脉弓；（2）累及降主动脉；（3）累及腹主动脉。其中主动脉弓、腹主动脉和肾动脉以后节段钙化性斑块的发生率显著高于其他节段。

（一）流行病学

主动脉钙化的发生率随研究人群的不同和用来发现钙化的影像学方法不同而不同。胸部X线平片结果显示[1]，老年主动脉弓钙化的发生率，男性为10.6%，女性为15.6%。腹主动脉钙化的发生率，男性为34.8%，女性为58.3%[2]。CT发现钙化的能力比X线平片高，因此，用CT来评估的钙化的发生率更高。无症状个体[3]CT扫描发现降主动脉钙化的发生率，50～60岁年龄组平均为29%，70岁以上男性降主动脉钙化发生率则升高至98%，女性升高至96%。腹主动脉钙化的发生率50～60岁之间的男性为55%，同年龄组女性为50%；70岁以上男性腹主动脉钙化的发生率高达98%，女性高达93%。另一项研究[4]对平均年龄58岁的169名女性主动脉钙化情况进行了研究，结果发现，该研究人群中主动脉钙化的发生率高达71%。国内对广东省1877例参加肺癌CT普查的健康人群进行分析[5]，发现胸主动脉钙化的发生率为20.88%，其中主动脉弓部钙化最多（17.47%），随着年龄的增长，男女被检者胸主动脉钙化阳性率均增高。

（二）临床意义

主动脉钙化与冠心病有关。不论胸片发现的主动脉弓钙化还是CT检测出的主动脉不同部位的钙化均与冠心病有明显的联系。并且随着主动脉钙化部位的增多，冠心病的风险增大。此外主动脉钙化还能独立预测心血管源性死亡。主动脉钙化与全身动脉粥样硬化病变进程相关，与传统的冠心病危险因素也存在密切相关性。年龄、高血压、吸烟、LDL和HDL水平、收缩压以及血糖水平都是主动脉钙化的预测因素。而脂蛋白a［Lp(a)］虽然已有研究证实与冠状动脉钙化相关，与主动脉钙化却并不相关。此外，在一项小规模的研究中发现[6]，28例患者同型半胱氨酸水平升高与CT显示的主动脉钙化程度增高相关。主动脉钙化也与造影显示的冠状动脉病变更广泛及冠状动脉钙化评分更高相关。有一组对97名患者[7]的研究显示，主动脉钙化诊断阻塞性冠状动脉病变的特异性高达72%。这些发现提示对有无主动脉钙化及其范围进行评价可能提供额外预后信息。

（三）CT评价主动脉钙化的临床应用情况

应用CT评价主动脉钙化程度可用于研究与主动脉钙化有关的一系列临床问题（图9-1）。主动脉钙化是动脉粥样硬化的另一种表现形式，主动脉钙化可以预测冠心病的发病和死亡。那么，与主动脉钙化进展相关的因素是目前研究的一个热点。Miwa等[8]对116例进行CT扫描的患者进行研究，结果发现，89%患者主动脉钙化容积占总血管容积的百分比（%ACV）增加，%ACV进展率与年龄、体重指数、收缩压和脉压相关。其中脉压是%ACV进展的最强危险因素。基线时血脂水平以及是否应用他汀类药物与钙化进展无关。

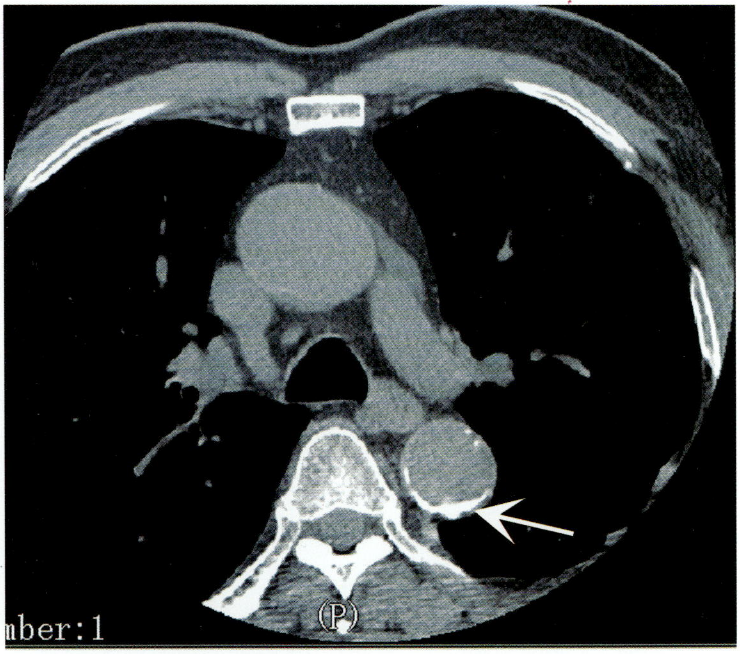

图9-1 128层MSCT横断面图像显示降主动脉钙化病变（箭头所指）

尽管目前普遍认为主动脉壁钙化是动脉粥样硬化的一种形式，但是，他汀类药物、降压药和其他治疗药物（如鱼油）对主动脉钙化的影响目前尚无研究报道。而且，目前也没有关于主动脉钙化对心血管死亡的危险性增加程度的研究。此领域有待进一步应用CT血管成像进行深入探讨。

二、颈动脉钙化

有报道指出，30%的脑卒中可归因于颈动脉粥样硬化。在美国，脑血管病是第三位主要死亡原因。颈动脉的无创成像方法主要有超声显像和磁共振血管成像。研究发现应用CT血管成像对颈动脉狭窄程度进行评估很有前景（图9-2，图9-3），但是关于应用CT对血管钙化进行显像的研究相对较少。

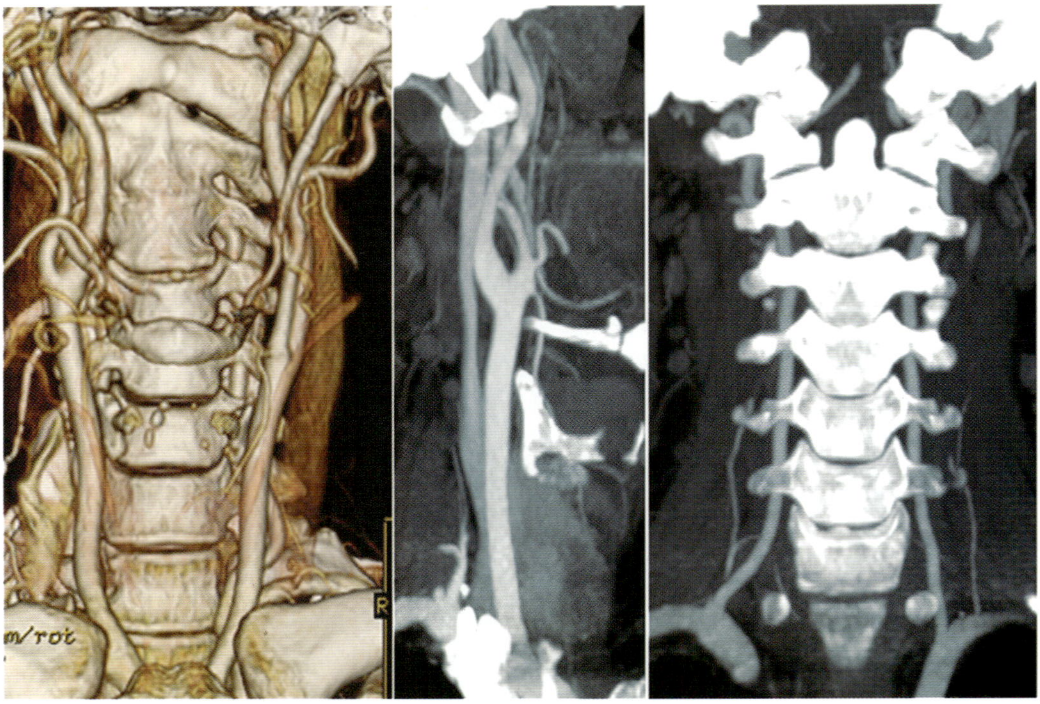

图 9-2　颈部 64 层螺旋 CT 的 VR、MIP 重建图像，清晰显示颈总动脉、颈内和颈外动脉及椎动脉

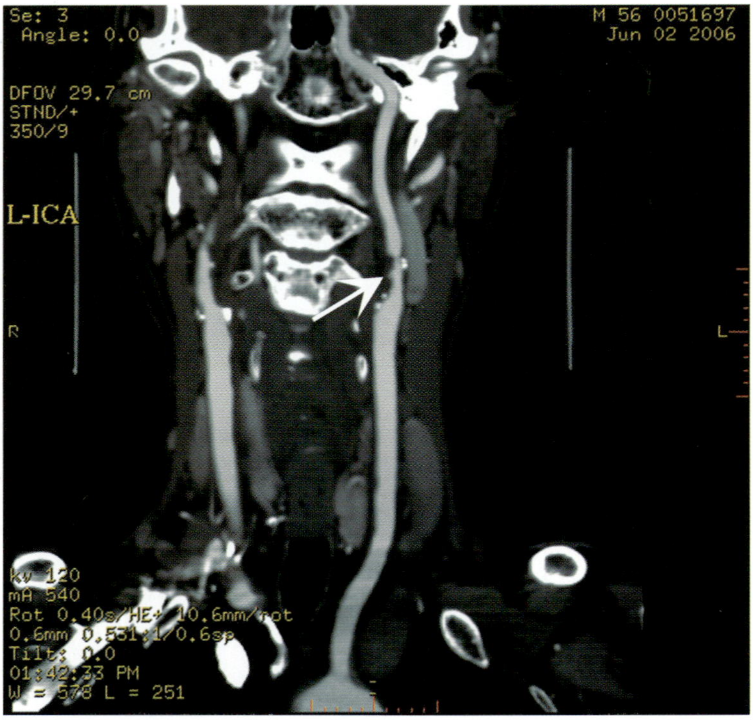

图 9-3　患者，男，56 岁，128 层 MSCT 的 CPR 图像显示左颈总动脉及颈内动脉起始部有钙化伴血管腔狭窄（箭头所指）

病理学研究发现，许多颈动脉斑块中都存在钙化。目前认为，钙化的形成牵涉到一系列原因，一旦斑块形成后，机体的自我修复机制很快作用于斑块，使斑块趋于稳定，主要表现为钙盐沉积和纤维帽形成。颈动脉钙化常发生于颈动脉分叉处的颈动脉窦区域，因此，分叉处稳定性斑块发病率高，分叉段以外区域不稳定斑块发病率高。双侧颈动脉动脉粥样硬化和钙化的总体程度相对来说是一样的。

（一）颈动脉钙化的发生率

国外研究显示，应用CT扫描，50～60岁之间的无症状男性左侧和右侧颈动脉钙化的发生率均为23%。同年龄无症状女性右侧颈动脉钙化的发生率为10%，左侧为11%。随着年龄的增长，颈动脉钙化的发生率也相应增长[3]。有2型糖尿病家族史的60岁以下的无症状男性和女性，颈动脉钙化（钙化总量积分＞0）的发生率分别为62%和52%。60岁以上的男性和女性，颈动脉钙化的发生率则分别增加到了90%和88%[9]。国内对150例一过性脑缺血发作和缺血性脑卒中患者进行多层CT血管造影[10]，结果显示150例全部存在颈动脉钙化，其中分叉区斑块173处，占颈动脉斑块的54.57%；颈动脉起始部斑块37处，颈总动脉28处，颈内外动脉79处，三者之和占颈动脉斑块的45.43%。

（二）颈动脉钙化与心血管危险性的关系

年龄增长和高血压与颈动脉钙化的发生相关。颈动脉钙化和冠状动脉钙化之间存在相关性，但是这种相关性十分复杂。进行冠状动脉旁路移植术的患者，严重冠状动脉狭窄＞80%的发生率为12%。周围血管疾病的患者同时合并冠状动脉病变的比率非常高。

（三）CT评价颈动脉钙化临床应用情况

冠状动脉钙化评分的方法同样也可以用来定量评价颈动脉钙化的情况。70岁以上无症状患者，Agatston积分法评估的颈动脉钙化男性平均积分为73分，女性为79分。60岁以上的男性质量积分法评价颈动脉钙化中位积分为228分，女性则为70分。Arad等[11]报道对50名平均年龄67岁的有症状患者进行颈动脉CT成像，颈动脉钙化Agatston积分中位数为142分。

体外研究表明[12]，CT成像钙化积分与斑块成分的组织病理学分级之间存在很好的相关性（相关系数0.55，$P < 0.001$）。尸检研究也发现，CT颈动脉成像Agatston积分法和容积积分法的可重复性好，变异率较小。对冠状动脉和主动脉瓣钙化积分的可重复性研究结果也得出类似的结论。这说明，应用CT对颈动脉钙化情况进行定量具有很好的精确性。

颈动脉内中膜厚度（IMT）是一种广泛认可的评价动脉粥样硬化的无创性方法。许多研究都已经证实了IMT能预测未来心血管事件。Arad等[11]对CT血管成像评价颈动脉钙化与颈动脉IMT之间是否存在相关性进行了研究，结果发现IMT与颈动脉钙化之间无相关性，但该研究样本量较小，仅有50例患者。而另一项[13]包括438例无症状患者的较大型研究发现IMT和颈动脉钙化之间存在相关性（相关系数0.45，$P < 0.0001$）。虽然CT评价的颈动脉狭窄程度与CT评价的颈动脉钙化之间相关性不是很强，但是CT血管造影评价颈动脉狭窄程度近年来有很大的发展，准确性得到较大的提高。一篇包括28项CT血管造影研究的综述中，Koelemay等[14]发现颈动脉狭窄程度在70%～99%之间时，CT血管造影的整体敏感性为85%，特异性为93%。国内研究[15]发现，多层螺旋CT血管成像显示中度（≥30%）、重度（≥70%）颈部动脉狭窄的准确性很高，敏感性、特异性、阳性和阴性预测值分别可达

90.5% ~ 100%、94.6% ~ 98.7%、70.1% ~ 85.7%、98.6% ~ 100%，可部分替代导管颈动脉造影。

三、外周动脉

根据解剖特点外周血管可分为三个区域：（1）肾动脉发出以下的主动脉段和髂动脉；（2）股动脉和腘动脉；（3）胫腓动脉。当这些部位的血管发生动脉粥样硬化时，即为外周动脉疾病（peripheral vascular disease，PVD）。40岁以下的患者，主动脉和髂动脉是最常见的发生PVD的血管；股动脉和腘血管则是40岁以上的患者中最常受累的血管。PVD的临床表现包括间歇性跛行和下肢非创伤性伤口或溃疡。与正常人群相比，PVD患者远期生存率降低，引起死亡的最常见原因是心肌梗死或脑卒中。外周血管近段（主－髂段和股－腘段）比远段（腘动脉以下段）发生钙化的可能性更大。

（一）流行病学

Allison等[3]采用CT成像评估外周血管钙化的发生率。对650例无症状个体进行全身CT显像，左右髂动脉进行显像，采用Agatston积分对钙化总量进行定量评估。50～60岁之间的男性，右侧髂动脉钙化发生率为57%，左侧髂动脉为55%。70岁以上的男性，右侧髂动脉钙化发生率高达91%，左侧高达89%。50～60岁之间的女性，右侧和左侧髂动脉钙化的发生率分别为34%和28%。70岁以上的女性，右侧和左侧髂动脉钙化的发生率则分别为78%和73%。

（二）与心血管危险因素的相关性

与髂动脉钙化相关的男性和女性共有的危险因素为高龄和高血压。此外，吸烟与女性股动脉钙化相关。外周血管钙化可以用半定量标准和Agatson积分法进行评价。Allison等[3]的研究中，50 ~ 60岁之间的男性，右侧和左侧髂动脉Agatston钙化积分中位数分别为36和44。70岁以上的男性则分别为1468和1628。50 ~ 60岁之间的女性，右侧和左侧髂动脉Agatston钙化积分中位数均为10。而70岁以上的女性右侧和左侧髂动脉钙化积分则分别为1468和1628。

（三）与外周血管造影的比较

下肢血管性病变的诊断方法有多种，目前主要有彩色多普勒超声、数字减影血管造影（DSA）、CT血管成像、增强后MR血管成像。DSA是目前血管病变诊断的金标准，不仅可显示细小动脉血管，而且可直接进行介入治疗，但其有创伤，检查价格昂贵，不适于年老、体弱及儿童患者。MSCT血管成像技术具有无创、快速成像特点，图像直观，三维立体，任意旋转可多方位观察，在四肢血管病变中已得到广泛应用。MSCT可用于下肢血管病变的筛选和定性、定量诊断，并能确定动脉狭窄部位、程度及钙化情况（图9-4，图9-5，图9-6）。与DSA比较，显示轻度狭窄和钙化的敏感性、特异性及准确性分别达99.2%、99.1%和99.1%，而对轻度以上狭窄和钙化的显示率接近100%[16-17]。增强MR血管成像不能显示血管钙化病变，而CT血管造影经过后处理技术，特别是仿真内镜重建后能清晰显示管腔内壁的钙化斑块。

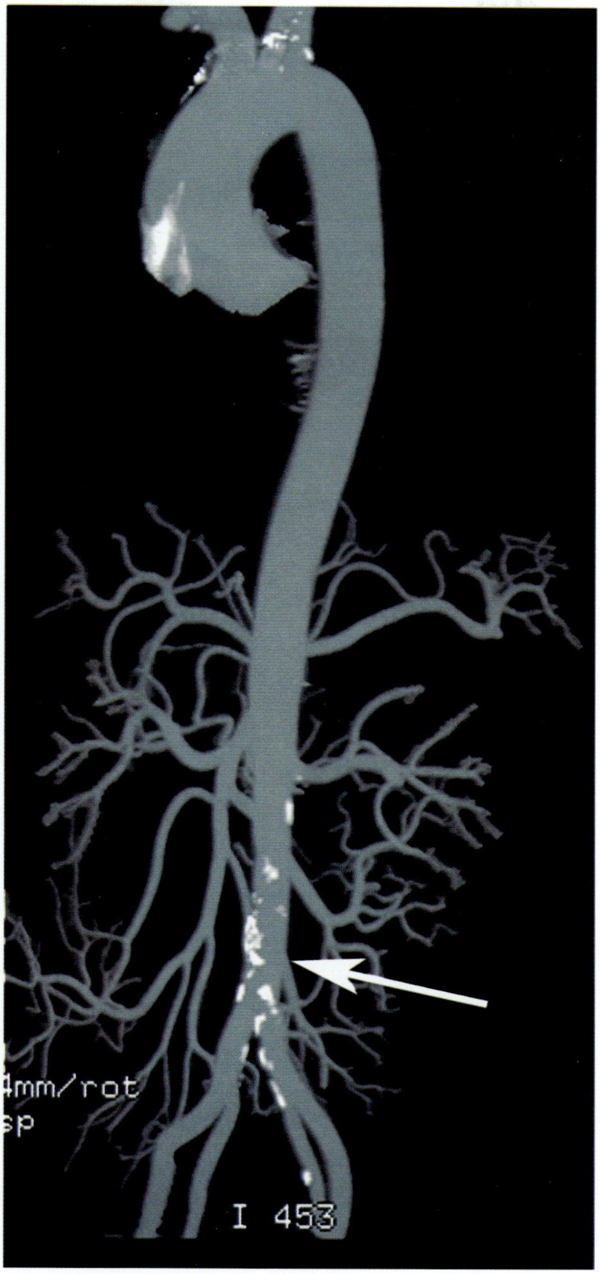

图 9-4　多层螺旋 CT 成像 MIP 重建图像显示肾动脉以下主动脉钙化病变（箭头所指）

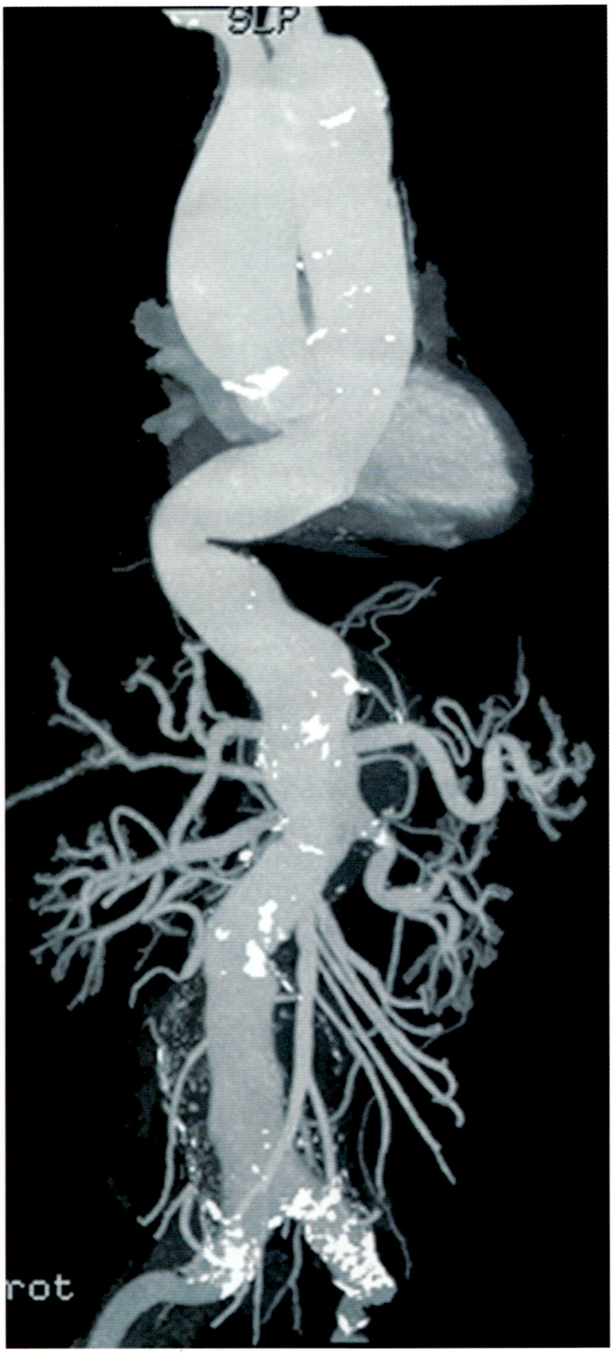

图 9-5　主动脉 64 层螺旋 CT 图像显示主动脉迂曲伴多发钙化

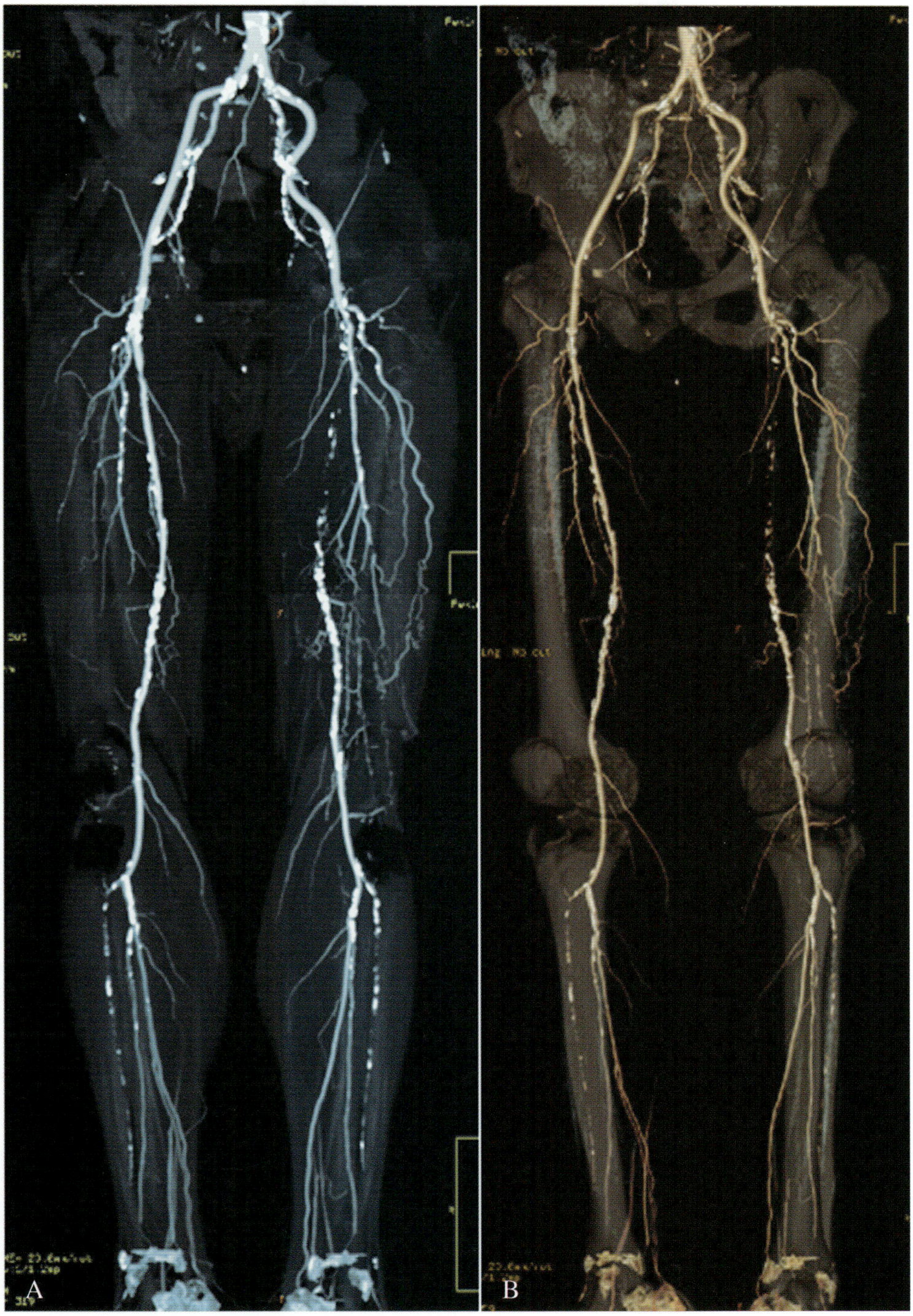

图 9-6　64 层 MSCT 图像显示外周动脉钙化及狭窄。A，MPR 图像； B，VR 图像；两者均可显示多发动脉狭窄，MPR 图像能良好显示血管管壁多发钙化

四、主动脉瓣钙化

心脏瓣膜钙化以主动脉瓣最多见，近一个世纪以来，心脏瓣膜钙化发生机制过去一直被认为是一个被动的自然衰老过程，是一种退行性病变，由于长期的瓣叶磨损，被动性地钙质沉积而造成的老年性疾病。但是随着组织病理学和临床研究的深入，目前认为瓣膜钙化和动脉粥样硬化的病理过程是类似的，都有细菌、衣原体等致病微生物及其产物如内毒素、卵磷脂，或者机械的血流剪切力等对血管内膜、心瓣膜表皮造成损伤，引发血脂沉着，通过单核细胞的浸润及其分泌的细胞因子的介导，形成慢性的活动性炎症过程，其中有细胞凋亡和骨桥蛋白与骨基质蛋白参与主动形成异位钙化的病理过程。两者不论是致病的危险因素（高血压、高血脂），始动诱发机制（损伤反应），还是增高的CRP水平都是惊人的相似，而且瓣膜钙化的病例通常都伴有严重的冠状动脉钙化病变。

心脏瓣膜钙化与冠心病、高血压、血脂异常、糖尿病、超敏C反应蛋白（hsCRP）异常关系密切，心脏瓣膜钙化者血总胆固醇（TC）、甘油三酯（TG）、低密度脂蛋白（LDL）均明显高于无钙化者[18]。有研究发现[19]，有瓣膜钙化的患者几乎均有冠状动脉内膜的钙质沉积，从而加重冠状动脉硬化，引起冠状动脉狭窄，表明瓣膜钙化与冠心病之间可能有着相似的病因，瓣膜钙化可能作为预测冠心病的一个指标。

主动脉瓣疾病是一个广义的概念，它包括主动脉瓣硬化和主动脉瓣狭窄两种。主动脉瓣硬化是疾病发展的早期阶段，它最终会发展成为左室流出道梗阻或主动脉瓣狭窄。在疾病进程中钙化具有重要作用。病理研究显示钙化常发生在脂质沉积和巨噬细胞聚集的地方，如瓣叶局部区域能产生骨桥素（osteopontin）之类参与钙代谢的蛋白。主动脉瓣钙化方面的进展在动脉粥样硬化研究中是一个相对较晚的发现，无冠状动脉钙化的患者很少存在主动脉瓣钙化。主动脉瓣钙化的发生率随着研究人群的不同有所不同。目前EBCT研究的结果显示，在无症状进行冠状动脉钙化扫描的患者中，主动脉瓣钙化的发生率为7.5%～17.7%。对于胸痛患者进行冠状动脉造影的资料显示，主动脉瓣钙化的发生率约为30%。动脉粥样硬化的患者，随着主动脉瓣狭窄程度的不同，主动脉瓣钙化的发生率波动在20%～99%之间。

主动脉瓣钙化的患者中存在高血压、糖尿病、吸烟和高脂血症等心血管危险因素者非常常见。年龄与主动脉瓣钙化的发生率密切相关。存在主动脉瓣钙化的患者通常也有相关的冠状动脉钙化，主动脉瓣钙化似乎主要影响左冠状动脉前降支。

五、主动脉瓣钙化评分

主动脉瓣钙化的情况也可以用前面讲述过的容积积分、Agatston积分法以及质量积分法进行评估。容积积分法可以在当区域中至少存在两个邻近像素密度≥130Hu时，对主动脉瓣内的钙化进行鉴别，从而确定总钙化容积。质量积分法主要应用于MSCT，采取90Hu对非门控成像进行校正。尽管如此，非门控成像有很大的运动伪影，特别是当成像于收缩期，主动脉瓣正开放的时候。因此不能对主动脉瓣钙化进行定量。

确定钙化是位于主动脉壁、主动脉瓣还是冠状动脉，目前研究大多采用如下方法：如果钙化形态是线形，并且位于主动脉环内，则认为是主动脉钙化，而非主动脉瓣或冠状动脉。这种鉴别法在二维成像和三维重建图像中最准确。如果钙化位于主动脉中心，或者从主动脉壁向主动脉中心延伸，则被认为是主动脉瓣钙化（图9-7）。

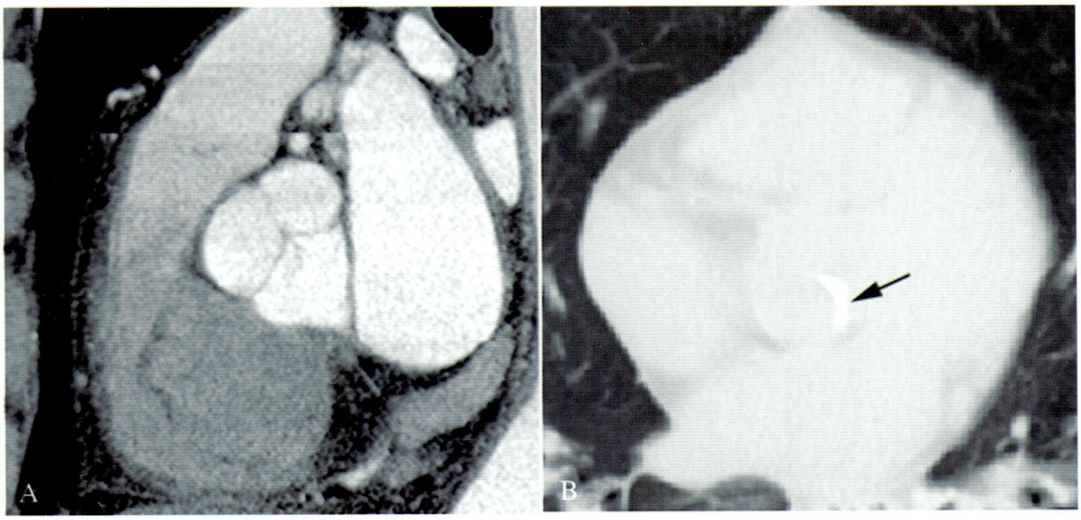

图9-7 128层MSCT平扫图像显示正常主动脉瓣和主动脉瓣钙化。A，正常主动脉瓣；B，主动脉瓣钙化病变（箭头所指）

六、二尖瓣钙化

二尖瓣或二尖瓣环钙化与主动脉瓣钙化有相似之处，也是代表动脉粥样硬化的一种形式。二尖瓣环钙化在左心房扩大、心房纤颤、二尖瓣反流和狭窄、细菌性心内膜炎等许多疾病进程中起到重要作用。过去有关二尖瓣钙化的研究资料大多数与超声心动图有关，CT用于评价二尖瓣和二尖瓣环钙化的资料不多。随着MSCT技术的进步，CT也可用于评价二尖瓣钙化病变（图9-8）。

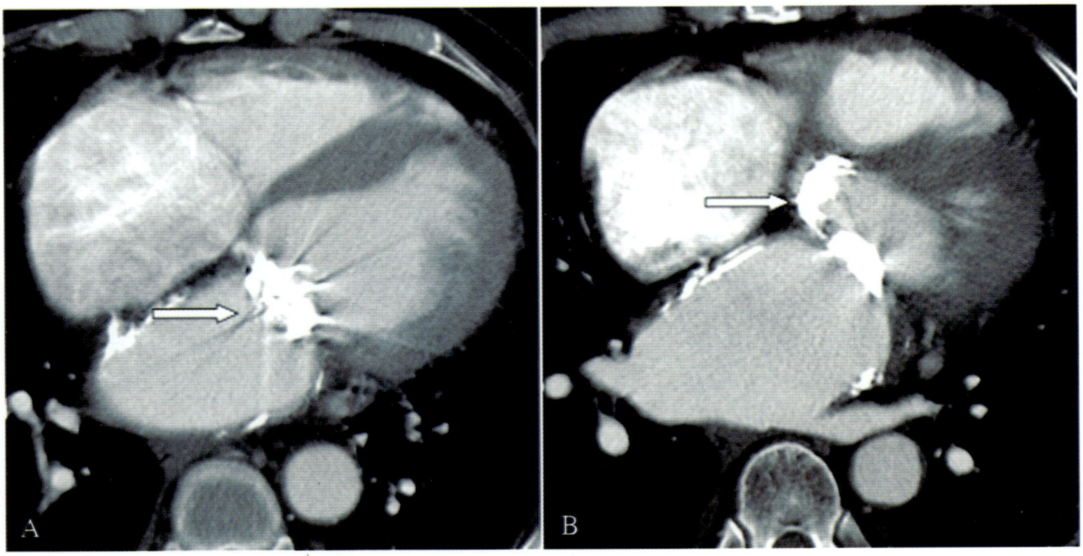

图9-8 64层MSCT显示二尖瓣和二尖瓣环钙化（箭头所指）

（一）流行病学

二尖瓣环钙化与传统的心血管危险因素相关，也与主动脉瓣狭窄和慢性肾功能衰竭相关。国外资料显示，60岁以上的老年患者CT成像发现二尖瓣环钙化的发生率高达18%[20]。Tenenbaum等[21]对522例高血压患者的研究发现62例（12%）患者存在明显的二尖瓣环钙化（钙化厚度≥5mm），215例（41%）存在相对轻微的二尖瓣环钙化（钙化厚度＜5mm）。Yamamoto等[20]对99例进行冠状动脉造影和EBCT的患者进行研究发现19例（19%）患者存在二尖瓣环钙化。

（二）临床意义

二尖瓣环钙化是全身性动脉粥样硬化的一部分，是冠状动脉粥样硬化在心脏的表现之一。超声心动图研究发现二尖瓣环钙化能预测脑卒中和心脏相关性死亡。二尖瓣环钙化也与冠状动脉钙化、冠状动脉疾病以及外周血管疾病的严重程度相关。Adler等[20]的研究中，对329例患者应用MSCT成像，发现存在二尖瓣环钙化与高冠状动脉钙化评分和存在冠心病相关。但是Yamamoto等[19]应用EBCT成像报道二尖瓣环钙化对于确定冠状动脉造影所示的冠状动脉病变的范围和程度上，并不比主动脉瓣钙化和主动脉钙化更有价值。二尖瓣环钙化与动脉粥样硬化的重要标记物抗β-2糖蛋白Ⅰ抗体水平存在良好的相关性，二尖瓣环钙化程度越重，抗体水平越高。与无二尖瓣环钙化者相比，有二尖瓣环钙化患者的心血管危险因素如高血压、糖尿病、高脂血症等更为常见[22]。最近国内研究也表明，二尖瓣环钙化者冠状动脉造影阳性率显著高于无二尖瓣环钙化者，而且更容易发生左冠状动脉主干狭窄和三支冠状动脉狭窄。二尖瓣环钙化是冠心病的独立预测因素，其预测价值高于传统的预测因素如高脂血症、胸痛和年龄，二尖瓣环钙化对冠心病的阳性预测值达88.28%[23]。

参考文献

1. Iribarren C, Sidney S, Sternfeld BM *et al*. Calcification of the aortic arch: risk factors and association with coronary heart disease, stroke, and peripheral vascular disease. *JAMA*, 2000, 283:2810-2815.
2. Witteman JC, Kannel WB, Wolf PA, *et al*. Aortic calcification as a predictor of cardiovascular mortality. *Lancet*, 1986, 2:1120-1122.
3. Allison MA, Criqui MH, Wright CM. Patterns and risk factors for systemic calcified atherosclerosis. *Arterioscler. Thromb Vasc Biol*, 2004, 24:331-336.
4. Kuller LH, Matthews KA, Sutton-Tyrrell K, *et al*. Coronary and aortic calcification among women 8 years after menopause and their premenopausal risk factors: the healthy women study. *Arterioscler Thromn Vasc Biol*, 1999, 19:2189-2198.
5. 王颖，赵虹，柳学国，等. 肺癌CT普查的同时进行冠状动脉和主动脉钙化筛查的探讨.实用放射学杂志，2006, 22:264-266.
6. Hirose N, Arai Y, Ishii T, *et al.* Association of mild hyperhomocysteinemia with aortic calcification in hypercholesterolemic patients. *J Atheroscler Thromb*, 2001, 8:91-94.
7. Takasu J, Mao S, Budoff MJ, *et al.* Aortic atherosclerosis detected with electron-beam CT as a predictor of obstructive coronary artery disease. *Acad Radiol*, 2003, 10:631-637.
8. Miwa Y, Tsushima M, Arima H, *et al*. Pulse pressure is an independent predictor for the progression of aortic wall calcification in patients with controlled hyperlipidemia. *Hypertension*, 2004, 43:536-540.
9. Wagenknecht LE, Langefeld CD, Carr JJ, *et al*. Race-specific relationships between coronary and carotid artery

calcification and carotid intimal medial thickness. *Stroke*, 2004, 35:e97-99.

10. 周建军，周康荣，陈祖望，等. 颈动脉粥样斑块的多排螺旋CT血管造影及流行病学分布特征.放射学实践，2006, 21:336-339.
11. Arad Y, Spadaro LA, Roth M, *et al.* Correlations between vascular calcification and atherosclerosis: a comparative electron beam CT study of the coronary and carotid arteries. *J Comput Assist Tomogr*, 1998, 22: 207-211.
12. Denzel C, Lell M, Maak M, *et al.* Carotid artery calcium:accuracy of a calcium score by computed tomography-an in vitro study with comparison to sonography and histology. *Eur J Vas Endovasc Surg*, 2004, 28:214-220.
13. Wagenknecht LE, Langefeld CD, Carr JJ, *et al.* Race-specific relationships between coronary and carotid artery calcification and carotid intimal medial thickness. *Stroke*, 2004, 35:e97-e99.
14. Koelemay MJ, Nederkoorn PJ, Reitsma JB, *et al.* Systematic review of computed tomographic angiography for assessment of catotid artery disease. *Stroke*, 2004, 35:2306-2312.
15. 申敬顺，陈佼，杨志强，等.多层螺旋CT血管成像显示颈部动脉狭窄的初步研究.中华神经医学杂志，2006, 5:413-415.
16. Romano M, Mainenti PP, Imbriaco M, *et al.* Multidetector row CT angiography of the abdominal aorta and lower extremities in patients with peripheral arterial occlusive disease diagnostic accurancy and interobserver agreement. *Eur J Radiol*, 2004, 50:303-308.
17. Ota H, Takase K, Lgarashi K, *et al.* MDCT compared with digital subtraction angiography for assessment of lower extremity arterial occlusive disease importance of reviewing cross-sectional images. *Am J Roentgenol*, 2004, 182: 201-209.
18. 黄碧宏，汪花香，邱汉婴. 158例钙化性心脏瓣膜病的临床分析. 实用放射学杂志，2006, 12:160-162.
19. Yamamoto H, Shavell ED, Takasu J, *et al.* Valvular and thoracic aortic calcium as a marker of the extent and severity of angiographic coronary artery disease. *Am Heart J*, 2003, 146:153-159.
20. Adler Y, Fisman EZ, Shemesh J, *et al.* Usefulness of helical computed tomography in detection of mitral annular calcification as a marker of coronary artery disease. *Int J Cardiol*, 2005, 101:371-376.
21. Tenenbaum A, Shemesh J, Fisman EZ, *et al.* Advanced mitral annular calcification is associated with severe coronary calcification on fast dual spiral computed tomography. *Invest Radiol*, 2000, 35:193-198.
22. Amasyali B, Kose S, Aytemir K, *et al.* Is carotid atherosclerosis more important in patients with mitral annular calcification than in those without? *Jpn Heart J*, 2004, 45:603-611.
23. 初洪钢，苏丽华，郭瑞强，等. 二尖瓣环钙化与冠心病之间关系的探讨. 中华超声影像学杂志，2006, 15: 347-349.

第十章　多层螺旋 CT 心脏成像与冠状动脉易损斑块

急性冠状动脉综合征（acute coronary syndrome，ACS）包括不稳定型心绞痛、非ST段抬高型心肌梗死和ST段抬高型心肌梗死。临床上大多数急性冠脉综合征都是由无明显狭窄的冠状动脉易损斑块（vulnerable plaque，VP）破裂继发血栓形成而引起的。虽然选择性冠状动脉造影术对冠状动脉血管腔的评价比较精确，但未能识别血管壁上结构改变。临床研究也发现仅有32%的心肌梗死是因冠状动脉狭窄＞50%所致，大多数是由于冠状动脉易损斑块破裂继发血栓形成引起的，患者在发病前无症状[1]。因此，如何在发病之前识别易损斑块并进行早期防治是广大心血管疾病防治工作者的主要目标。

第一节　易损斑块的特征和评价方法

一、冠状动脉易损斑块的特征

临床上绝大多数冠心病是由冠状动脉血管壁上发生粥样硬化而引起心肌缺血或坏死。动脉粥样硬化斑块一般由三种成分组成：（1）胆固醇酯和磷脂；（2）结缔组织和细胞外基质；（3）平滑肌细胞、炎症细胞，如T淋巴细胞和巨噬细胞等。这些动脉粥样硬化斑块组成成分的比例发生了变化而产生了不同种类的斑块[2]。Virmani等[3]将与急性冠脉综合征有关的最常见的易损斑块，称作薄纤维帽的纤维斑块（thin cap fibroatheroma，TCFA），其特征是纤维帽较薄（＜65μm），纤维帽内有大量巨噬细胞和淋巴细胞浸润，同时含有平滑肌细胞和少量胶原纤维，纤维帽下有大的脂质核心（大于斑块面积的25%或大于斑块体积的40%），脂质核心可出现出血和坏死，并伴有新生血管浸润，同时在引起疾病的血管节段发生血管壁扩张，称为血管正性或向外重构（positive remodeling），一般用重构指数（remodeling index，RI）表示。这种不稳定斑块很容易破裂，最终导致急性冠脉综合征。

二、评价易损斑块的主要方法

在各种动脉粥样硬化斑块中，及早发现易损斑块，采取适当干预措施，使易损斑块恢复稳定和逆转斑块，是当前研究的重要课题。目前评价易损斑块的主要方法包括有创性和无创性形态学和活性成像检查技术。

有创检查方法包括血管内超声（intravascular ultrasound，IVUS）、光学相干断层扫描（optical coherence tomography，OCT）、血管镜（angioscopy）、温度图（thermography）及近红外线光谱（near infrared spectroscopy）等，不同的成像方法有其不同的特点（表10-1）[4]。目前临床上应用最多的方法是 IVUS。近几年 OCT 技术也开始在临床应用，由于 OCT 技术具有比 IVUS 更高的分辨率，是目前最高分辨率的血管内成像技术，因此认为 OCT 技术用于评价易损斑块具有广阔的前景[5-6]。

无创检查方法包括 MSCT、MRI、PET/CT 和 SPECT/CT 等。各种无创检查方法目前均在临床研究之中，其中 MSCT 对易损斑块的成像为目前研究的热点。

表 10-1　各种有创成像方法评价易损斑块的比较

成像模式	分辨率	纤维帽	脂质核心	钙化
血管内超声	100μm	+	++	+++
光学相干断层扫描	10μm	+++	+++	+++
血管镜	不清楚	+	++	-
温度图	0.5mm	+	++	++
近红外光谱	临床未应用	+	++	++

注：+++ 为敏感性 > 90%；++ 为敏感性 80% ～ 90%；+ 为敏感性 50% ～ 80%；- 为敏感性 < 50%

第二节　多层螺旋 CT 与血管内超声成像评价易损斑块的比较

血管内超声（IVUS）是目前临床上用于评价冠状动脉粥样硬化斑块最常用的方法。IVUS可以显示血管壁上的粥样硬化斑块，并可以分辨出斑块的分布及组成成分。目前根据超声的回声结果，一般将斑块分为至少三类（图10-1）：（1）与血管壁外膜比较呈无回声区，代表软斑块和富含脂质斑块；（2）密度等于或大于血管壁外膜的非钙化的强回声区，代表纤维斑块；（3）密度比血管壁外膜回声强并后方有清楚的声影，代表钙化斑块[7]。

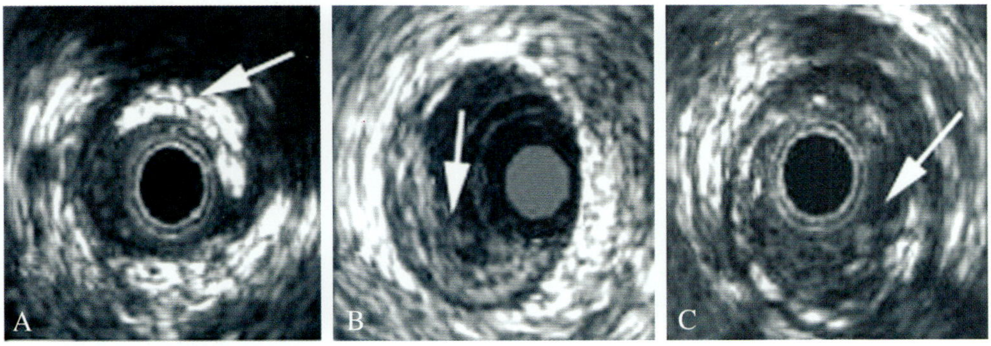

图 10-1　IVUS 评价不同类型斑块。A，IVUS 显示有阴影的高回声影（箭头所指）为钙化斑块；B，IVUS 显示高回声影（箭头所指）为纤维斑块；C，IVUS 显示低回声影（箭头所指）为脂质斑块

MSCT 评价冠状动脉粥样硬化斑块的临床研究始于 2001 年。最初的临床研究主要是将患者冠状动脉粥样硬化斑块分别用 MSCT 和 IVUS 进行成像检查，将 MSCT 测量斑块的 CT 值与 IVUS 测定的斑块超声回声进行比较分析。Schroeder 等[8]对 15 例患者的冠状动脉斑块同时进行MSCT和IVUS成像检查，结果有14例患者34个斑块获得可用于比较分析的IVUS 和 MSCT 图像；根据 IVUS 结果确定 12 个软斑块、5 个中间斑块和 17 个钙化斑块，与之对应的 MSCT 值分别为 14Hu ± 26Hu、91Hu ± 21Hu 和 419Hu ± 194Hu，这三种斑块密度 CT值之间的差异有显著性；作者认为MSCT能够识别冠状动脉内不同斑块，也能够识别容易发生破裂的软斑块，并提出可将MSCT作为冠心病患者今后危险分层的重要诊断工具（图10-2）。2004年Leber等[9]也将IVUS诊断分为弱回声、强回声斑块及钙化的斑块，应用MSCT测定相应的平均密度CT值分别为49Hu ± 22Hu、91Hu ± 22Hu及361Hu ± 156Hu。

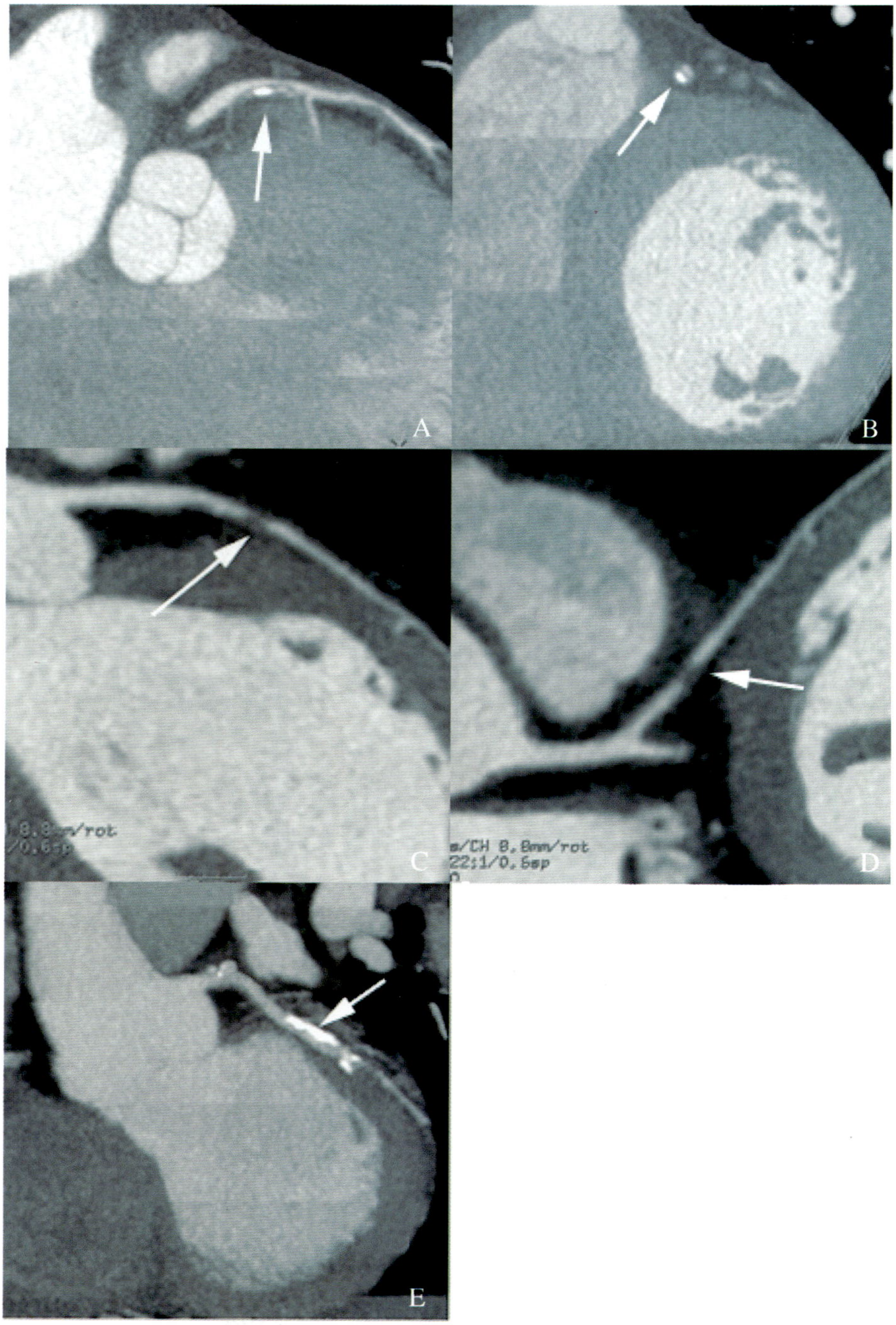

图10-2 64层MSCT显示不同类型斑块图像。图A至E箭头所指部位为斑块部位。A和B，混合斑块长轴位和横断位（箭头所指）；C和D，软斑块（箭头所指）；E，钙化斑块（箭头所指）

由于IVUS测定的不同斑块超声回声与MSCT测量的CT值高度相关，目前MSCT评价不同斑块图像特点的临床研究均是以IVUS作为参照标准进行对比分析，并应用CT软件对斑块密度的CT值（Hu单位）不同来确定斑块不同组成成分。根据冠状动脉斑块的密度由低到高可分为软斑块、中间斑块、钙化斑块。MSCT根据测定斑块的CT值对斑块成分进行定性分析，一般脂质斑块的CT值为0 ~ 50Hu，纤维斑块的CT值为50 ~ 100Hu，钙化斑块的CT值一般大于350Hu（图10-3）。血管腔内造影剂密度的差异也影响非钙化性斑块的密度，为了可靠识别脂质斑块和纤维斑块，一般认为血管腔内造影剂的密度值为300 ~ 350Hu比较合适。目前MSCT诊断非钙化性斑块敏感性为53% ~ 94%，钙化斑块为88% ~ 95%，特异性为92% ~ 94%。钙化斑块的CT值最高，容易检出。MSCT对诊断钙化性斑块的敏感性要高于非钙化性斑块，同时也显示MSCT对非钙化斑块的准确性比较高（表10-2）[9-12]。尽管64层MSCT的时间和空间分辨率明显改善，但与IVUS比较，MSCT空间分辨率仍然不够，MSCT往往低估了非钙化及混合性斑块的体积；另外，由于脂质斑块和纤维斑块的Hu值有重叠，因此准确测量各种斑块的体积还有困难，需要进一步行临床研究[13]。

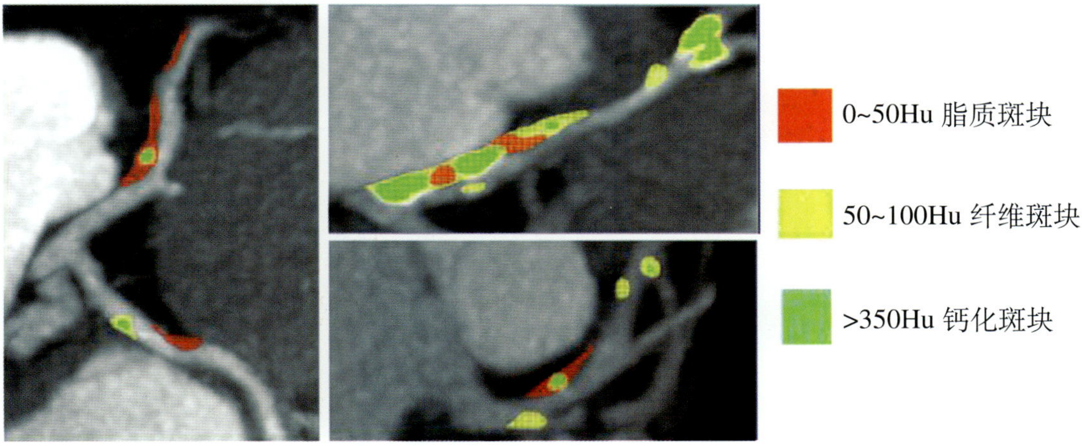

图10-3　MSCT测定不同斑块的CT值

表10-2　部分有关MSCT评价冠状动脉斑块的临床研究资料

研究者	时间	病例数	血管节段数	低回声软斑块的敏感性（%）	强回声纤维斑块的敏感性（%）	钙化斑块的敏感性（%）	特异性（%）
Schoenhagen 等[10]	2003	14	7	88~92	——	88~92	——
Achenbach 等[11]	2004	22	166	53	——	94	87~94
Leber 等[9]	2004	37	875	78	78	95	92
Leber 等[12]	2006	19	365	83	94	95	94

第三节　多层螺旋CT与光学相干断层扫描成像评价易损斑块的比较

虽然IVUS用于评价易损斑块取得了一定成果，但IVUS最大的分辨率为100μm，对易损斑块的纤维帽及血栓等识别能力不足。新近临床应用的光学相干断层扫描（OCT）成像技术原理与IVUS原理有些类似，它使用能量束在血管腔内进行360度周向扫描，获得血管横断面图像。OCT技术是根据低相干的近红外光线从组织反射回来的不同光学特征进行组织分析成像，成像速度快，OCT成像的最大优势在于它的高分辨率，到目前为止，它是分辨率最高的血管内成像技术，分辨率大约为10μm，比血管内超声成像分辨率高10倍，观察接近到组织水平，能够清晰地显示正常血管壁的三层结构，可以从组织水平清晰显示易损斑块的特点，被称为“光活检”技术。OCT评价斑块的特征是：纤维斑块的OCT图像是均一的强信号区；纤维钙化斑块的图像是边界轮廓清晰的弱信号区；富含脂质斑块的图像是边界模糊的弱信号区（图 10-4）[4-5]。

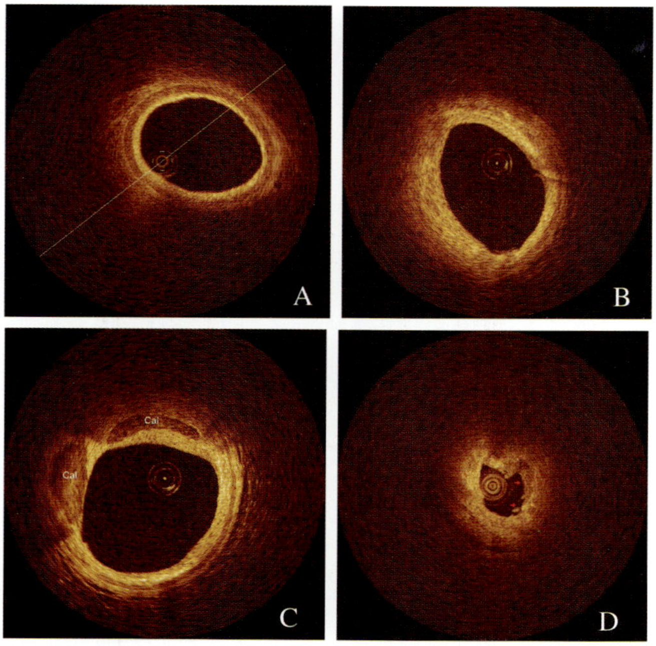

图10-4 OCT显示动脉粥样硬化斑块。A，OCT显示正常冠状动脉三层结构；B，OCT显示纤维斑块；C，OCT 显示钙化斑块（Cal 所示）；D，OCT 显示富含脂质斑块及斑块破裂（箭头所指）

OCT成像技术用于评价易损斑块，近几年临床研究的报道不断增多。Jang等[5]报道应用OCT对20例急性心肌梗死、20例急性冠脉综合征和17例稳定型心绞痛患者的冠状动脉粥样斑块特征进行分析，结果显示急性心肌梗死和急性冠脉综合征患者，与稳定型心绞痛患者相比，其斑块的脂质含量较高而纤维帽明显变薄。急性心肌梗死患者中有易损斑块的占72%，急性冠脉综合征为50%，稳定型心绞痛只有20%。OCT成像技术能够提供图像接近组织学分辨率，能够识别血管壁和管腔的形态学改变，包括管腔大小、斑块情况、血管夹层、血栓、组织裂片等，能够比IVUS提供更多的形态信息，改善对斑块的特征认识，有利于早期识别高危破裂斑块。

尽管MSCT空间分辨率尚不足以准确识别易损斑块，但可以利用MSCT与OCT测定的不同斑块结果进行比较分析，期待进一步提高MSCT识别易损斑块的能力。图10-5至图10-8列举了不同类型斑块的MSCT与OCT图像资料。

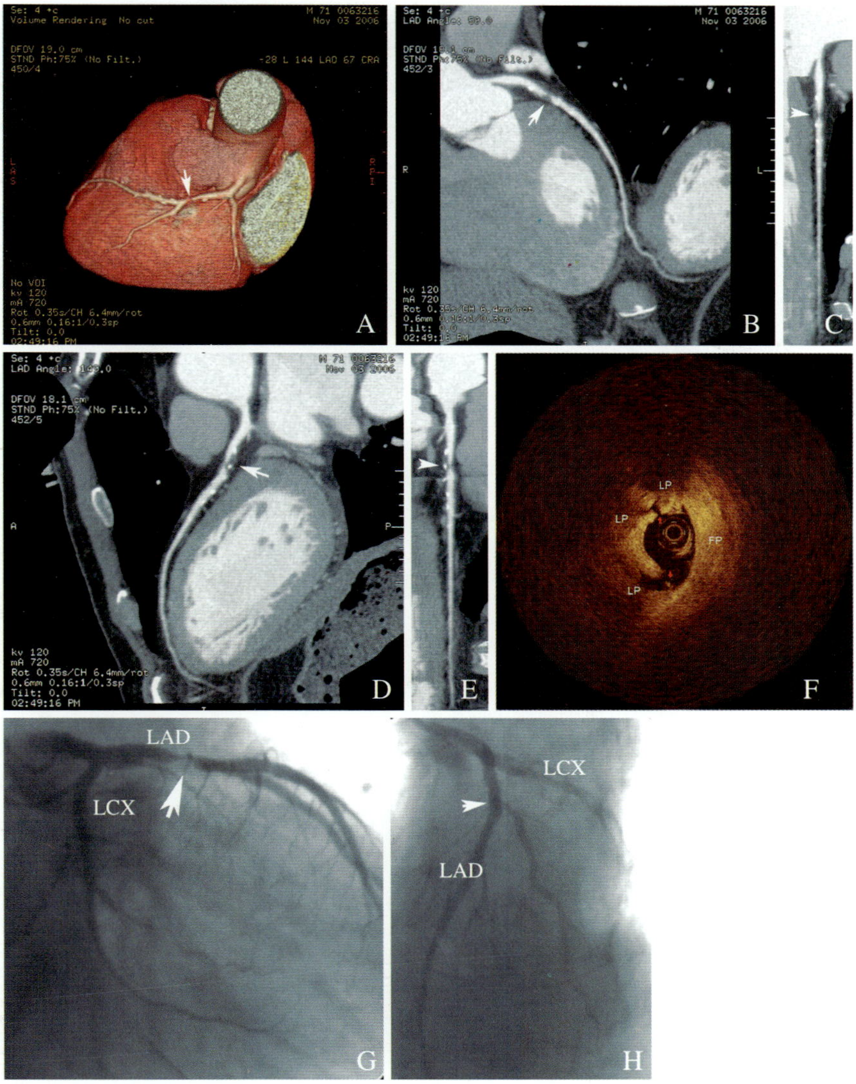

图 10-5 患者，男，72 岁，不稳定型心绞痛。A，128 层 MSCT 的 VR 重建图像显示前降支（LAD）近段血管有狭窄（箭头所指）；B，CT 的 CPR 图像显示 LAD 近段有软斑块（箭头所指）；C，B 图的血管拉直图像（箭头所指为病变部位）；D，CT的另一个角度CPR图像显示斑块破裂（箭头所指的亮度部分）；E，D图的血管拉直图像（箭头所指高密度部分为斑块破裂）；F，血管内OCT图像显示病变部位有脂质斑块（LP）并斑块破裂（箭头所指）；G，选择性冠状动脉造影图像显示LAD近端95%狭窄（箭头所指）；H，LAD血管支架治疗后的冠状动脉造影图像（箭头所指为支架部位）

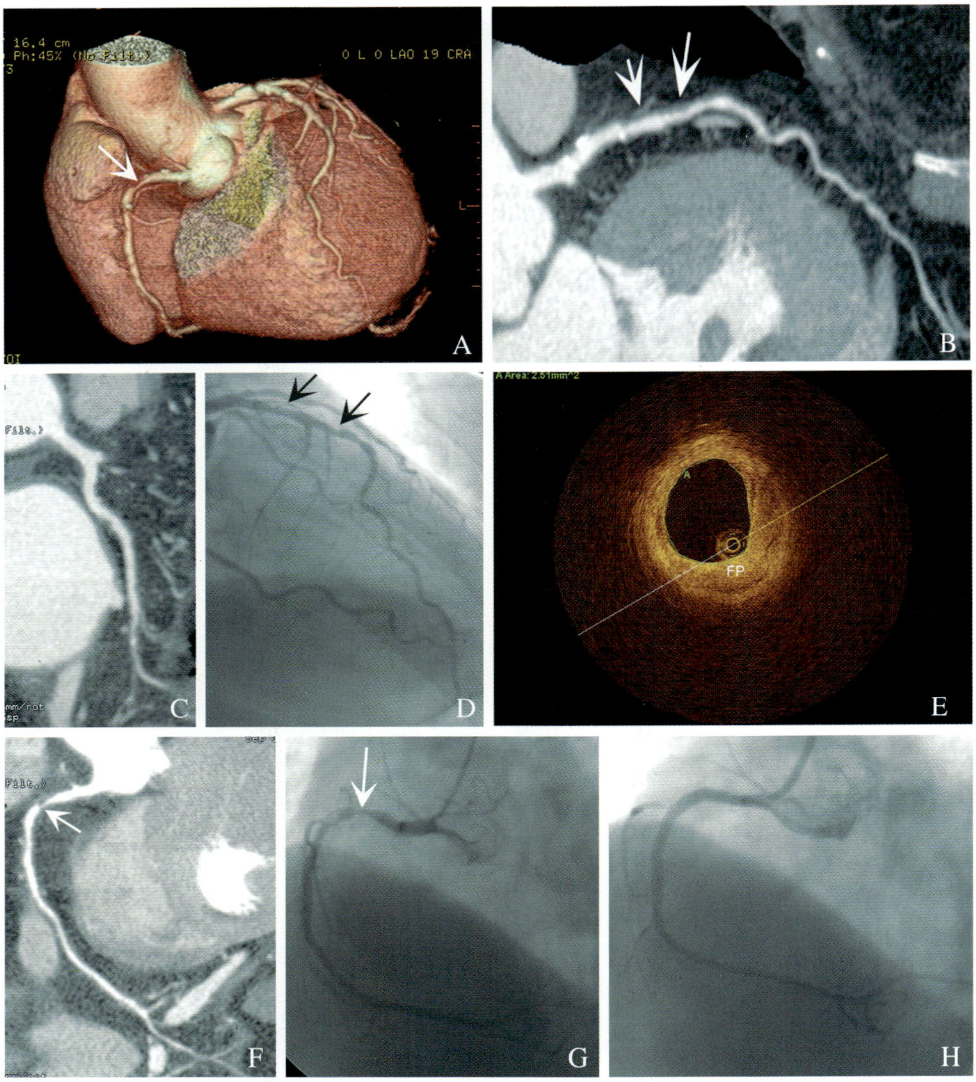

图10-6　患者，女，72岁，心肌梗死后心绞痛，冠状动脉造影与OCT和MSCT比较评价动脉粥样斑块。A，128层MSCT心脏VR三维图像，箭头所指为右冠状动脉近段有狭窄病变；B，CPR图像显示前降支近段有点状钙化和软斑块（箭头所指）；C，CPR图像显示回旋支血管正常；D，选择性冠状动脉造影显示回旋支正常，前降支近段血管腔不规整伴有轻度狭窄（箭头所指）；E，OCT显示MSCT显示的软斑块为纤维斑块（FP），测量血管腔面积为$2.51mm^2$；F，CPR图像显示右冠状动脉近段有软斑块伴管腔严重狭窄（箭头所指）；G，选择性冠状动脉造影显示右冠状动脉近段95%狭窄（箭头所指）；H，右冠状动脉病变支架置入后选择性冠状动脉造影显示狭窄消失

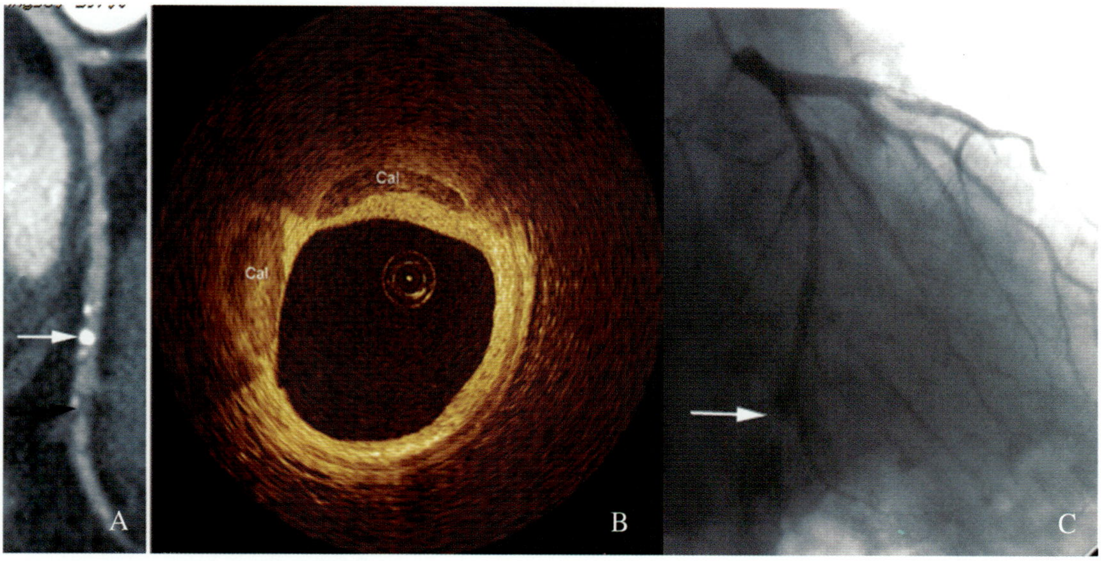

图 10-7　患者，男，59 岁，不稳定型心绞痛，冠状动脉造影与 OCT 和 MSCT 比较评价钙化斑块。A，128 层MSCT显示钙化斑块（白色箭头所指）、混合斑块（黑色箭头所指）伴管腔严重狭窄；B，OCT显示相应 A 图的钙化斑块（Cal 标记所指），血管腔无明显狭窄；C，选择性冠状动脉造影显示 A 图的钙化部位血管无狭窄，但 A 图上的混合斑块在选择性冠状动脉造影时提示血管腔次全闭塞（箭头所指）

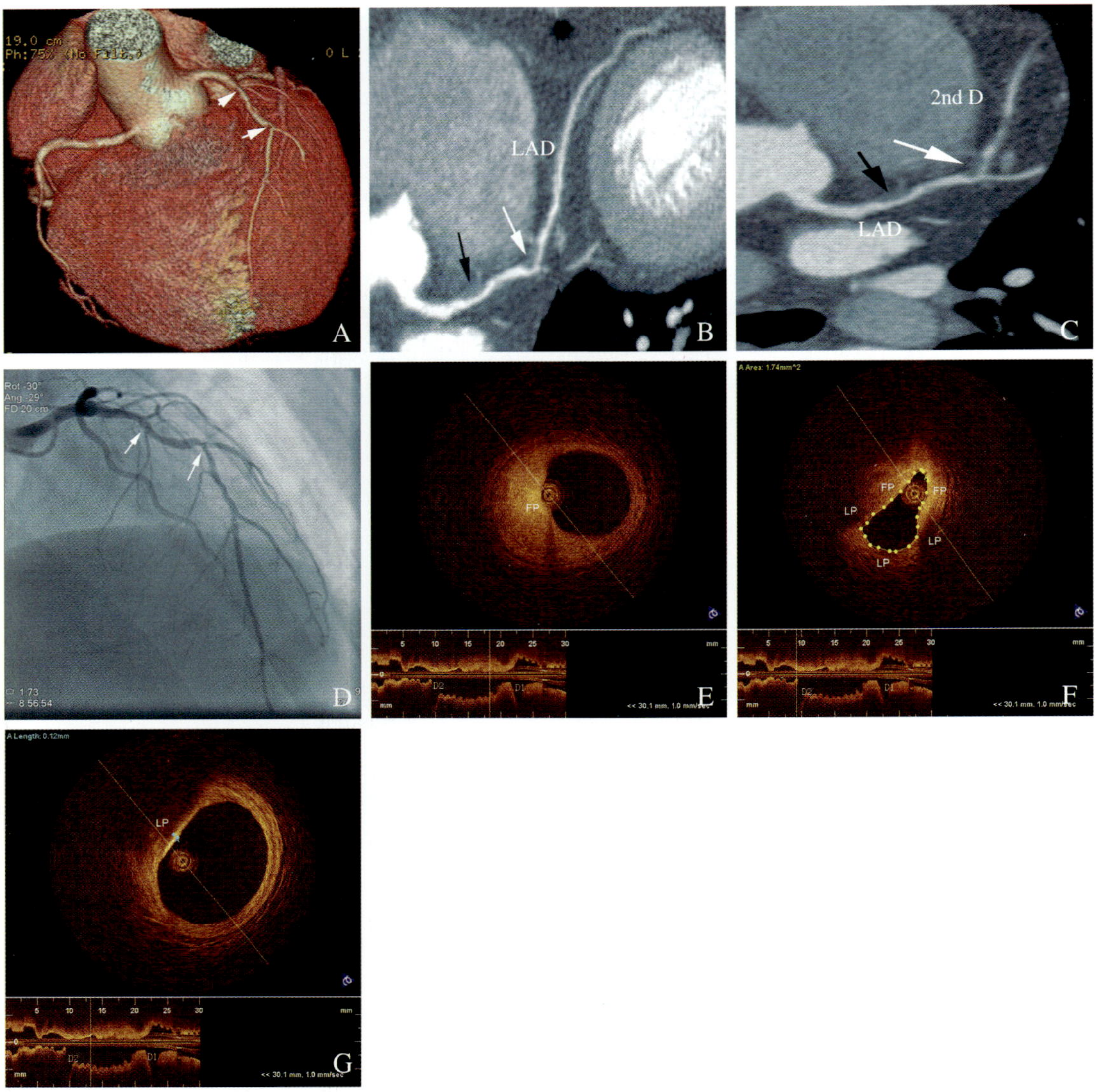

图 10-8　患者，男，56 岁，冠状动脉造影与 OCT 和 128 层 MSCT 比较评价脂质斑块。A，心脏 VR 三维重建图像，箭头所指为第一和第二对角支之间的前降支（LAD）血管病变；B，MSCT的CPR重建图像显示LAD的近段（黑色箭头所指）和中段血管（白色箭头所指）有软斑块；C，MSCT的CPR重建图像显示LAD和第二对角支开口有斑块（黑色箭头所指为LAD近段病变，白色箭头所指为LAD中段和第二对角支开口有软斑块）；D，选择性冠状动脉造影显示LAD第一和第二对角支之间冠状动脉全程不归整，最重狭窄约为 70%；E，OCT 图像显示第一和第二对角支之间的LAD 有纤维斑块（FP）；F，OCT 图像显示第二对角支附近部位的LAD管腔明显变小，有纤维斑块（FP）和脂质斑块（LP），测量血管腔面积为1.74mm^2；G，OCT 图像显示第一和第二对角支之间的 LAD 有巨大的脂质斑块，纤维帽厚度为 120μm

第四节 多层螺旋CT成像与急性冠脉综合征

近几年，随着MSCT技术的进步和临床研究的不断深入，MSCT用于评价易损斑块方面也取得初步临床经验。用MSCT可以检查到引起急性冠脉综合征的易损斑块，这种斑块与稳定病变相比，患者大多数无显著血管狭窄，可见到低密度斑块，斑块面积显著增大，一般无钙化或有点状钙化，血管正性或向外重构，有时可见到血栓或斑块破裂（图10-9）。

MSCT可显示既往斑块破裂的征象，如在MSCT上见到管腔外有造影剂，斑块内含有渗入动脉壁的造影剂等。MSCT下冠状动脉血栓的特征：一般位于血管腔内，呈低密度区（±20Hu），边界不规则，同时可能伴有高度狭窄或闭塞。对于易损斑块的纤维帽及炎症细胞方面，由于MSCT空间分辨率不足而无法识别。

对于急性冠脉综合征患者，目前认为大多数是由易损斑块破裂引起的，一个患者可以见到一个或多个易损斑块，并且95%以上的易损斑块发生在冠状动脉近段或中段，这种斑块在末梢血管罕见，因此使用MSCT成像检查可能发现易损斑块[14]。图10-10所显示的一例患者为不稳定型心绞痛，MSCT检查显示前降支开口有条状钙化，前降支近段有软斑块伴血管腔严重狭窄，MSCT检查后12小时出现急性前壁心肌梗死。Inoue等[15]于2004年对一组20例（17例急性心肌梗死，3例不稳定型心绞痛）ACS患者进行冠状动脉MSCT成像，并与22例稳定型心绞痛作比较，两组患者之间的冠状动脉粥样硬化斑块数目无差异；MSCT结果显示ACS患者斑块平均最小CT值（25Hu ± 15Hu）明显低于稳定型心绞痛患者（71Hu ± 16Hu）（$P < 0.001$）；其中15例急性冠脉综合征多发斑块患者，罪犯血管节段斑块的平均最小CT值（26Hu ± 16Hu）明显低于非罪犯血管节段（48Hu ± 17Hu）；研究者认为MSCT有可能鉴别易损斑块和稳定斑块。同年Imazeki等[16]也对急性冠脉综合征患者冠状动脉重构进行了研究，他们对31例急性冠脉综合征患者和26例稳定型心绞痛患者进行冠状动脉MSCT成像，其中28例患者进行IVUS成像，评价冠状动脉重构指数（RI）。将RI > 1.10定义为正性重构，RI < 0.95定义为负性重构。研究者先将MSCT评价的RI与IVUS评价的RI进行相关分析，提示MSCT与IVUS测定的RI高度相关（r=0.86，n=28）。MSCT显示急性冠脉综合征中19例（61.3%）有正性重构，稳定型心绞痛患者无正性重构（$P<0.0001$）；急性冠脉综合征患者中有1例（3.2%）负性重构，稳定型心绞痛患者中18例（62.9%）有负性重构。急性冠脉综合征患者的RI明显大于稳定型心绞痛患者（1.19 ± 0.18比0.89 ± 0.10，$P < 0.0001$）。Sato等[17]于2005年报道应用MSCT在急诊室中评价急性冠脉综合征的价值，他们对一组因胸痛至少30分钟，心电图无典型缺血改变和心肌酶学正常的急诊就诊31例患者进行MSCT检查，将急性冠脉综合征定义为冠状动脉狭窄≥75%伴CT低密度斑块和/或有心肌灌注缺损，最后由冠状动脉造影和/或随后TnI增高所证实。31例患者中22例最后诊断为急性冠脉综合征，其中MSCT检出冠状动脉狭窄伴CT低密度斑块21例和非透壁心肌灌注缺损3例，有1例假阳性和1例假阴性，MSCT诊断ACS的敏感性为95.5%，特异性为88.9%。因此，MSCT在急诊室筛查ACS患者具有重要意义。

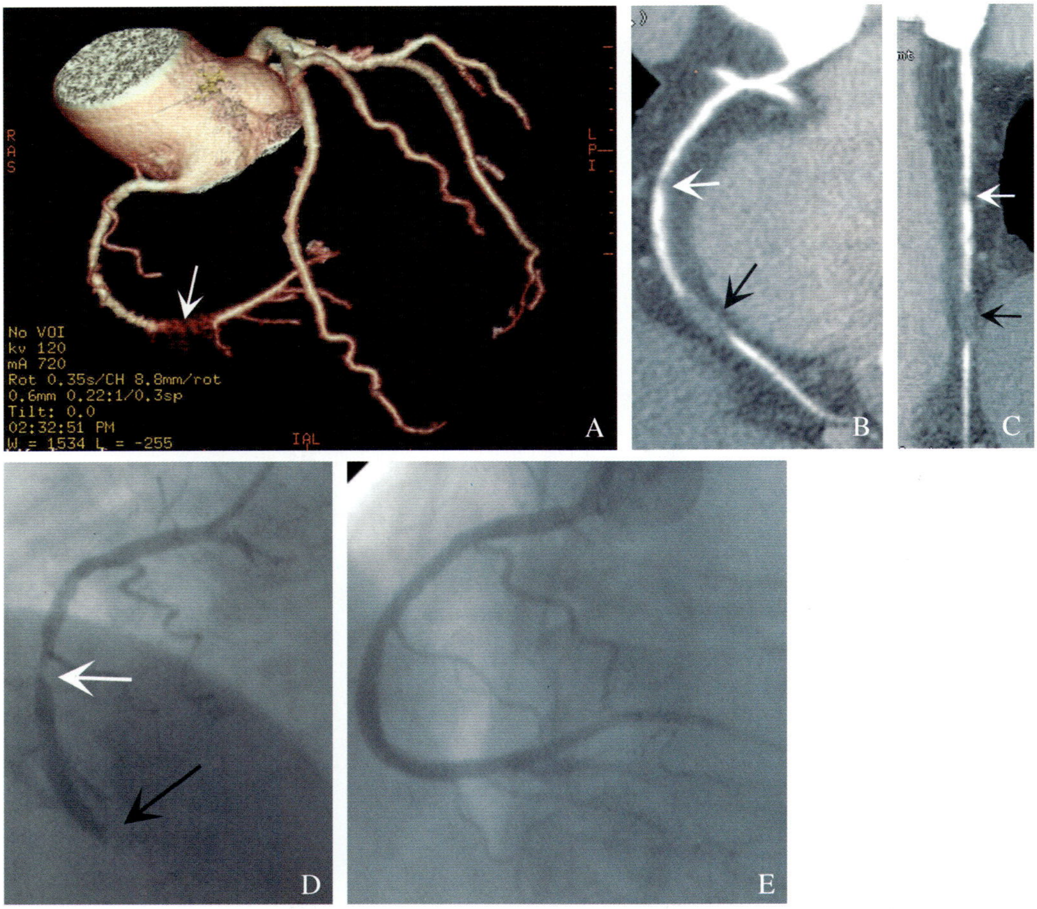

图 10-9　患者，女，急性下壁心肌梗死恢复期冠状动脉造影与 128 层 MSCT 图像比较。A，MSCT 的 VR 三维重建显示冠状动脉血管树，箭头所指为右冠状动脉闭塞，远端血管通过侧支循环显影；B，MSCT 的 CPR 重建图像白色箭头所指为右冠状动脉中段 80% 狭窄，黑色箭头所指为血管闭塞，血管正性重构；C，右冠状动脉血管的拉直图像；D，选择性冠状动脉造影显示右冠状动脉中段80%狭窄（白色箭头所指），远段血管100%闭塞（黑色箭头所指）；E，右冠状动脉中段及远段血管支架治疗后冠状动脉造影显示病变消失，远端血管血流通畅

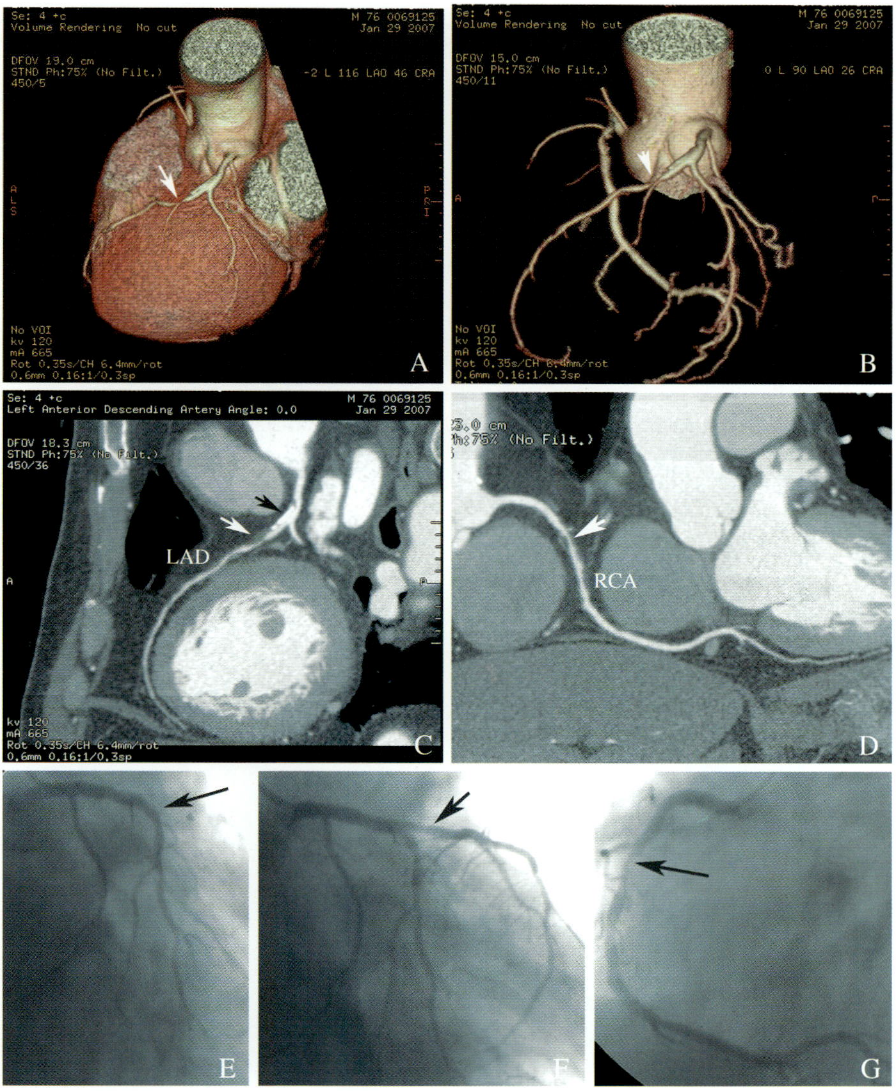

图 10-10　患者，男，78 岁，急性冠脉综合征。A，心脏 128 层 MSCT 的 VR 重建图像显示前降支（LAD）开口钙化，近段血管严重狭窄（箭头所指）；B，心脏MSCT的 VR 重建图像显示冠状动脉血管树，箭头所指部位为血管严重狭窄；C，MSCT 的CPR重建图像显示LAD开口条状钙化（黑色箭头所指），近段有软斑块伴管腔严重狭窄（白色箭头所指）；D，MSCT的CPR重建图像显示右冠状动脉（RCA）近段有软斑块伴管腔狭窄（箭头所指）；E，选择性冠状动脉造影显示LAD近段100%闭塞（箭头所指）；F，急诊介入治疗后LAD远端血管血流TIMI 3级（箭头所指为支架部位）；G，RCA 选择性冠状动脉造影显示近段有 80% 狭窄

展望

有关MSCT测定的各种斑块对判断预后方面的意义尚不清楚。另外，目前的MSCT分辨率还不足以完全准确识别易损斑块，常常低估斑块体积，仍然有不少血管节段图像质量不良而无法分析，小血管内的小斑块也无法准确识别。随着MSCT技术的发展，有可能对软斑块的评价更加精确，使得我们能够更准确通过无创的MSCT技术来发现易损斑块。这样，就有可能使得MSCT真正成为一种重要的无创检查技术，通过MSCT准确识别斑块的特征对已知或怀疑冠心病患者进行危险分层，判断患者的预后，评价各种药物治疗效果。由于MSCT是无创检查，患者无需住院，费用相对较低，有望成为评价冠心病的最为重要的检查手段。

参考文献

1. Falk E, Shah PK, Fuster V. Coronary plaque disruption. *Circulation*, 1995, 92:657-671.
2. Naghavi M, Libby P, Falk E, *et al*. A from vulnerable plaque to valnerable patient.Call for new definitions and risk assessment strategies:Part I. *Circulation*, 2003, 108:1664-1672.
3. Virmani R, Kolodgie FD, Burke AP, *et al*. Lesson from sudden coronary death. *Arterioscler Thromb Biol,* 2000, 20:1262-1275.
4. Macneill BD, Lowe HC, Takano M, *et al*. Intravascular modalities for detection of vulnerable plaque:current status. *Arterioscler Thromb Vasc Boil*, 2003, 23:1333-1342.
5. 陈步星，马凤云，罗维，等. 光学相干断层成像在冠心病介入治疗中的应用价值. 中华心血管病杂志，2006, 34:130-133.
6. Jang IK, Tearney GJ, MacNeill B, *et al*. In vivo characterization of coronary atherosclerotic plague by use of optical coherence tomography. *Circulation*, 2005, 111:1551-1555.
7. Nissen SE, Yock P. Intravascular ultrasound: novel pathophysiological insights and current clinical applications. *Circulation*, 2001, 103:604-616.
8. Schroeder S, Kopp AF, Baumbach A, *et al*. Noninvasive detection and evaluation of atherosclerotic coronary plaques with multislice computed tomography. *J Am Coll Cardiol*, 2001, 37:1430-1435.
9. Leber AW, Knez A, Becker A, *et al*. Accuracy of multidetector spiral computed tomography in identifying and differentiating the composition of coronary atherosclerotic plaques. *J Am Coll Cardiol*, 2004, 43:1241-1247.
10. Schoenhagen P, Tuzcu EM, Stillman AE, *et al*. Non-invasive assessment of plaque morphology and remodeling in mildly stenostic coronary segments:comparison of 16-slice computed tomography and intravascular ultrasound. *Coron Artert Dis*, 2003, 14:459-462.
11. Achenbach S, Moselewski F, Ropers D, *et al*. Detection of calcified and noncalcified coronary atherosclerotic plaque by contrast-enhanced submillimeter multidetector spiral computed tomography. *Circulation*, 2004, 109: 14-17.
12. Leber AW, Becker A, Knez A, *et al*. Accuracy of 64-slice computed tomography to classify and quantify plaque volumes in the proximal coronary system. *J Am Coll Cardiol*, 2006, 47:672-677.
13. Leber AW, Knez A, von Ziegler F, *et al*. Quantification of obstructive and nonobstructive coronary lesions by 64-slice computed tomography: a comparative study with quantitative coronary angiography and intravascular ultrasound. *J Am Coll Cardiol*, 2005, 46:147-154.
14. Narula J, Finn AV, Demaria AN. Picking plaques that pop... *J Am Coll Cardiol*, 2005, 45:1970-1973.
15. Inoue F, Sato Y, Matsumoto N, *et al*. Evaluation of plaque texture by means of multislice computed tomography

in patients with acute coronary syndrome and stable angina. *Circ J*, 2004, 68:840-844.

16. Imazeki T, Sato Y, Inoue F, *et al*. Evaluation of coronary artery remodeling in patients with acute coronary syndrome and stable angina by multislice computed tomography. *Circ J*, 2004, 68:1045-1050.
17. Sato Y, Matsumoto N, Ichikawa M, *et al*. Efficacy of multislice computed tomography for the detection of acute coronary syndrome in the emergency department.*Circ J*, 2005, 69:1047-1051.

第十一章　多层螺旋 CT 心脏成像与冠状动脉血运重建治疗

第一节　多层螺旋 CT 心脏成像与冠状动脉介入治疗

随着冠心病经皮冠状动脉介入治疗（percutaneous coronary intervention, PCI）水平的提高和技术的普及，全世界每年有数百万计的冠心病患者接受PCI治疗。我国每年接受PCI治疗的冠心病患者人数急剧上升，1999年全国共完成PCI手术8000例次，此后每年以30%～40%的速度递增，2005年完成PCI数逾9万例次[1]。目前PCI手术已成为治疗冠心病的主要手段。既往PCI术后随访复查主要依靠有创冠状动脉造影检查判断介入治疗的效果。冠状动脉造影随访也是冠状动脉内支架置入术后评价通畅性的“金标准”。虽然冠状动脉造影术总体上是安全的，但它毕竟是一种有创伤的检查手段，费用相对较高，且具有一定的潜在并发症危险。随着PCI成功率的提高及长期预后的改善，常规进行有创冠状动脉造影复查似乎并非完全必要。只有在患者出现临床症状时才考虑进行有创的冠状动脉造影复查。在评价冠状动脉支架置入术后疗效的各种无创检查方法中，新近几年推出的MSCT成像，由于在诊断冠心病方面具有较高的敏感性和特异性，所获得图像清晰稳定可靠，对冠心病患者的诊断和筛选具有重要的临床价值，因此MSCT成像有望成为仅次于有创冠状动脉造影之后最有效评价PCI术后疗效的方法。

一、冠状动脉内支架对 MSCT 成像的影响

目前代表PCI治疗的最主要技术手段是冠状动脉内支架置入术，支架支撑杆能提供血管壁的支撑作用，从而保证冠脉血流通畅，减少急性并发症，减少因血管内膜增殖所致的再狭窄的发生率[2]。传统金属裸支架再狭窄发生的高峰期是在术后1～3个月，术后有20%～30%发生再狭窄的机率，而新近几年广泛使用的药物洗脱支架置入术后约12%发生再狭窄[3]。临床上一般将冠状动脉支架再狭窄定义为支架内≥50%的狭窄（支架内再狭窄）和支架两端5mm范围内管腔狭窄直径≥50%（支架边缘型再狭窄）。

MSCT用于评价冠状动脉支架置入术后支架再狭窄的临床研究一直备受关注。MSCT成像用于评价不运动的大血管金属支架如主动脉、肾动脉和髂动脉等可获得较好的具有诊断价值的图像。对于不断跳动的心脏而言，过去对心脏进行MSCT成像时受到运动伪影的干扰，图像质量不理想。近年来，64层MSCT应用了新一代的扫描器，可排除运动伪影造成的干扰，其时间和空间分辨率均有明显提高，通过多种图像处理技术，图像质量明显改善，对支架以外的病变，尤其是支架边缘型再狭窄显示了较高的准确性，与冠状动脉造影结果一致，对支架再狭窄判断的准确性明显提高[4]。虽然新一代64层MSCT受运动伪影的影响大为减少，但冠状动脉支架相对细小，直径通常仅有2.5～4mm，并且支架材料由金属材料构成，

在MSCT图像上出现金属伪影，加上部分容积效应，导致支架内管腔的可视度降低，其高密度影使得支架在图像中的厚度大于其实际厚度，导致低估支架内径，高估支架外径，从而限制了64层MSCT用于评价冠状动脉支架内再狭窄的价值[5-6]。目前MSCT诊断支架再狭窄的临床研究也没有客观和统一的标准。一般通过肉眼观察支架变形，支架内腔显影不清，支架远端血管不显影或明显变细并断续显影常提示严重的支架内再狭窄或闭塞。当前影响MSCT评价支架内再狭窄的因素包括：（1）支架金属伪影的影响，支架金属伪影使得对冠状动脉支架内管腔的观察不清楚，对支架内的内膜增生情况显示有困难，尤其是直径小于3mm的纤细血管显示更不理想（图11-1，图11-2）；（2）当支架处冠脉管壁存在明显钙化时，高密度的钙化影与高密度的支架影混合在一起，从而不能对支架内腔作准确评价（图11-3）；（3）部分患者由于侧支循环好，即使支架处明显狭窄或闭塞，远端血管仍可逆向充盈，造成支架通畅的假象[5-8]。

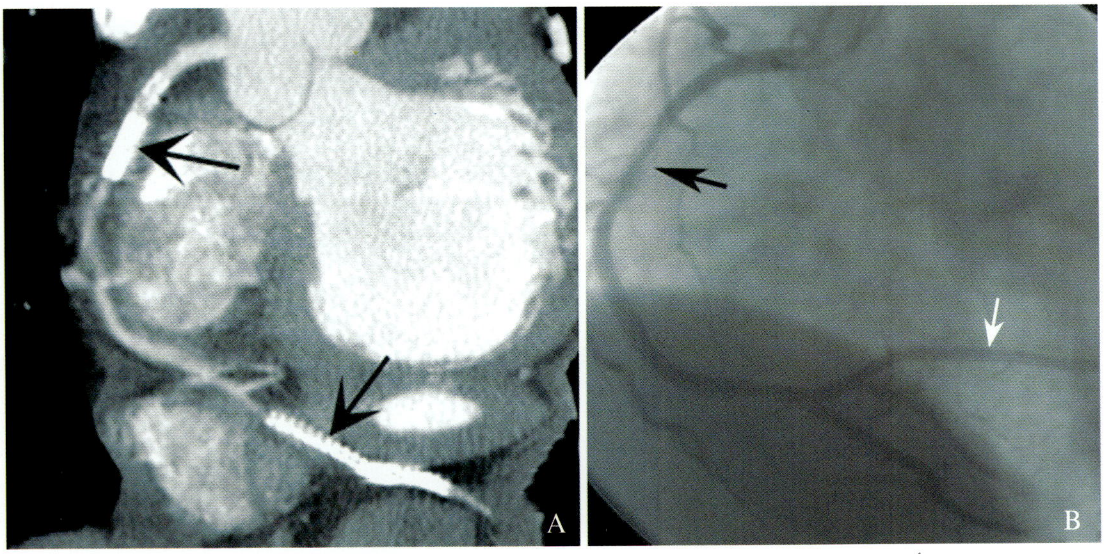

图11-1　患者，男，56岁，右冠状动脉支架后128层MSCT与选择性冠状动脉造影。A，CPR重建图像显示右冠状动脉近段和远段后侧支分别置入支架（箭头所指）（其中近段为支架内套叠支架），从MSCT图像可以判断支架是通畅的，但受支架金属伪影的影响，未能判断支架内血管有无再狭窄；B，选择性冠状动脉造影显示右冠状动脉近段支架轻度再狭窄（黑色箭头所指），远段后侧支支架无再狭窄（白色箭头所指）

有关金属伪影对MSCT评价支架内再狭窄的影响，临床上也作了一些研究。其中有研究认为测量支架内的CT值有助于诊断支架内再狭窄。不同支架的CT值是不一样的，其CT值一般与支架支撑杆的厚度和分布状况有关，最大值从600Hu至1500Hu以上不等[5]。然而，测量支架内CT值受到许多因素的影响，支架的金属伪影和因空间分辨率不足而引起的部分容积效应是最重要的因素，它们均可高估支架内的CT值，从而掩盖支架内的病变。当前的64层MSCT空间分辨率明显提高，运动伪影明显减少，从而因部分容积效应产生的测量误差已明显减少。因此，目前阻碍MSCT准确诊断支架内再狭窄的主要原因仍然是金属伪影。这些研究结果显示CT可以清晰地显示支架近端和远端血管的病变情况，但对支架内膜增殖

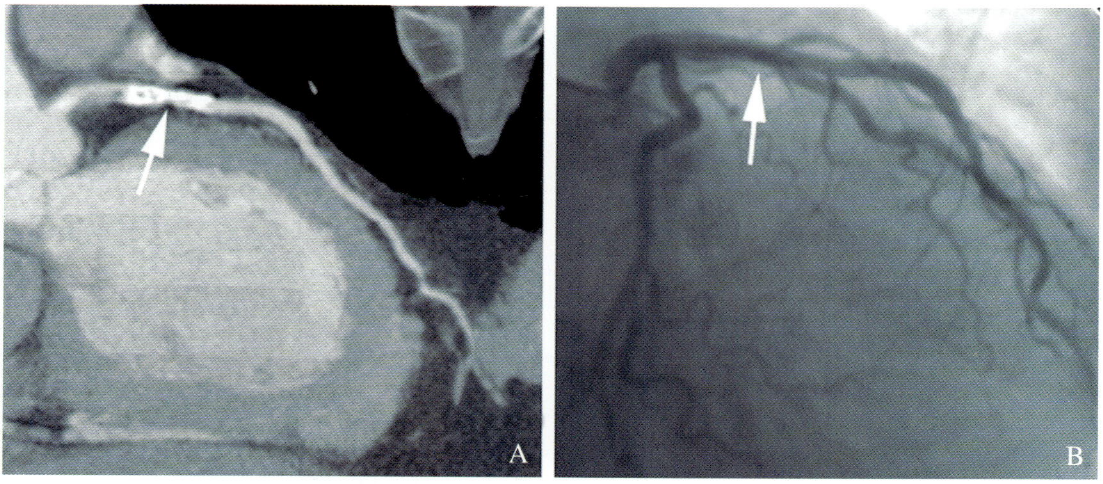

图 11-2 患者，女，62 岁，2 年前因不稳定型心绞痛在前降支近段置入西罗莫司药物洗脱支架（3.0mm × 18mm）。A，128 层 MSCT 检查 CPR 重建图像支架内结构显示不清楚（箭头所指）；B，选择性冠状动脉造影显示前降支无再狭窄（箭头所指）

引起再狭窄的识别比较困难，即使是高度再狭窄或次全闭塞也经常不能被检出。Maintz等[9]在比较了68种不同材料的支架后，发现金属伪影小的合金支架有助于显示支架腔内的结构和密度的变化。合金支架一方面会减轻血管内膜的增生，另一方面由于合金材料具有较高的硬度，在制造支架时，可减少支架金属支撑杆的厚度，从而降低支架的伪影。目前临床上广泛使用的冠状动脉支架，不论是裸支架还是药物洗脱支架，绝大多数为不锈钢材质、管状网眼样结构，一般支架的厚度约50 ~ 140μm，另外即使是合金支架也会或多或少地存在一些金属伪影。因此，要真正提高 MSCT 诊断支架内再狭窄的准确性，必须采用特殊的图像技术降低或过滤掉支架的金属伪影。

除了金属伪影影响诊断支架内再狭窄的准确性以外，目前有研究表明图像的重组函数值也会影响MSCT对支架内结构的显示，当采用较柔和或中等的重组函数值（smooth or medium-smooth convolution kernel，B20f，B40f）重组血管图像时，由于支架金属伪影的影响，无法观察到支架腔内的结构；当需要观察支架本身和支架腔内情况时，则必须采用较锐利的重组函数值（sharp convolution kernel，B46f），但此种重组函数会增加图像的噪声，降低图像对软组织的分辨能力，进一步增加了MSCT辨别支架内密度变化的困难[10-13]。因此，在实际运用中，无论是肉眼观察，还是测量 CT 值，对判断支架内密度的变化仍然十分困难。

二、MSCT 成像在冠状动脉支架置入术后临床应用情况

早期研究报道应用 4 层 MSCT 评价冠状动脉支架置入术后支架再狭窄情况，结果显示4层MSCT仅能显示部分支架内腔，只能评价支架近端和远端的冠状动脉段，通过支架远端造影剂充盈情况间接评价支架的通畅性，不能直接观察支架内腔，从而不能可靠地诊断支架内再狭窄[14-15]。

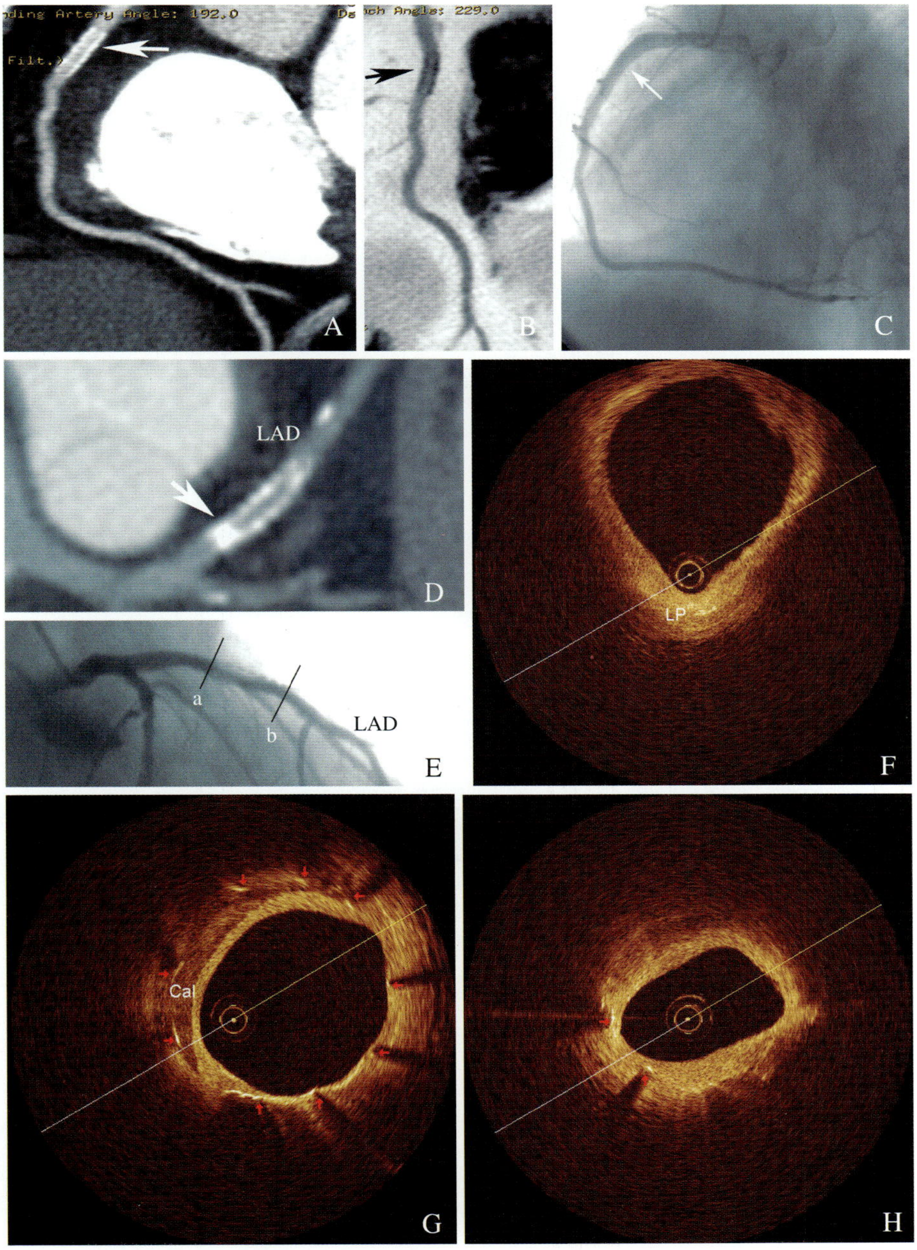

图 11-3　患者，男，59 岁，93 个月前因急性前壁心肌梗死在前降支（LAD）置入金属裸支架（3.0mm × 15mm），50 个月前在右冠状动脉（RCA）近段置入 3.5mm × 15mm 金属裸支架，128 层 MSCT、OCT 与选择性冠状动脉造影比较。A，MSCT 的 CPR 重建图像显示 RCA 支架通畅，无再狭窄（箭头所指）；B，为A图的反窗图像（箭头所指为支架置入部位）；C，选择性冠状动脉造影显示RCA支架无再狭窄（箭头所指），D，CPR 图像显示LAD 支架远端血流通畅，但支架近端是否为再狭窄不能肯定（箭头所指）；E，选择性冠状动脉造影显示支架无明显再狭窄，a 和 b 之间为置入的支架；F，OCT 图像显示 LAD 支架近端边缘部位血管壁形成纤维斑块，血管腔无明显变窄；G；OCT 图像显示 LAD 近段支架内有少量内膜增殖（红色标记为支架支撑杆），局部可见到钙化斑块（Cal表示），此部位钙化可能与支架近端MSCT显示不清有关；H，OCT 图像显示 LAD 支架中段部位内膜增殖

真正将MSCT用于评价冠状动脉支架置入术后再狭窄的研究始于16层MSCT的推出。表11-1罗列了2004年以来部分MSCT评价冠状动脉再狭窄的研究资料。

表11-1 MSCT评价冠状动脉支架再狭窄的研究资料

作者	时间	MSCT层数	例数	支架总数	可评价支架数（%）	不可评价支架数（%）	敏感性（%）	特异性（%）	阳性预测值（%）	阴性预测值（%）
Schuijf 等[16]	2004	16	22	65	50 (77)	15 (23)	78	100		
Cademartiri 等[17]	2005	16	42		47		50			89
Gilard 等[18]	2006	16	143	232	190 (82)	42 (18)	54（Φ ≤ 3mm）	100	100	94
							86（Φ > 3mm）	100	100	99
Ohnuki 等[19]	2006	16	16	20	19 (95)	1 (5)	75	88	75	93
Watanabe 等[7]	2006	16	31	42	35 (83)	7 (17)	83	90	63	96
Ehara 等[13]	2006	64	39	67	58 (87)	9 (13)	93	96	87	98
刘新等[4]	2006	64	14	37	37	0	21	81	38	72

Schuijf等[16]应用16层MSCT对22例冠心病患者置入68个支架后进行CT成像检查，有23个支架置入时间大于1个月，其余支架是1个月内置入的，其中有1例患者失访。总共对65个支架进行MSCT评价，其中有15个支架（23%）因图像不良而未能用于评价，且大多数未能用于评价支架的直径小于3mm。在判定能用于评价的支架中，41个支架被准确排除再狭窄，7个支架被准确识别为再狭窄，2个支架再狭窄未被检出。如基于血管分析，在29支置入支架的冠状动脉中，有3支高度再狭窄血管被准确检出，其余26个支架内无再狭窄的血管也被准确检出。近来，Ohnuki等[19]应用像素计数法，使用此方法应用16层MSCT诊断支架内再狭窄的敏感性和特异性分别达到了75%和88%，但计数法仍未摆脱金属伪影的干扰，而且在测量感兴趣区内的像素值和CT值时，存在较大的随机性和变异性，在实际应用中仍然有较大困难。尽管16层MSCT对评价冠状动脉支架再狭窄方面又迈进了一步，但16层MSCT仍然无法显示支架内的内膜增殖情况，无法准确判断支架内再狭窄，并且有不少支架的CT图像质量不良而无法用于评价。

64层MSCT应用了新一代的扫描器，其时间和空间分辨率均有所提高，对冠脉支架再狭窄的判断可能优于16层MSCT[6, 20-21]。但目前研究报道较少。国外一组资料显示64层MSCT对评价支架内再狭窄具有较高的诊断价值[13]。但国内报道的一组资料认为64层MSCT对诊断支架内再狭窄价值有限[4]。该组病例仅14例，也没有对图像质量进行筛选，可能影响结果。因此，有关64层MSCT诊断支架内再狭窄的价值还需要进一步深入研究。图11-4至图11-7为我们对部分冠心病患者置入支架后应用128层MSCT进行随访，并与选择性冠状动脉造影作比较分析的结果。

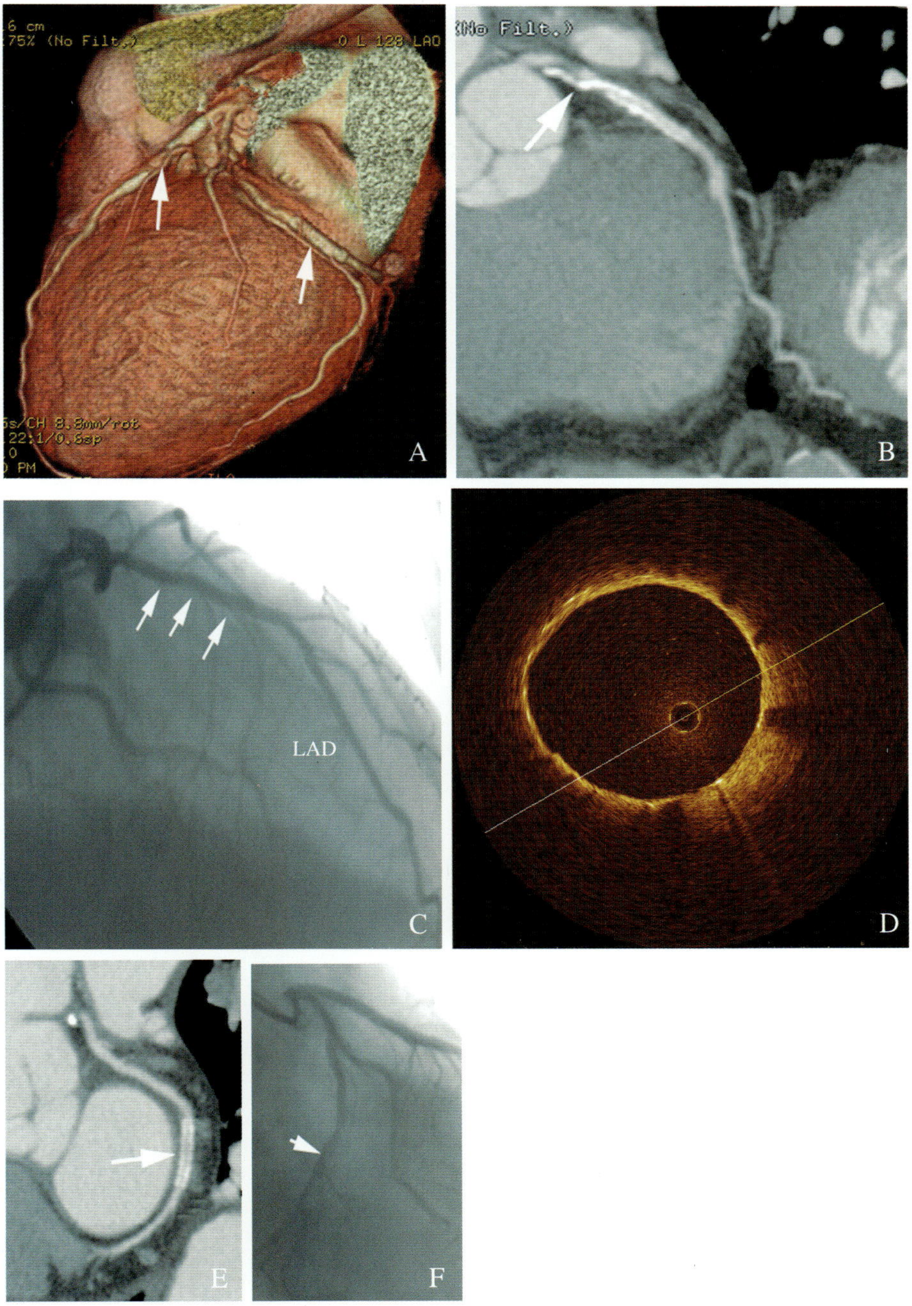

图11-4 患者，男，65岁，6个月前因急性下壁心肌梗死在回旋支（LCX）急诊置入3.0mm × 18mm金属裸支架，并择期于前降支（LAD）置入3.0mm × 29mm西罗莫司药物洗脱支架，6个月后用128层MSCT、OCT和选择性冠状动脉造影随访。A，心脏VR重建图像显示前降支和回旋支支架部位（箭头所指）；B，CPR重建图像显示前降支中远段支架内无再狭窄，但支架近段及支架边缘显影不良，怀疑再狭窄（箭头所指）；C，选择性冠状动脉造影显示前降支支架无再狭窄（箭头所指为支架部位）；D，OCT图像显示支架内膜少量增殖，无再狭窄；E，CPR重建图像显示回旋支支架通畅，无再狭窄（箭头所指）；F，选择性冠状动脉造影显示回旋支支架无再狭窄（箭头所指）

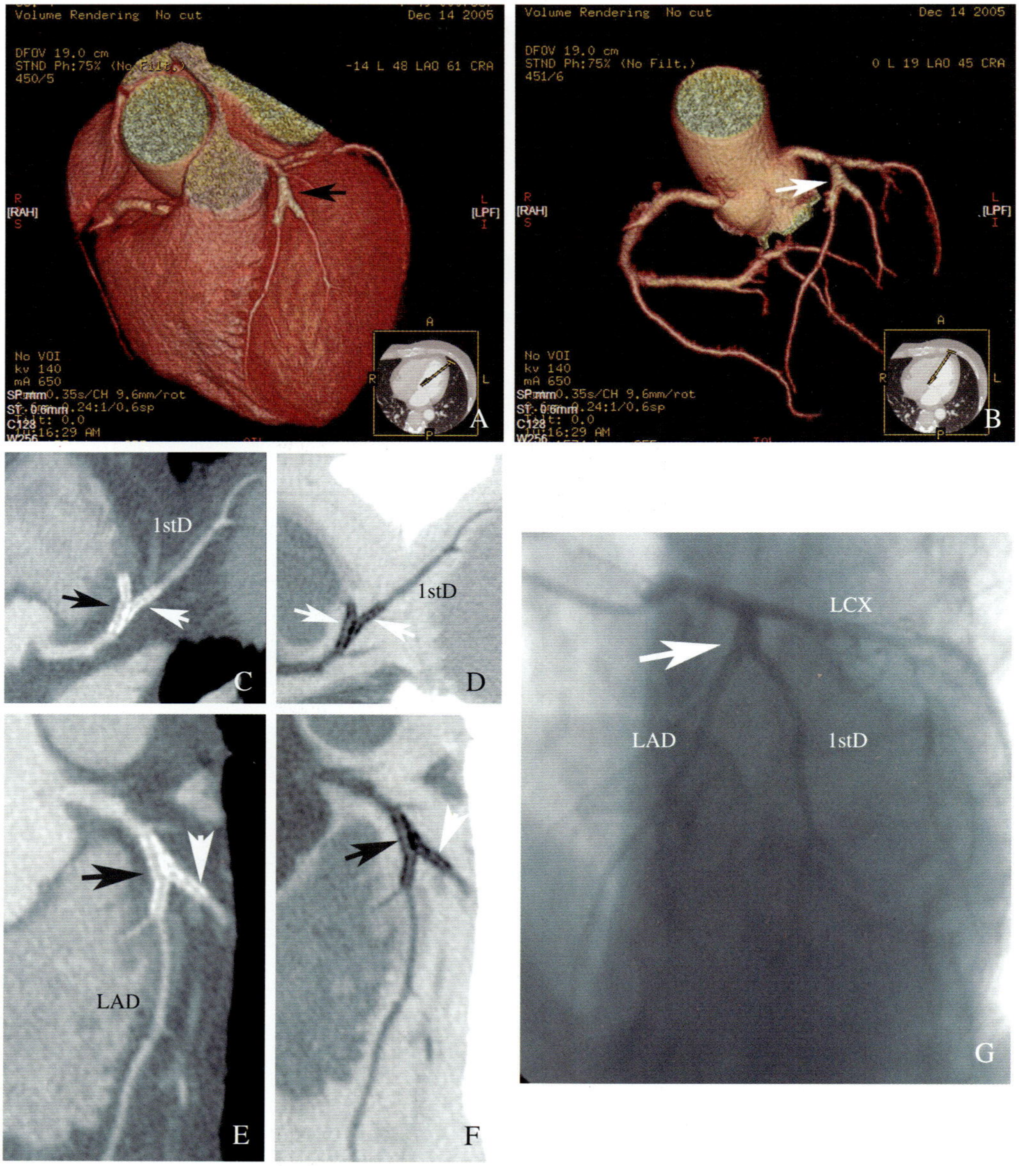

图 11-5 患者，男，50 岁，前降支（LAD）和第一对角支（1st D）置入备用 T 形支架术（provisional T stenting），主支置入 3.0mm × 18mm（Firebird）支架，分支置入 3.0mm × 13mm（Firebird）支架，支架术后 1 年 128 层 MSCT 和冠状动脉造影随访。A 和 B，心脏容积再现三维图像清晰显示 LAD 和 1st D 支架部位（箭头所指）；C，CPR 重建图像显示 LAD 和 1st D 支架通畅（箭头所指），无再狭窄；D，为 C 图的反窗图像（箭头所指为支架部位）；E，另一角度 CPR 重建图像显示 LAD 和 1st D 支架通畅（箭头所指），无再狭窄；F，为 E 图的反窗图像（箭头所指为支架部位）；G，选择性冠状动脉造影显示 LAD 和 1st D 支架后无再狭窄（箭头所指为支架部位）

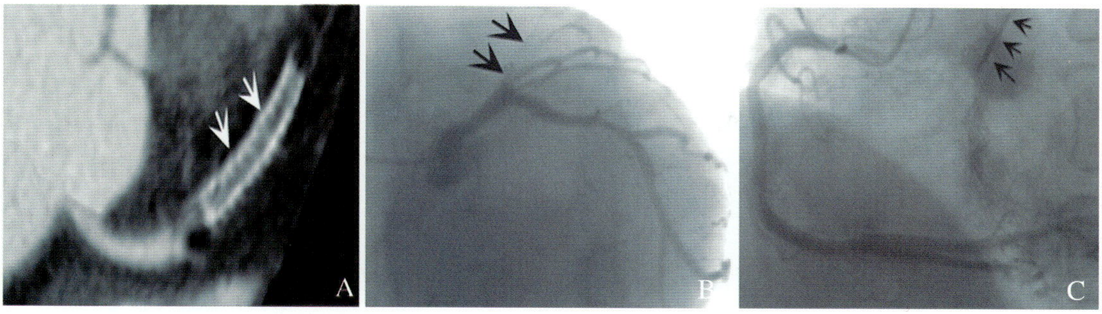

图11-6　患者，男，79岁，稳定型劳力性心绞痛，67个月前在前降支开口置入3.5mm × 23mm金属裸支架。A，128层MSCT的CPR图像显示前降支支架影（箭头所指），支架内黑影无造影剂充填，为支架内膜增殖，支架远端不显影；B，选择性冠状动脉造影显示前降支开口100%闭塞（箭头所指）；C，选择性冠状动脉造影显示右冠状动脉至前降支侧支循环形成（箭头所指）

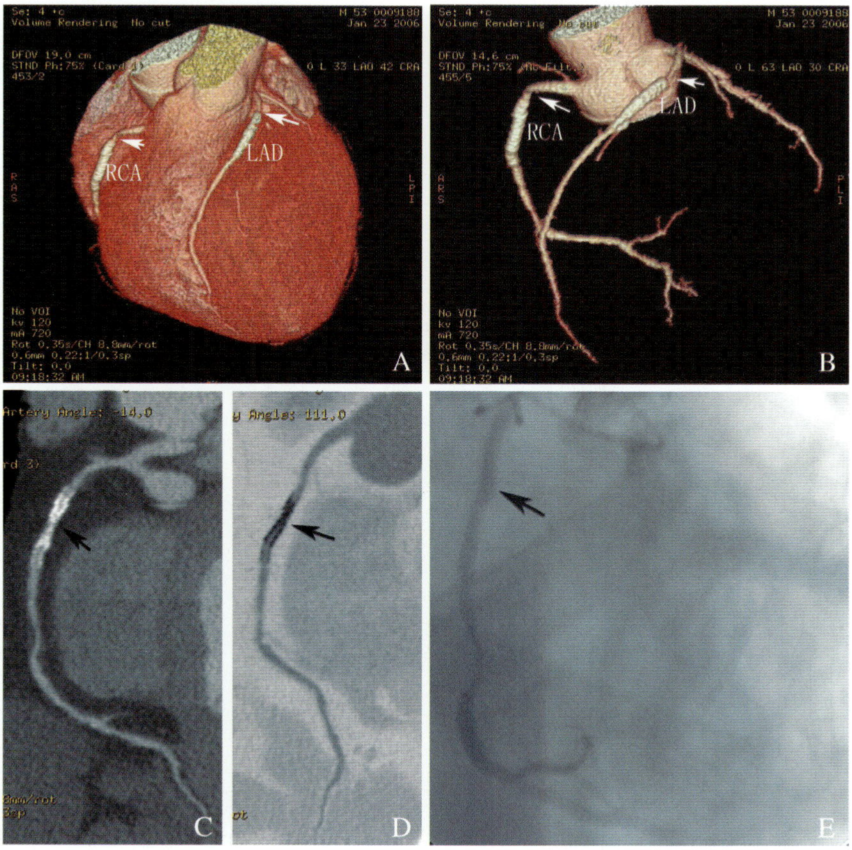

图11-7　患者，男，54岁，不稳定型心绞痛。15个月前在右冠状动脉（RCA）近中段置入3.0mm × 15mm金属裸支架；5个月后RCA出现再狭窄再次置入3.0mm × 23mm西罗莫司药物洗脱支架（支架内套叠支架），前降支（LAD）近段病变置入3.0mm × 13mm和3.5mm × 13mm西罗莫司药物洗脱支架，又过10个月后因再发心绞痛进行128层MSCT、选择性冠状动脉造影和OCT检查。A和B，心脏VR重建图像显示LAD和RCA支架（箭头所指），支架近端血管变细；C，CPR重建图像显示RCA支架中段膨胀不全（支架内套叠支架）（箭头所指），支架内结构显示不清；D，为C图的反窗图像（箭头所指为支架部位）；E，选择性冠状动脉造影显示RCA支架无再狭窄（箭头所指为支架部位）

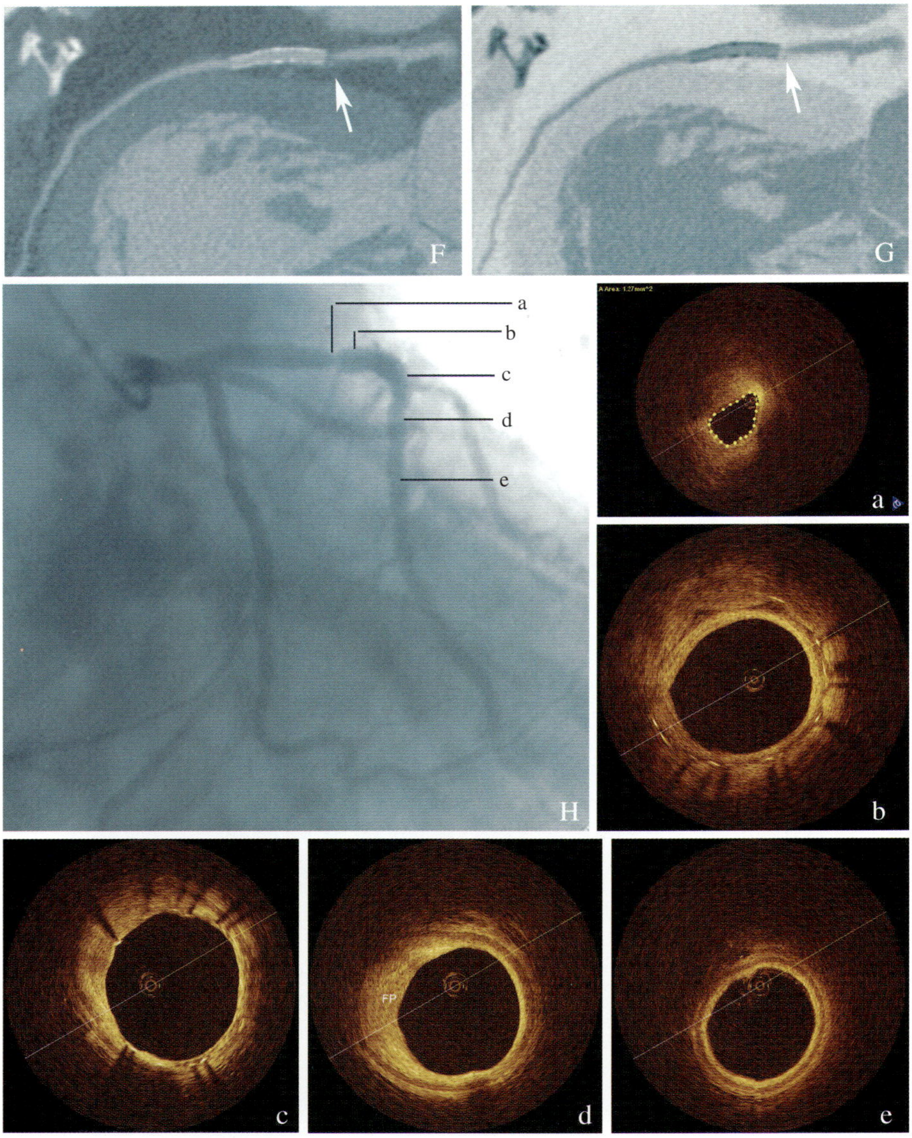

图11-7（续） F，CPR图像显示LAD支架内血流通畅，无明显再狭窄，但支架近端边缘有严重的狭窄（箭头所指）；G，为F的反窗图像（箭头所指为支架近端边缘的严重狭窄）；H，选择性冠状动脉造影显示LAD支架近端90%狭窄，支架内无明显再狭窄。a～e为相应于图H冠状动脉部位的OCT图像。a，支架近端内膜增殖明显，血管腔面积为1.27mm^2；b，近端支架内有内膜增殖，但不引起再狭窄；c，远端支架内内膜增殖不明显；d，支架远端的血管可见纤维斑块；e，远端血管结构正常，OCT显示血管三层结构

针对于左主干病变支架治疗后MSCT评价支架通畅情况，Gilard等[22]对29例左主干支架后平均6个月的患者进行16层MSCT成像以检验其检测出支架后再狭窄的能力。置入支架平均直径是3.9mm，与其他冠状动脉支架比较，支架管腔相对较大。4例患者有创冠状动脉造影诊断为再狭窄（定义为狭窄直径大于50%）。MSCT检查所有支架，27例患者（93%）支架内管腔能被清晰地显示。MSCT检出7例患者有内膜增殖，其中6例被判断为有＞50%的再狭窄。有创造影检查的4例再狭窄患者均被MSCT准确识别。16层MSCT评价左主干支架内再狭窄的敏感性为100%，特异性为92%。研究者认为除了心律失常和严重钙化外，MSCT可被应用于左主干支架后用无创方法进行随访。最近Van Mieghem等[23]对一组70例左主干病变支架术后89～758天（中位数259天）成功进行MSCT成像检查的患者进行研究报道，前27例患者使用16层MSCT成像，后43例患者应用64层MSCT成像检查。所有患者均进行有创冠状动脉造影检查，MSCT成像与有创冠状动脉造影平均时间为14天±16天，有56例患者同时进行了IVUS成像检查。MSCT检出支架内再狭窄的准确性为93%，评价支架再狭窄的敏感性为100%，特异性为91%，阳性预测值为67%，阴性预测值为100%。如果把左主干支架限制在左主干内或延伸入单一大的分支，则MSCT评价支架内再狭窄的准确性为98%；如果左主干及二个分支均有支架覆盖，则准确性为83%。

三、展望

MSCT对评价冠状动脉内支架的通畅与闭塞的准确性较高。由于是无创检查技术，患者容易接受，有望成为评价冠心病支架置入术后随访管腔或支架通畅性最有价值的无创性影像手段。但由于受到支架金属伪影的影响，以及支架处冠状动脉管壁存在明显钙化时，高密度的钙化影与高密度的支架影混合在一起时，无法对支架内腔作出准确可靠的评价。虽然对直径大于3mm以上的支架，有可能通过MSCT成像对支架的再狭窄进行评价，但大血管本身再狭窄发生率就低，且临床上大多数使用的支架在3mm及3mm以下，这就无法避免金属支架对MSCT成像所产生的伪影。目前有关冠状动脉支架后应用MSCT评价再狭窄临床研究还处于初步阶段，尚需要更多的临床资料观察。相信在不久的将来，随着MSCT技术的发展，临床资料的积累，MSCT成像不但可以准确评价支架术后再狭窄，而且可以通过观察心肌灌注情况，了解介入后心肌缺血的改善程度。

参考文献

1. 吕树铮，宋现涛，陈韵岱，等. 中国大陆2005年度经皮冠状动脉介入治疗登记调查研究结果初步分析. 中华心血管病杂志, 2006, 34:966-970.
2. Colombo A, Stankovic G, Moses JW. Selection of coronary stents. *J Am Coll Cardiol*, 2002, 40:1021-1033.
3. Lemos PA, Serruys PW, van Domburg RT, *et al.* Unrestricted utilization of sirolimus-eluting stents compared with conventional bare stent implantation in the "real world":the Rapamycin-Eluting stent.Evaluated At Rotterdam Cardiology Hospital registry.*Circulation*, 2004, 109:190-195.
4. 刘新，李颖，杨立，等.64层螺旋CT评价冠状动脉支架内再狭窄的价值. 中华放射学杂志, 2006, 40:808-811.
5. Beohar N, Robbins JD, Cavanaugh BJ, *et al.*Quantitative assessment of in-stent dimensions:a comparison of 64 and 16 detector multislice computed tomography to intravascular ultrasound.*Catheter Cardiovasc Interv*, 2006,

68:8-10.

6. Mahnken AH, Muhlenbruch G, Seyfarth T, *et al.*64-slice computed tomography assessment of coronary artery stents: a phantom study. *Acta Radiol*, 2006, 47:36-42.
7. Watanabe M, Uemura S, Iwama H, *et al.* Usefulness of 16-slice multislice spiral computed tomography for follow-up study of coronary stent implantation.*Circ J*, 2006, 70:691-697.
8. Nieman K, Cademartiri F, Raaijmakers R, *et al.* Noninvasive angiographic evaluation of coronary stents with multi-slice spiral computed tomography. *Herz*, 2003, 28:136-142.
9. Maintz D, Seifarth H, Raupach R, *et al.*64-slice multidetector coronary CT angiography:in vitro evaluation of 68 different stents. *Eur Radiol*, 2005, 15:1876-1881.
10. Mahnken AH, Buecker A, Wildberger JE, *et al.*Coronary artery stents in multislice computed tomography:in vitro artifact evaluation. *Invest Radiol*, 2004, 39:27-33.
11. Hong C, Chrysant GS, Woodard PK, *et al.* Coronary artery stent patency assesses with in-stent contrast enhancement measured at multi-detector row CT angiography:Initial experiemce.*Radiology*, 2004, 233:286-291.
12. Seifarth H, Raupach R, Schaller S, *et al.* Assessment of coronary artery stents using 16-slice MDCT angiography: evaluation of a dedicated reconstruction kernel and a noise reduction filter. *Eur Radiol*, 2005, 15:721-726.
13. Ehara M, Surmely JF, Kawai M, *et al.* Diagnostic accuracy of 64-slice computed tomography for detecting angiographically significant coronary artery stenosis in an unselected consecutive patient population.Comparison with conventional invasive angiography.*Circ J*, 2006, 70:564-571.
14. Maintz D, Grude M, Fallenberg EM, *et al.* Assessment of coronary arterial stents by multislice-CT angiography. *Acta Radiol*, 2003, 44:597-603.
15. Kruger S, Mahnken AH, Sinha AM, *et al.* Multislice spiral computed tomography for the detection of coronary stent restenosis and patency. *Int J cardiol*, 2003, 89:167-172.
16. Schuijf JD, Bax JJ, Jukema Jw, *et al.* Feasibility of assessment of coronary stent patency using 16-slice computed tomography. *Am J Cardiol*, 2004, 94:427-430.
17. Cademartiri F, Marano R, Runza G, *et al.* Non-invasive assessment of coronary artery stent patency with multislice CT: preliminary experience. *Radiol Med (Torino)*, 2005, 109:500-507.
18. Gilard M, Cornily JC, Pennec PY, *et al.* Assessment of coronary artery stents by 16 slice computed tomography. *Heart*, 2006, 92:58-61.
19. Ohnuki K, yoshida S, Ohta M, *et al.* New diagnostic technique in multi-slice computed tomography for in-stent restenosis:pixel count method. *Intervet J Cardiol*, 2006, 108:251-258.
20. Seifarth H , Ozgun M, Raupach R, *et al.* 64-Versus 16-slice CT angiography for coronary artery stent assessment: in vitro experience. *Invest Radiol*, 2006, 41: 22-27.
21. Rist C, Nikolaou K , Flohr T, *et al.* High -resolution ex vivo imaging of coronary artery stents using 64-slice computed tomography-initial experience. *Eur Radiol* 2006, 16:1564-1569
22. Gilard M, Cornily JC, Rioufol G, *et al.* Noninvasive assessment of left main coronary stent patency with 16-slice computed tomography. *Am J Cardiol*, 2005, 95:110-112
23. Van Mieghem CA , Cademartiri F, Mollet NR, *et al.* Multislice spiral computed tomography for the evaluation of stent patency after left main coronary stenting :a comparision with conventional coronary artery angiography and intravascular ultrasound. *Circulation*, 2006, 114:645-653.

第二节　多层螺旋CT成像与冠状动脉旁路移植术

一、冠状动脉旁路移植术治疗冠心病的国内外情况

冠状动脉旁路移植术（coronary artery bypass grafting，CABG）用于治疗冠心病已取得显著临床治疗效果。近几年，随着CABG技术的改进和水平的提高，CABG术在高危冠心病患者中的应用逐渐增加，成功率也在不断提高。根据文献报道，全世界每年大约80万例冠心病患者接受CABG术[1]。我国于1974年开始使用静脉作移植血管成功地完成了第一例CABG术，目前国内已有多家医院开展CABG术。随着CABG技术的提高，许多术后患者不再需要定期进行有创的冠状动脉造影随访。但对于有胸痛的CABG术后患者，无论胸痛症状典型或是不典型，通常建议患者进行冠状动脉造影检查，因是有创检查，并存在一定风险，患者一般不愿意接受。在这种情况下，寻找一种新的具有高度敏感性和特异性的无创方法用于评价移植血管通畅情况就非常重要。近几年推出的MSCT技术，因它对评价冠状动脉病变有较高的敏感性和特异性，用于CABG术后评价具有较大优势，有望部分替代有创冠状动脉造影术。

二、静脉移植血管MSCT成像

CABG术目前使用最多的移植血管仍是静脉移植血管。由于解剖学上不同，内乳动脉移植血管术比静脉移植血管通畅率高[1-2]，但因动脉资源有限，故静脉移植血管仍广泛使用。通过大量临床研究发现，静脉移植血管早期血栓阻塞率为5%～10%，1年静脉移植血管闭塞发生率为10%～15%[3]，10年畅通率为60%～70%[4]。根据外科手术后不同时间点，临床研究发现静脉移植血管有3种不同退化方式：第一，在手术后最初几小时至几周内，静脉移植血管闭塞以早期血栓阻塞为主；第二，此后1年内，静脉移植血管的退化以内膜增生及血栓形成为主；第三，1年后静脉移植血管退化机制同动脉粥样硬化。

静脉移植血管的直径比正常冠状动脉直径粗（大约为4～10mm比2～5mm），并且受心脏跳动影响小。20世纪八十年代初，Brundage等[5]用普通CT作为无创方法评价CABG术后移植血管，但它不能判断非闭塞静脉移植血管的狭窄、远端吻合口狭窄等，限制了其在临床的使用。

电子束CT（EBCT）因其扫描速度快，同时加上心电门控扫描，从而使图像伪影大大减少。早在1986年，Bateman等[6]便对EBCT随访CABG的价值作了前瞻性研究。EBCT用于评价CABG术血管通畅已有近20年的历史，其诊断移植血管通畅的敏感性为80%～98%，特异性为82%～91%，但对移植血管狭窄的检出资料极少，且不能对近端和远端吻合口狭窄进行评价[5, 7-8]。EBCT对内乳动脉移植血管和大隐静脉移植血管的评价敏感性相近，但对大隐静脉移植血管的诊断特异性要高。EBCT的主要缺陷是图像的空间分辨率较低。

近年来，随着MSCT的出现及发展，MSCT已成为无创评价CABG术后移植血管通畅情况的新方法，并有可能成为移植血管无创性评价中最好的方法之一。16层及以上的MSCT因其较高的图像质量而被临床关注，临床研究报道不断增多。Schlosser等[9]的研究报告表明，

16层MSCT可用于评估冠状动脉移植血管。随着新型MSCT的推出，尤其是64层CT应用了新一代的扫描器，其时间和空间分辨力均有提高，每旋转一次就能产生64层图像，能在8～9秒内覆盖整个心脏，图像质量明显改善，从而使得MSCT更能精确地用于评价移植血管[10]。目前文献报道，64层螺旋CT对近端吻合口、移植的血管、远端吻合口以及远端吻合口以远血管的可评价率分别为100%、100%、90.2%和93.9%，而16层螺旋CT则分别为92.3%、95.2%、90.0%和90.0%。MSCT能够显示静脉移植血管的血管全程包括两端吻合口[11]。如移植血管腔的密度与同层面的升主动脉基本一致，提示移植血管畅通，如移植血管未显影或部分显影，提示移植血管闭塞。MSCT能可靠地诊断移植血管的开通及闭塞，其敏感度和特异度分别为98%和99%。MSCT对移植血管腔（包括吻合口）的评价优良，对移植血管重度狭窄的诊断敏感度和特异度分别为75%和92%[12-14]。与自身冠状动脉相比，移植血管受心脏搏动的影响相对较小，MSCT对移植血管的显示一般优于与其相连接的自身冠状动脉[13-14]。MSCT对闭塞移植血管诊断的敏感性及特异性均为100%（图11-8，图11-9），MSCT对冠状动脉移植血管狭窄评价的一些临床试验见表11-2。

表11-2　MSCT对冠状动脉移植血管（包括动脉、静脉移植血管）狭窄评价的临床试验

作者	螺旋CT层数	病例数	敏感性（%）	特异性（%）
Salm等[19]	16	25	100	94
Stauder等[18]	16	20	96.2	97.2
Murai等[17]	64	19	96.7	100
Dikkers等[16]	64	34	100	98.7
Ropers等[15]	64	50	100	94

三、动脉移植血管MSCT成像

动脉移植血管主要指左右内乳动脉及桡动脉，目前最常用的动脉为左内乳动脉。由于移植血管本身是动脉，因此比静脉移植血管更能适应于体循环的动脉高压力值，故动脉移植血管远期通畅率高于静脉移植血管。根据文献，术后1周内乳动脉通畅，10年血管的通畅率可达88%[2]。

动脉移植血管与其他冠状动脉相比，较细又弯曲，一般起始端不超过4mm，有的血管远端小于1mm，加上人体呼吸运动、心脏的运动及金属夹造成的伪影等因素，决定了必须有足够高的时间和空间分辨率才能使移植血管很好地成像（图11-10）。与静脉移植血管MSCT成像资料比较，动脉移植血管的MSCT资料相对较少，可能与动脉移植血管应用相对较少有关。早期应用4层MSCT评价CABG术后动脉移植血管畅通情况，由于受各种因素影响，图像不理想，能够进行评价的动脉移植血管比例不高，诊断内乳动脉移植血管闭塞的敏感性和特异性也不高，且只有高度狭窄时才有可能被检出[20]。Marano等[21]对59例左内乳动脉与左前降支CABG术患者和85例非左内乳动脉与左前降支CABG术患者进行了MSCT血管成像的对比研究，结果表明MSCT血管成像可以很好地评价左内乳动脉与左前降支CABG术的血管，影响影像质量的因素为手术夹的伪影和心律不齐等。Schlosser等[9]应用16层MSCT评价CABG术后移植血管通畅情况，发现所有44支内乳动脉移植血管均能

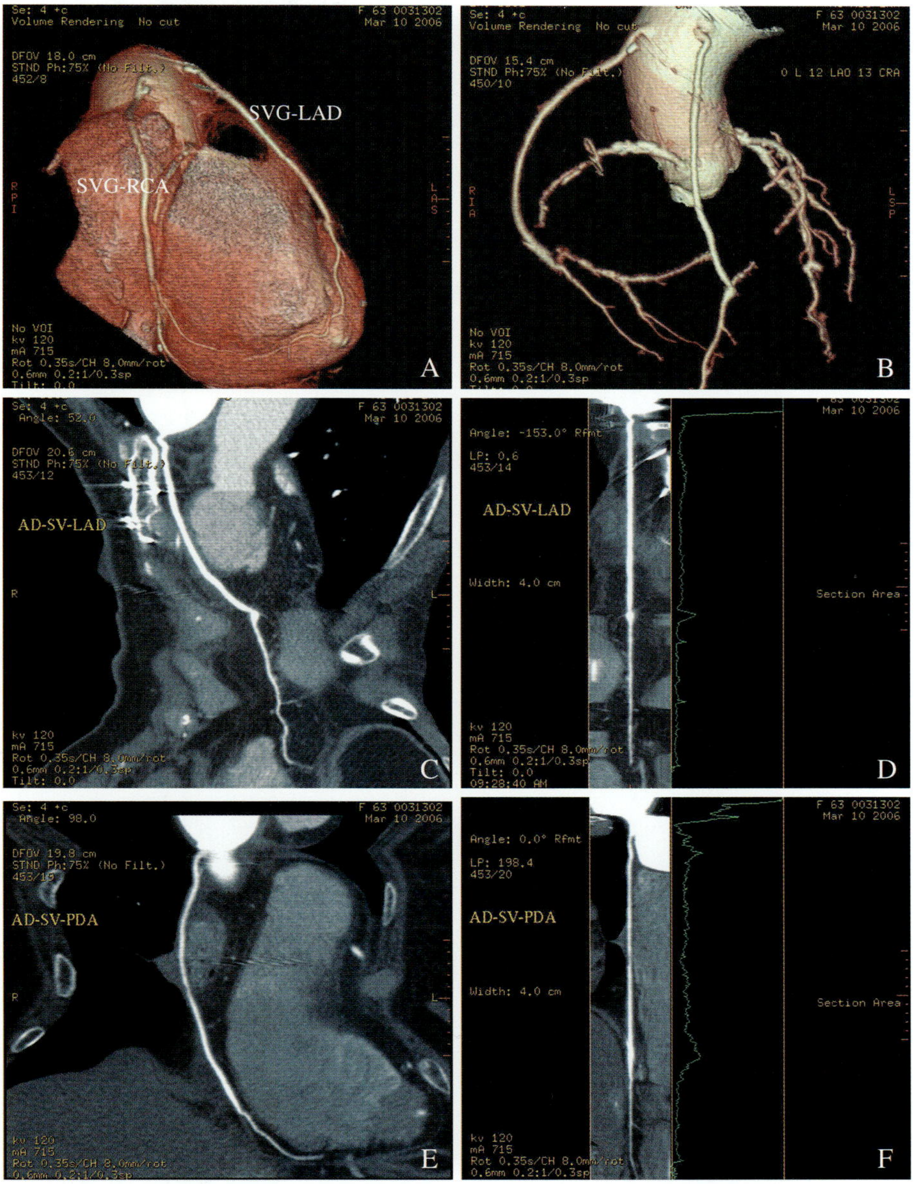

图 11-8　患者，女，63 岁，陈旧性下壁心肌梗死 4 年，3 年前因不稳定型心绞痛行选择性冠状动脉造影检查显示三支血管病变，之后进行冠状动脉旁路移植手术，均采用大隐静脉作为移植血管，共移植三支血管，分别为主动脉至前降支、钝缘支和右冠状动脉后降支。128 层 MSCT 显示主动脉至前降支和右冠状动脉的移植血管通畅，但主动脉至钝缘支的移植血管未显影，提示移植血管闭塞。A 和 B，心脏 VR 三维重建图像显示原有冠状动脉及移植血管的分布和走行；C，移植血管从主动脉至前降支 MSCT 的 CPR 重建图像显示移植血管畅通无狭窄；D，为C图的血管拉直图像；E，移植血管从主动脉至右冠状动脉后降支MSCT的 CPR 重建图像显示移植血管畅通无狭窄；F，为 E 图的血管拉直图像

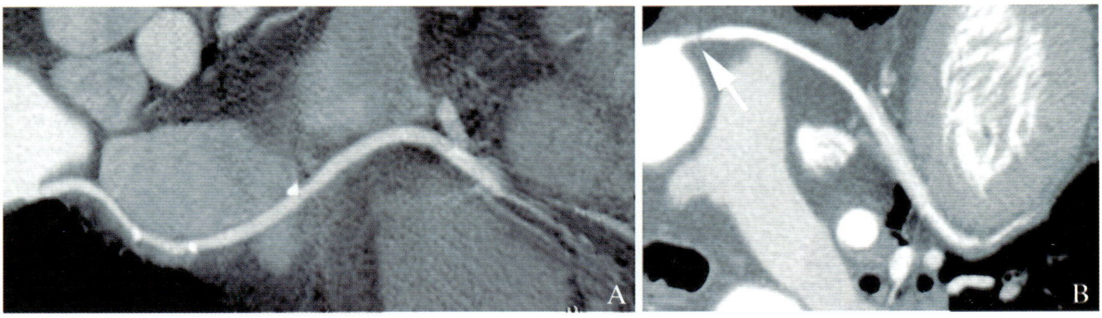

图11-9　患者，男，60岁，陈旧下壁心肌梗死10年，3年前因不稳定型心绞痛，选择性冠状动脉造影检查显示三支血管病变而行冠状动脉旁路移植术，共移植三支血管，主动脉至回旋支和主动脉至右冠状动脉后降支采用大隐静脉作为移植血管，前降支之移植血管采用左内乳动脉（LIMA）。128层MSCT显示三支移植血管通畅。A，移植血管从主动脉至右冠状动脉后降支CPR重建图像显示移植血管畅通，有钙化斑块；B，移植血管从主动脉至回旋支CPR重建图像显示移植血管畅通，但移植血管近端有明显狭窄（箭头所指）

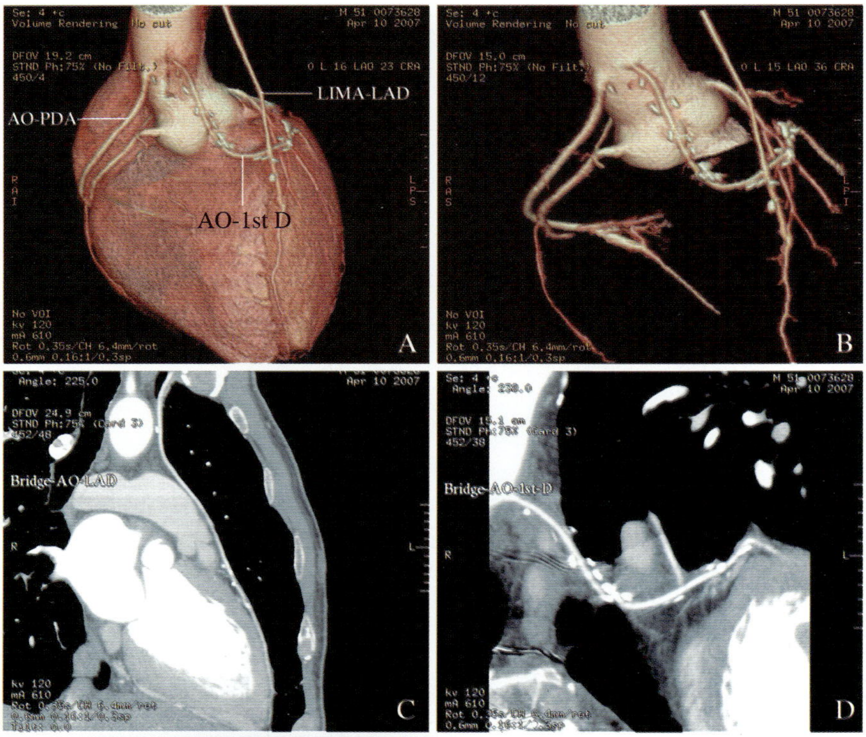

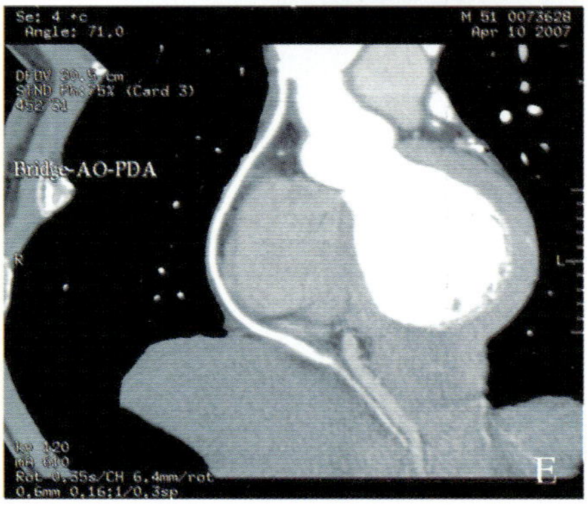

图11-10　患者，男，51岁，因不稳定型心绞痛，三支血管病变而行冠状动脉旁路移植术。主动脉至右冠状动脉后降支采用大隐静脉作为移植血管，主动脉至第一对角支采用动脉移植血管，前降支移植血管采用左内乳动脉（LIMA）。A和B，128层MSCT心脏VR三维重建图像显示原有冠状动脉及移植血管的分布和走行；C，CPR重建图像显示LIMA至前降支冠状动脉通畅，但移植血管的近端和中远端有斑点状钙化；D，主动脉至第一对角支的动脉移植血管通畅，但受动脉金属夹的伪影影响，难以判断移植血管有无病变；E，主动脉至右冠状动脉静脉移植血管通畅，移植血管无狭窄

够很好地对其通畅情况进行评价，所有3支闭塞的血管均可被MSCT检出，有1支远端吻合口狭窄未被MSCT检出。有关64层及64层以上MSCT评价CABG术后移植动脉通畅情况的效果尚无文献报道，期待更多的临床资料用于评价MSCT在CABG术后的应用价值。目前多层螺旋CT对动脉移植血管评价水平接近对静脉移植血管的评价[15-16, 18, 22]，其有关结果可参考静脉移植血管。

四、总结

MSCT可以提供清晰的冠状动脉移植血管图像以及较高的诊断准确性，所以这种无创检查技术可以作为评价冠状动脉移植血管病变的一种有效检查手段：（1）对冠状动脉移植血管病变诊断的敏感性、特异性非常高；（2）能可靠地鉴别动脉或静脉移植血管的通畅或闭塞；（3）能可靠地诊断冠状动脉移植血管的狭窄程度；（4）能评价所有移植血管近端吻合处以及远端吻合处[9, 23]。目前国外256层螺旋CT已经进入临床试验阶段，随着临床研究的不断深入以及新型MSCT的不断推出，相信MSCT成像将会在冠状动脉旁路移植术患者术后随访领域拥有广阔的应用前景。

参考文献

1. Goldman S, Zadina K, Moritz T, *et al*.VA Cooperative Study Group.Long-term patency of saphenous vein and left internal mammary artery grafts after coronary artery by-pass surgery results from a Department of Veterans Affairs Cooperative Study. *J Am Coll Cardiol*, 2004, 44:2149-2156.
2. Schwartz L, Kip KE, Frye RL, *et al.* Bypass Angioplasty Revascularization Investigation. Coronary bypass graft patency in patients with diabetes in the Bypass Angioplasty Revascularization Investigation(BARI). *Circulation* 2002; 106:2652-2658.
3. Grondin CM, Campeau I, Thornton JC, *et al*.Conronary artery bypass grafting with saphenous vein. *Circulation*, 1989, 79:124-129.
4. Shi Y, O'Brien JE Jr, Mannion JD, *et al*. Remodeling of autologous saphenous vein grafts. The role of perivascular myofibroblasts. *Circulation*, 1997, 95:2684-2693.
5. Brundage BH, Lipton MJ, Herfkens RJ, *et al*. Detection of patent coronary bypass grafts by computed tomography:a preliminary report. *Circulation*, 1980, 61:826-831.
6. Bateman TM, Gray RJ, Whitng JS, *et al*. Prospective evaluation of ultrafast cardiac computed tomography for determination of coronary bypass graft patency. *Circutation*, 1987, 75:1018-1024.
7. Jara FM, Kalush J, Kahn ML, *et al*. Electron beam coronary angiography to assess patency in the off-pump coronary bypass graft. *Ann Thorac Surg*, 2002, 74:S1395-S1397.
8. Tello R, Costello P, Ecker C, *et al*. Spiral CT evaluation of coronary artery bypass graft patency. *J Comput Assist Tomogr*, 1993, 17:253-259.
9. Schlosser T, Konorza I, Hunold P, *et al*. Noninvasive visualization of coronary artery bypass grafts using 16-Detector row computed tomography. *J Am Coll Cardiol*, 2004, 44: 1224-1229.
10. 张兆琪, 马晓海. 64层螺旋CT冠状动脉成像－无创性冠状动脉检查新纪元.中华放射学杂志, 2006, 40: 789-791.
11. 张竹花, 金征宇, 孔令燕, 等. 64层和16层螺旋CT冠状动脉CABG术血管成像比较.中国医学科学院学报, 2006, 28(1):21-25.
12. Nieman K, Pattynama PM, Rensing BJ, *et al*. Evaluation of patients after coronary artery bypass surgery: CT

angiographic assessment of grafts and coronary arteries. *Radiology*, 2003, 229:749-756.

13. Pache G, Saueressig U, Frydrychowicz A, *et al.* Initial experience with 64-slice cardiac CT: non invasive visualization of coronary artery bypass grafts. *Eur Heart J,* 2006, 27:976-980.
14. Chiurlia E, Menozzi M, Ratti C, *et al.* Follow-up of coronary artery by- pass graft patency by multislice computed tomography. *Am J Cardiol*, 2005, 95: 1094 - 1097 .
15. Ropers D, Pohle FK, Kuettner A, *et al.* Diagnostic accuracy of noninvasive coronary angiography in patients after bypass surgery using 64-slice spiral computed tomography with 330-ms gantry rotation. *Circulation*, 2006, 114 (22):2334-2341.
16. Dikkers R, Willems TP, Tio RA, *et al.* The benefit of 64-MDCT prior to invasive coronary angiography in symptomatic post-CABG patients. *Int J Cardiovasc Imaging*, 2006, Nov 4.
17. Murai S, Hamada S, Yamamoto S, *et al.* Evaluation of coronary artery bypass grafts using multidetector-row CT with Japanese patients. *Radiat Med*, 2006, 24:72-76.
18. Stauder NI, Kuttner A, Schroder S, *et al.* Coronary artery bypass grafts: assessment of graft patency and native coronary artery lesions using 16-slice MDCT. *Eur Radiol*, 2006, 16:2512-2520.
19. Salm LP, Bax JJ, Jukema JW, *et al.* Comprehensive assessment of patients after coronary artery bypass grafting by 16-detector-row computed tomography. *Am Heart J*, 2005, 150:775-781.
20. Marano R, Storto ML, Maddestra N, *et al.* Non-invasive assessment of coronary artery bypass graft with retrospectively EGC-gated four-row multi-detector spiral computed tomography. *Eur Radiol*, 2004, 14:1353-1362.
21. Marano G. Assessment of coronary arteries with CT. *Radio Clin North Am*, 2002, 40: 773-782.
22. Martuscelli E, Romagnoli A, D'Eliseo A, *et al.* Evaluation of venous and arterial conduit patency by 16-slice spiral computed tomography. *Circulation*, 2004, 110:3234 -3238.
23. Budoff MJ, Achenbach S, Blumenthal RS, *et al.* Assessment of Coronary Artery Disease by Cardiac Computed Tomography: A Scientific Statement From the American Heart Association Committee on Cardiovascular Imaging and Intervention Council on Cardiovascular Radiology and Intervention, and Committee on Cardiac Imaging, Council on Clinical Cardiology. *Circulation*, 2006, 114: 1761-1791.

第十二章　多层螺旋 CT 心脏成像与冠状动脉变异

冠状动脉解剖变异（或畸形）临床上较为常见，是指冠状动脉起源、分布和结构的异常，过去主要是在做冠状动脉造影时偶然被发现，不同文献报道，冠状动脉变异的造影检出率在 0.5% ～ 1.3% 之间[1-3]。冠状动脉变异中的大多数为冠状动脉起源异常。冠状动脉变异多数情况是生理性的，对心肌供血无明显影响。但部分类型的冠状动脉异常对心肌供血有一定影响，可引起心绞痛、心肌梗死或猝死，属于具有潜在危险的冠状动脉异常类型。正确认识先天性冠状动脉异常，对心血管疾病的临床诊治非常重要。

冠状动脉异常的诊断以往主要依靠导管法冠状动脉造影。对于异常起源于升主动脉的冠状动脉而言，若能将导管插入该血管并实施造影检查，导管法造影对其诊断具有优良价值。但冠状动脉起源异常可给冠状动脉造影的操作带来困难。在少数患者，由于导管未能插入异常起源的冠状动脉而被误认为该冠状动脉缺如。另外，导管法造影对异常起源的冠状动脉走行与大血管之间的关系因缺少三维资料而难以确定。

多层螺旋CT是近几年推出的新型无创、简单而又安全的影像学检查手段。随着MSCT探测器层数的增加，多层螺旋CT的时间和空间分辨率不断提高，同时也由于计算机二维和三维重建技术的不断发展，冠状动脉多层螺旋CT成像后经过工作站进行二维和三维图像重建，通过三维容积再现（VR）重建，将冠状动脉开口、走行及分布以任意角度显示，图像立体、直观；通过曲面重组（CPR）二维图像，不仅显示冠状动脉开口位置与解剖关系，而且显示冠状动脉自身情况，如病变部位、性质、程度和范围；横轴面最大密度投影（MIP）因受运动伪影影响最小，最容易判定冠状动脉开口异常。冠状动脉多层螺旋CT成像在临床应用增加，从而也使得冠状动脉异常的检出率不断提高。冠状动脉多层螺旋CT用于评价冠状动脉起源异常的临床报道也逐渐增多。

早期应用 4 层多层螺旋 CT 对冠状动脉起源异常的检出率为 0.43%，随后 16 层多层螺旋 CT 检出率为 6.6%，新近报道 64 层多层螺旋 CT 冠状动脉起源异常检出率为 3.07%[4-6]。不同的文献报道检出率不一致，除了研究人群可能不同之外，早期多层螺旋CT时间和空间分辨率相对较低，目前的 64 层和 128 层多层螺旋 CT 的时间和空间分辨率更高，使得扫描时间减少患者易配合，静脉回流少以及对冠状动脉主支及分支血管的解剖形态、毗邻关系解剖显示更加细腻，从而使以往不易被发现的冠状动脉细小分支的起源异常便于检出。

一、可引起心肌缺血的冠状动脉异常

1．左冠状动脉起自肺动脉　左冠状动脉起源于肺动脉主干是少见的畸形，占先天性心血管患者的 0.24%，常与先天性心脏病并存（图 12-1）。

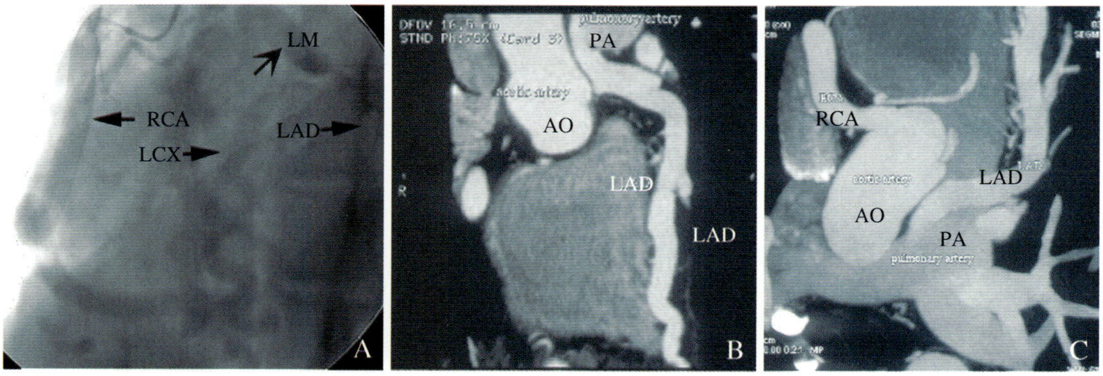

图12-1　患者，女，23岁，左主干起源于主肺动脉。A，选择性冠状动脉造影未能找到左冠状动脉，在对右冠状动脉（RCA）造影时发现右冠状动脉粗大，经过交通支显示前降支（LAD）、回旋支（LCX）和左主干（LM）分别箭头指示；B和C，64层螺旋CT的MPR图像显示LAD从肺动脉（PA）处发出

2．冠状动脉瘘　冠状动脉瘘是一种相对常见的畸形，它是冠状动脉及其主要分支与右心房、右心室、肺动脉、冠状静脉窦或其他静脉之间的直接相通。MSCT通过计算机重建技术，可以从多角度清晰地显示冠状动脉瘘的起源、走行及回流部位。

3．冠状动脉瘤　是少见的畸形。先天性极少见，半数以上为动脉粥样硬化引起，约1/3为感染或川崎（Kawasaki）病所致。MSCT可以很容易显示冠状动脉瘤及瘤内血栓和不规则管腔，同时MSCT还可以显示小的血管瘤。

4．先天性冠状动脉狭窄或闭锁　先天性冠状动脉狭窄或闭锁可作为一个孤立的病变或伴随有其他先天性疾病如钙化性冠状动脉硬化、主动脉瓣上狭窄和高胱氨酸等。

5．左主干起源于右冠状窦　左主干起源于右冠状窦是一种少见但预后严重的冠脉畸形，发生率约0.02%～0.04%，约40%患者可发生猝死，主要发生在运动中或运动后不久（图12-2）[7]。

6．右冠状动脉起源于左冠状动脉或左主动脉窦　起源于左冠状动脉或左主动脉窦的右冠状动脉为少见畸形，发生率约0.02%～0.16%。其行程为起源于左冠状窦前方，从主动脉和右室流出道之间通过，其危险性稍低，但也可能发生心肌缺血（图12-3，图12-4）。

二、不引起心肌缺血的先天性冠状动脉畸形

在这组畸形中，冠状动脉起自主动脉，但它们的起源在少见部位，心肌灌注正常，但在血管造影时可能会遇到动脉定位的困难。

1．回旋支起源于右冠状窦　左回旋支起源于右冠状窦或右冠状动脉是常见的一种起源，发生率约0.3%～0.67%。发出后绕升主动脉根部的后壁至左房室沟，循正常途径走行和分支，属于良性畸形。

2．单根冠状动脉　指左右冠状动脉同一开口且仅有一条冠脉主干，发生率约0.04%，约40%合并有其他心脏畸形。此类畸形有无数变异。其临床意义取决于血管的走行和分布（图12-5，图12-6，图12-7）[8]。

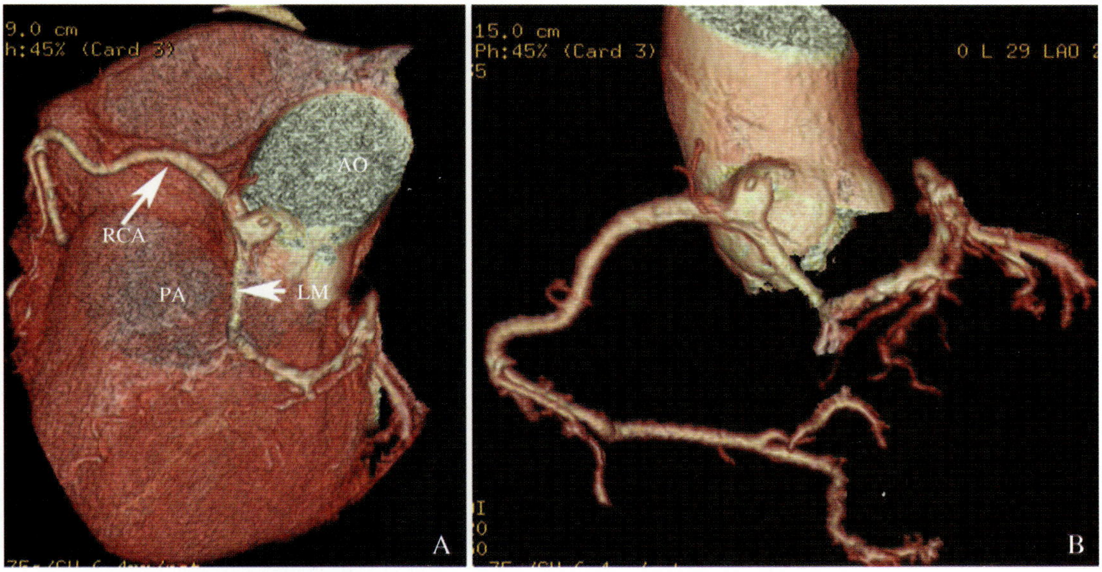

图 12-2　**左主干起源于右冠状动脉**。A，128 层 MSCT 心脏 VR 重建图像显示右冠状动脉（RCA）走行正常，左主干（LM）从右冠状动脉起始部位发出，从主动脉（AO）和肺动脉（PA）之间走行，经主动脉前方进入左冠状动脉供血区域；B，VR 重建图像显示冠状动脉血管树

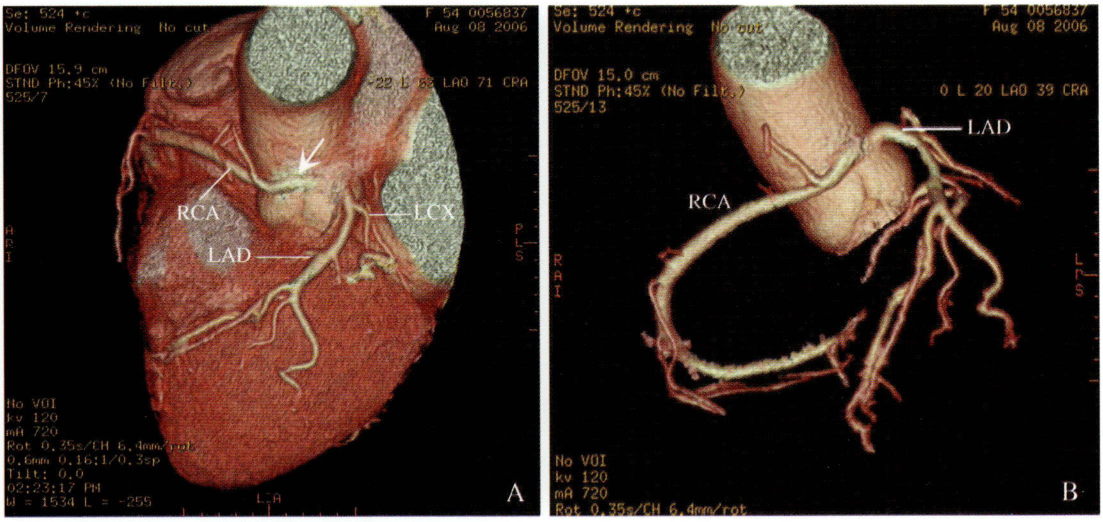

图 12-3　128 层 MSCT 图像显示冠状动脉起源异常；A，VR 重建图像显示右冠状动脉（RCA）起源于左冠状动脉窦（箭头所指），RCA粗大，锐角发出后走行于主动脉（AO）和肺动脉（PA）之间，前降支（LAD）和回旋支（LCX）走行正常；B，同一患者的 128 层螺旋 CT 显示的血管树

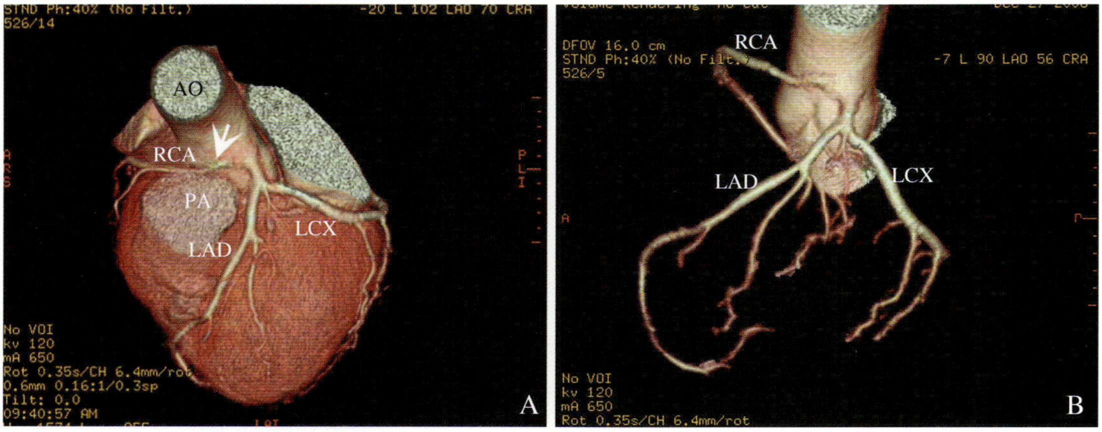

图12-4 128层MSCT图像显示冠状动脉起源异常；A，VR重建图像显示右冠状动脉（RCA）起源于于左冠状动脉窦的右上方（箭头所指），RCA锐角发出后走行于主动脉（AO）和肺动脉（PA）之间，前降支（LAD）和回旋支（LCX）走行正常；B，同一患者的128层螺旋CT显示的血管树，RCA偏小，LCX粗大

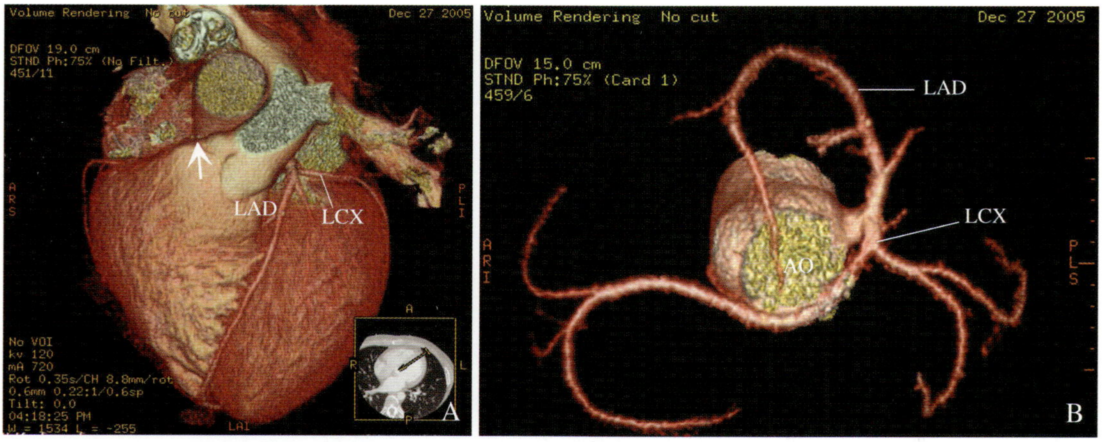

图12-5 单根冠状动脉畸形128层MSCT图像。A，VR重建图像显示右冠状动脉（RCA）缺如，箭头部位未能见到RCA发出；B，VR重建图像显示冠状动脉血管树，可以清晰地显示RCA缺如、回旋支（LCX）粗大，其中有一个大分支经主动脉（AO）后面而进入RCA供血区域

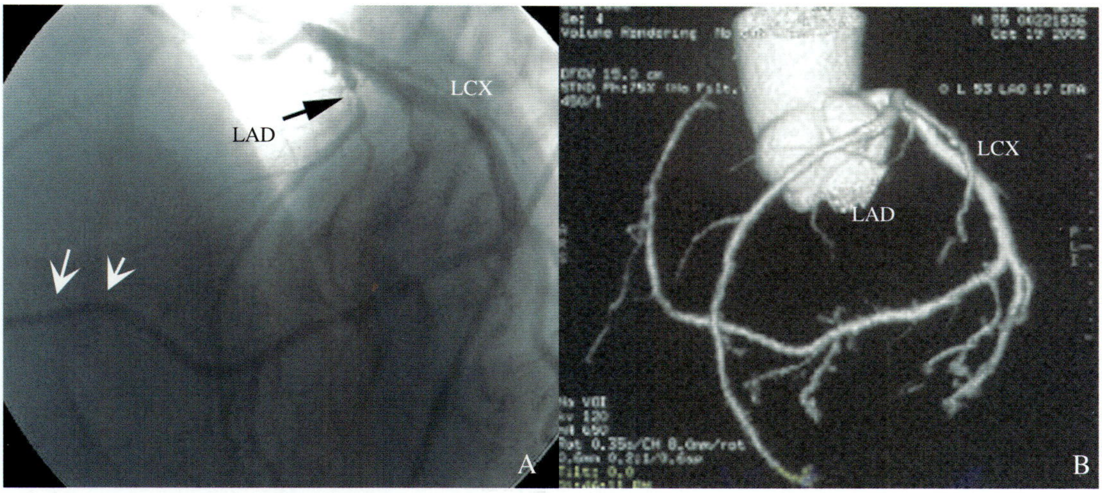

图12-6　单根冠状动脉畸形选择性冠状动脉造影与64层MSCT图像。A，选择性冠状动脉造影未能找到右冠状动脉（RCA），左冠状动脉造影发现前降支近段有一处严重狭窄（黑色箭头所指），回旋支（LCX）粗大，LCX远端走行至RCA供血区域（白色箭头所指）；B，VR重建图像显示冠状动脉血管树，可以清晰地显示RCA缺如，回旋支（LCX）粗大，其中有LCX远段进入RCA供血区域

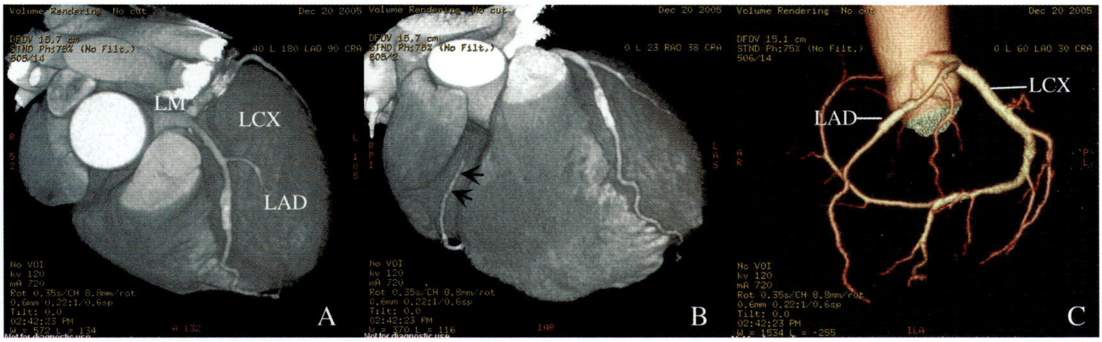

图12-7　患者，男，51岁，急性前壁心肌梗死，急诊冠状动脉造影时未找到右冠状动脉（RCA），左前降支（LAD）中段闭塞行支架治疗，128层MSCT图像显示单根冠状动脉畸形。A，VR重建图像显示右冠状动脉（RCA）缺如，LAD中段可见到支架影；B，A图像旋转一定角度显示RCA血管，但不是从右冠状动脉窦发出（箭头所指）；C，VR重建图像显示冠状动脉血管树，可以清晰地看到RCA缺如，回旋支（LCX）绕行至RCA供血区域

3．全部三支冠状动脉经多个开口分别起自右或左主动脉窦　这种罕见畸形类似于单根冠状动脉。在左或右主动脉窦常无冠状动脉开口。

4．右冠状动脉高前位起源　此类畸形经常遇到，但无血流动力学意义（图12-8）。

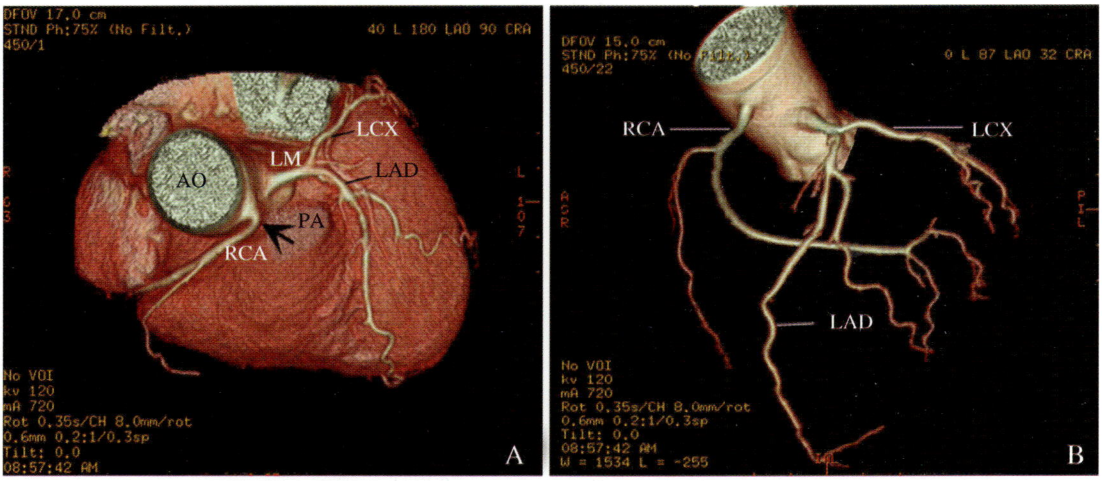

图12-8　128层MSCT图像显示冠状动脉起源异常；A，VR重建图像显示右冠状动脉（RCA）起源于主动脉高前位（箭头所指），锐角发出后走行于主动脉（AO）和肺动脉（PA）之间，前降支（LAD）和回旋支（LCX）走行正常；B，同一患者的128层螺旋CT显示的血管树

冠状动脉多层螺旋CT成像与有创冠状动脉造影比较：目前冠状动脉多层螺旋CT成像检出冠状动脉起源异常的发生率高于有创冠状动脉造影。可能的因素包括有创冠状动脉造影检查，对单独开口的冠状动脉可因插管不成功造成漏诊，或经验不足造成误诊；有创冠状动脉造影受限于二维空间，不易观察异常走行的冠状动脉与周围器官的毗邻关系；入选人群不同，有创冠状动脉造影大多数有胸痛、心悸等症状，而多层螺旋CT成像正常患者比例较高，更能反映人群的实际情况。有研究报道16层多层螺旋CT检出的冠状动脉起源异常患者而后经有创冠状动脉检出率仅占53%[5]。

多层螺旋CT通过多种手段细化冠状动脉起源异常走行，因无创、简便、经济，加上目前64层以上多层螺旋CT的推出，时间、空间分辨率明显提高，冠状动脉解剖关系及细小分支显示清晰，因此，冠状动脉多层螺旋CT成像对冠状动脉变异患者的检出，预后判断及其治疗方案的选择，具有独特的临床价值。

参考文献

1. Kimbiris D, Abdulmassih SI, Segal BL, *et al*. Anomalous aortic origin of coronary arteries. *Circulation*, 1978, 58:606-615.
2. 吴瑛，姚民，高润霖，等. 成人冠状动脉造影中动脉起源异常分析.中华心血管病杂志，2004, 32:587-591.
3. Engel HJ, Torres C, Page HL.Major variations in anatomical origin of the coronary arteries:Angiographic observations in 4250 patients without associated congenital heart disease.*Cathet Cardiovas Diagn*, 1975, 1: 157-169.
4. Sato Y, Inoue F, Matsumoto N, *et al*. Detection of anomalous origins of the coronary artery by means of multislice

computed tomography.*Circ J*, 2005, 69:320-324.
5. Shi H, Aschoff AJ, Hoffmann MH, *et al*. Multislice CT imaging of anomalous coronary arteries. *Eur Radiol*, 2004, 14:2172-2181.
6. 戴沁怡，吕飙，张兆琪，等. 64层螺旋CT诊断成人冠状动脉起源异常.中华放射学杂志，2006, 40:804-807.
7. 陈步星，罗维，马凤云，等. 左主干起源于右冠状动脉窦（附2例报告并文献复习）. 中国医药导刊，2004, 6:89-91.
8. 罗维，陈步星，马凤云，等. 单一冠状动脉畸形的急性心肌梗死及介入治疗二例. 中华心血管病杂志，2007, 35:369-370.

第十三章　多层螺旋 CT 心脏成像与先天性心脏病

一直以来先天性心脏病（简称先心病）的诊断主要依靠超声心动图和心血管造影检查，而CT成像在先天心脏病诊断中的应用往往被忽视。超声心动图能实时提供心脏形态、功能方面的准确信息，且无创、方便，自然成为先心病的首选诊断方法，而心血管造影能直观显示心脏、大血管的解剖细节，提供心脏功能、血流动力学方面的准确信息，一直是先心病诊断的“金标准”。但超声心动图受声窗、体形、操作者经验的影响，对部分先心病的诊断仍有限度，而心血管造影的有创性限制了其广泛开展的空间。以往由于常规CT检查扫描速度慢，移动伪影多，不能实现对心脏的高质量影像学观察。目前，随着多层螺旋 CT（multi-slice CT，MSCT）技术的发展使得高时间分辨率、高密度分辨率、高空间分辨率的心脏成像成为可能，并可通过 CT 造影（CTA）、CT 电影、CT 三维重建等技术达到对心脏形态、功能、空间位置及连接关系的全面了解，加之其具有心肺兼顾、空间分辨率高、无创、经济等优点，必将成为先心病诊断的重要手段[1-7]。本章将以目前趋于普及的 64 层 MSCT 为例，简单介绍一下 CT 成像在先心病诊断中的应用。

第一节　常见简单先心病的多层螺旋 CT 心脏成像

常见简单先心病是指先心病中发病率最高的几种简单畸形，包括室间隔缺损、房间隔缺损、动脉导管未闭、肺动脉瓣狭窄四种。

一、检查方法

（一）螺旋增强扫描（Hellical Full 0.4s）

是最常用的扫描方法。年龄小于 6 岁患儿或检查不合作者于检查前口服 10% 水合氯醛 0.5 ～ 0.7 ml/kg 镇静。扫描范围一般为胸廓入口至左膈面下 5cm。扫描参数：100 kV，自动毫安（Auto mA）75 ～ 250 mA，层厚 0.625 mm，螺距 0.22。对比剂使用非离子型对比剂（碘海醇或碘普罗胺，每 ml 含碘 350 mg 或每 ml 含碘 370mg）1.2 ～ 2.0 ml/kg 体重，用高压注射器注入，流率 0.5 ～ 2.0 ml/s。扫描延迟时间：2 岁内患儿，若对比剂经头皮或手背静脉注射，延迟时间为 11 ～ 14s，经足外周静脉注射，延迟时间为 14 ～ 16s；2 ～ 12 岁患儿在上述基础上适当延长 2 ～ 5s。对临床怀疑有左、右心房或三尖瓣病变的患儿，在心脏范围加扫第 2 期，扫描延迟时间为 4 ～ 5s。8 岁以上及合作的患儿行屏气扫描，余患儿在平静呼吸下或镇静状态下扫描，曝光时间为 1.8 ～ 2.4s。

（二）图像处理

将扫描所得的数据传送至工作站（如 GE 公司 Deep Blue， ADW4.2 或 ADW4.3）进行三维重建，主要进行多平面重建（MPR）、最大密度投影（MIP）、容积成像（VR），表面遮盖成像（SSD）等方法。

二、CT 征象及表现

（一）室间隔缺损（ventricular septal defect，VSD）

单层横断增强扫描可显示两个层面以上室间隔连续中断，并能确定观察 VSD 的大小、部位、类型。可以直接测量缺损大小（5mm以下缺损判断有一定困难）。间接征象包括：分流量大者可见心室增大、肺动脉高压表现（图 13-1）。

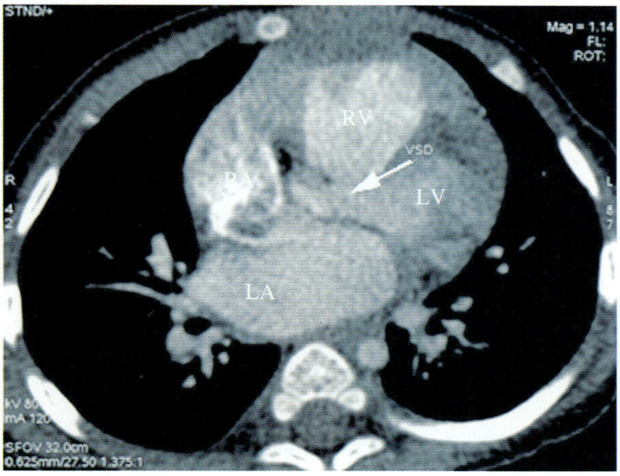

图13-1　患者，男，9岁。64层MSCT诊断：先天性心脏病，室间隔缺损（箭头所指），肺动脉高压（心脏短轴）。RV右心室，LV左心室，RA右心房，LA 左心房

（二）房间隔缺损（atrial septal defect，ASD）

单层横断增强扫描可显示两个层面以上房间隔连续中断，左、右心房间隔对比剂连通，可以直接测量缺损大小（5mm以下缺损判断有一定困难）。间接征象包括右心房、右心室扩大和肺动脉增宽等（图 13-2）。

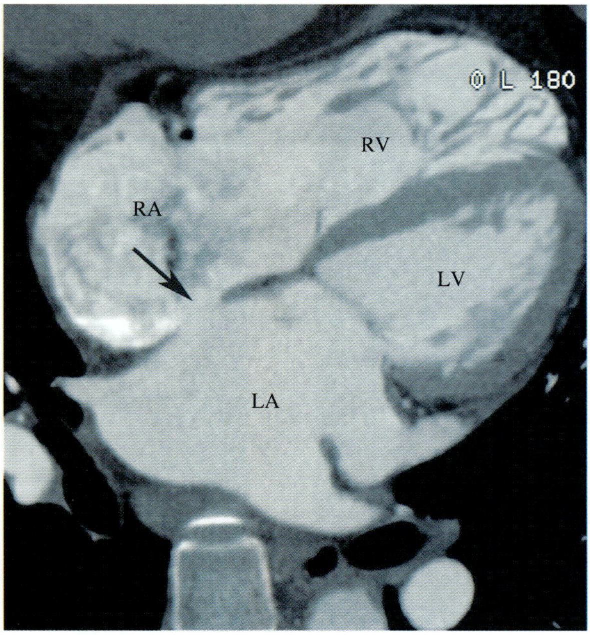

图 13-2　患者，女，62 岁。查体发现心脏杂音40年。64层MSCT诊断（心脏长轴），先天性心脏病，房间隔缺损（箭头所指）

（三）动脉导管未闭（patent ductus arteriosus，PDA）

单层横断增强扫描可显示主动脉峡部与主肺动脉或左肺动脉间的血管沟通。间接征象：小的PDA可无明确心肺改变，较大的PDA可见左室增大，有肺动脉高压征象（图13-3）。

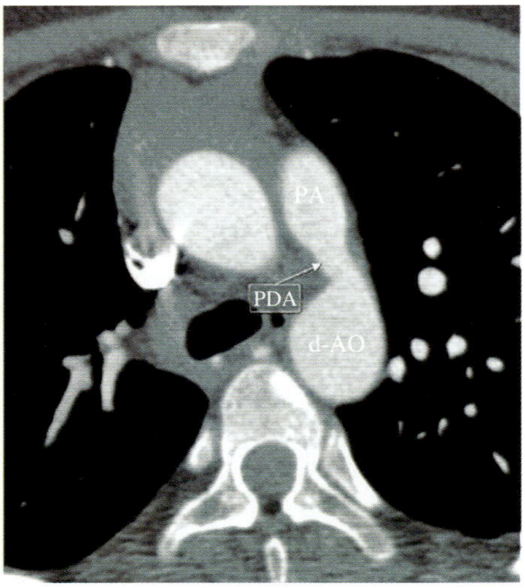

图13-3　**患者，女，13岁。发现心脏杂音10年。64层MSCT示动脉导管未闭（箭头所指），肺动脉高压。（心脏短轴）PA肺动脉，AO主动脉，PDA动脉导管未闭**

（四）肺动脉瓣狭窄（pulmonary stenosis，PS）

对于肺动脉瓣狭窄的诊断，CT无确切的直接征象，只有通过肺动脉瓣环狭窄变细、主肺动脉扩张、右室壁肥厚、肺动脉瓣增厚等间接征象来确定和判断PS的程度。

三、CT应用价值及评价

上述4种简单先心病一般通过超声心动图即可完成诊断，由CT诊断主要是在检查其他疾病时作为合并症而被发现，或作为超声心动图诊断的补充，特别是在确定有无肌部VSD、ASD是否合并肺静脉畸形引流、ASD与肺静脉入口的关系、ASD与冠状静脉窦的关系、PDA是否合并主动脉缩窄、PS是否合并右室流出道肌性狭窄方面有较大意义[5-6]。随着先心病介入治疗的发展，CT成像在先心病介入治疗后随访中也有一定的应用价值，包括观察封堵器位置、有无残余分流等。

第二节　复杂先天性心脏病的CT成像

复杂先心病是心血管影像诊断的难点，由于CT横断面成像避免了影像的重叠、能很好地显示心脏各房室和大血管的形态、位置、连接及空间关系，加之三维重建直观地显示全体空间及连接关系，同时兼顾对肺和内脏的观察，使得CT在复杂先心病的诊断方面有着明显的优势。特别是对肺动脉发育情况、主动脉弓畸形、肺静脉畸形引流、瓣下/瓣上狭窄、主—肺间隔缺损、永存动脉干、侧支血管分布、心室与大动脉连接关系的确定等方面具有重要的价值，在一定程度上弥补了超声心动图和心血管造影的不足[2-3、7]。

一、检查方法

（一）螺旋增强扫描（Hellical Full 0.4s）

是最常用的扫描方法。年龄小于6岁患儿或检查不合作者于检查前口服10%水合氯醛0.5 ～ 0.7 ml/kg 镇静。扫描范围一般为胸廓入口至左膈面下5cm。扫描参数：100 kV，自动毫安（Auto mA）75 ～ 250 mA，层厚0.625 mm，螺距0.22。对比剂使用非离子型对比剂（碘海醇或碘普罗胺，每ml含碘350 mg或每ml含碘370mg）1.2 ～ 2.0 ml/kg体重，用高压注射器注入，流率0.5 ～ 2.0 ml/s。扫描延迟时间：2岁内患儿，若对比剂经头皮或手背静脉注射，延迟时间为11 ～ 14 s，经足外周静脉注射，延迟时间为14 ～ 16s；2 ～ 12岁患儿在上述基础上适当延长2～5s。对临床怀疑有左、右心房或三尖瓣病变的患儿，在心脏范围加扫第2期，扫描延迟时间为4 ～ 5s。8岁以上及合作的患儿行屏气扫描，余患儿在平静呼吸下或镇静状态下扫描，曝光时间为1.8 ～ 2.4s。

（二）图像处理

将扫描所得的数据传送至工作站进行三维重建，主要进行多平面重建（MPR）、最大密度投影（MIP）、容积成像（VR），表面遮盖成像（SSD）等方法。

二、复杂先心病CT诊断的节段分析方法

对复杂先心病的CT诊断分析应包括胸部和上腹部，按以下顺序（血流顺序）进行分析：

（一）内脏—心房连接

注意内脏（肝、胃、脾）居腹腔的位置（正位、转位、异位），然后结合心房耳部形态确定心房位（正位、转位、左房异构、右房异构）。也包括腔静脉、肺静脉与心房连接是否正常等。

（二）房—室连接

包括房室连接适应（左房—左室、右房—右室）和不适应（左房—右室、右房—左室）。

（三）心室腔形态、位置

包括左位心、右位心、单心室、双心室等。

（四）心室—大动脉连接关系

包括心室—大动脉连接正常（主动脉—左室、肺动脉—右室）和异常（大动脉错位、异位）

（五）大动脉（主动脉及肺动脉）的发育及侧支血管情况

这样分析比较全面，不会遗漏畸形。

三、CT征象及表现

（一）法乐四联症（Fallot 4，F4）

单层横断增强扫描能显示①瓣环发育小、瓣叶增厚及开放受限；其上逐层可显示主肺动脉发育、左右肺动脉发育及管径，其下逐层可显示漏斗部的发育、狭窄程度、肌壁肥厚情况。②显示VSD的位置、大小，与主动脉瓣及肺动脉瓣的关系。③主动脉骑跨：CT能明确显示室间隔及主动脉窦的解剖及两者的关系，因此能较准确地判断主动脉骑跨程度，一个窦在室间隔右侧，骑跨约1/3，两个窦在右侧，骑跨2/3，一般四联症骑跨不超过75%，即约两

个窦，否则应考虑右室双出口了。两大动脉位置关系正常（左前右后关系）。④右室肥厚：心室层面可见肌小梁粗大，右室壁增厚。⑤并发畸形的诊断：包括右位主动脉弓、永存左上腔静脉、冠脉起源异常等（图 13-4）。

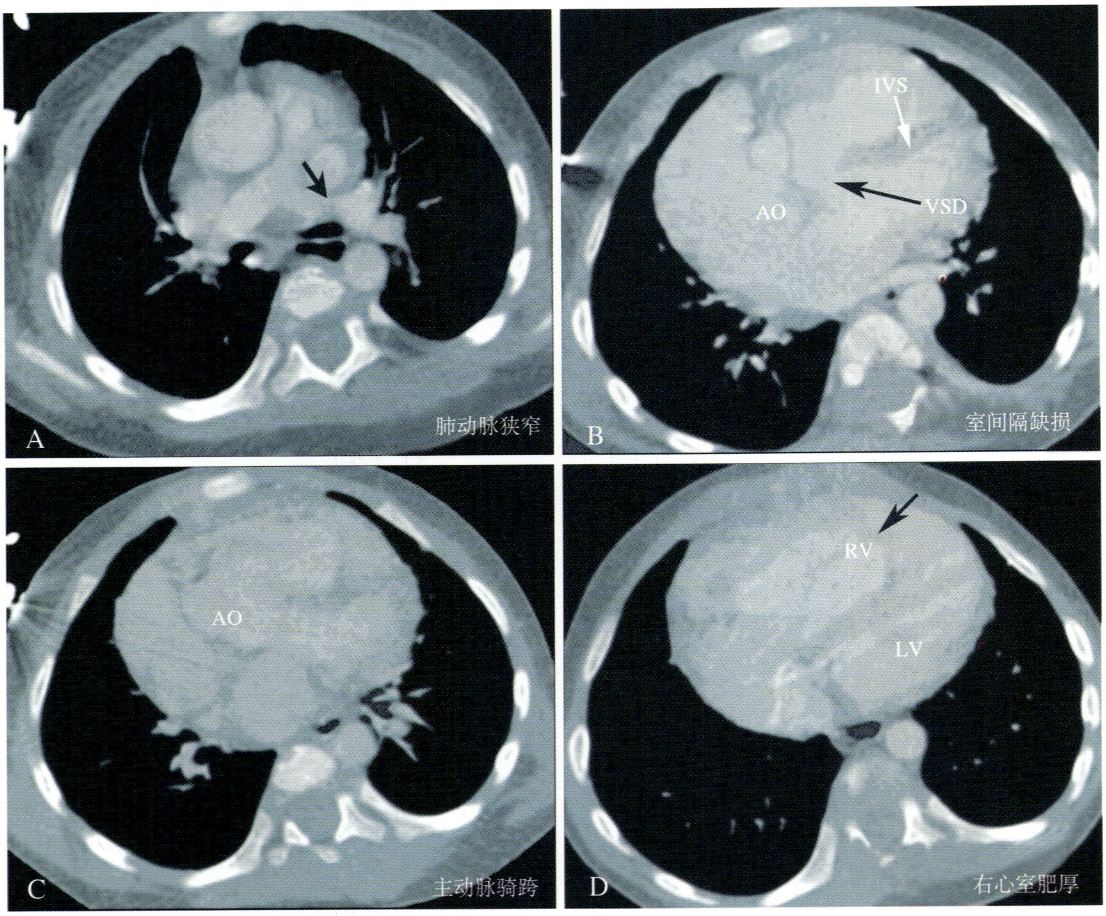

图 13-4 患者，女，3 岁，64 层 MSCT 诊断为法乐四联症。A，**显示肺动脉狭窄（箭头所指）**；B，**室间隔缺损（VSD）（黑色箭头所指） IVS室间隔（白色箭头所指）**，AO**主动脉窦**；C，**显示主动脉骑跨 AO主动脉**；D，**右心室肥厚（心脏短轴）（箭头所指）**

（二）肺动脉闭锁（pulmonary artery atresia，PAA）

合并室间隔缺损：a．闭锁部位可发生在漏斗部、肺动脉瓣、主肺动脉、左右肺动脉。漏斗部、肺动脉瓣闭锁单层增强扫描显示该部无造影充盈，为肌块所代替。CT可以分析左右肺动脉管径大小、发育情况、有无融合、融合部有无狭窄等，若左右肺动脉有融合，可清晰地显示海鸥征。主肺动脉或左、右肺动脉任何一支无造影剂显示，也为闭锁。b．侧支循环：肺动脉闭锁患者若肺动脉发育差，则包含许多侧支循环参与肺部供血，除多合并PDA外，其他侧支可来源于降主动脉上段发出的体—肺侧支，CT上显示纵隔区大量血管分支与降主动脉前壁、侧壁相连，逐层分析可见其分布于肺内，利用三维重建可直观显示侧支血管的起止、连接关系及数目。其他特殊来源的侧支血管包括冠状动脉、头臂动脉、膈下动脉、肋间动脉、支气管动脉等。常规心血管造影由于本病肺动脉及分支发育差，灌注不良，造影剂灌注少，加上造影技术及影像重叠等因素影响，造成部分病例在判断肺动脉发育，左右肺动脉有无融合上有一定困难，而CT成像由于空间分辨率及密度分辨率高，能准确可靠地显示肺动脉发育及融合情况，对此判断更为准确（图 13-5）。

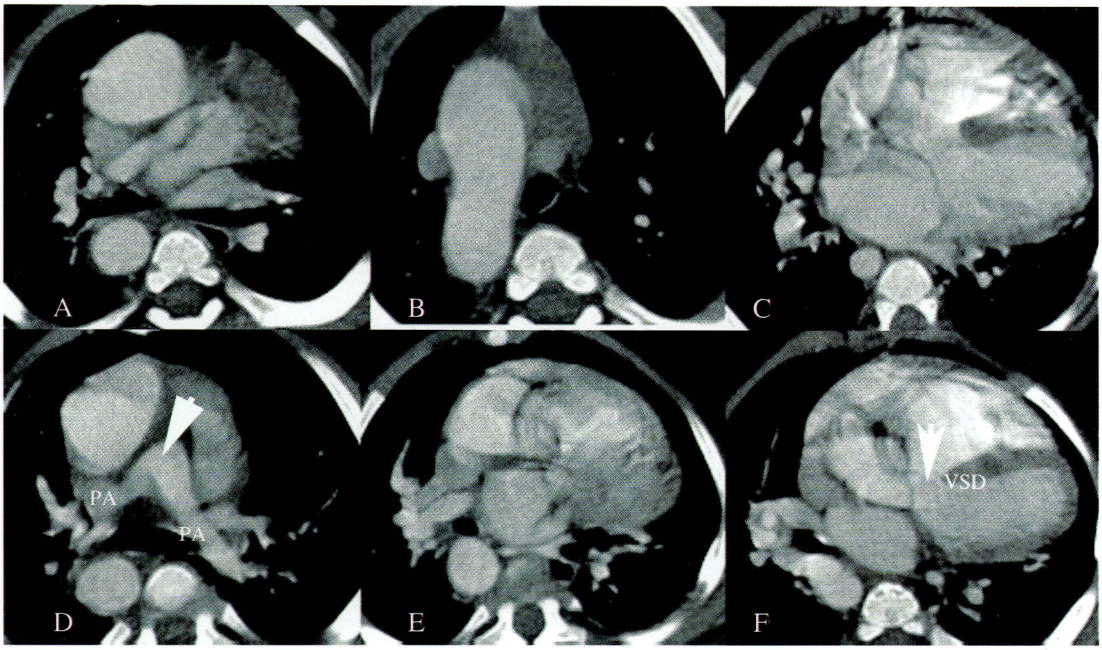

图 13-5　患者，男，3 岁，出生后紫绀，64 层 MSCT 示肺动脉闭锁（瓣膜水平），室间隔缺损，左右肺动脉有融合。D，左右肺动脉（PA），箭头所指为左右肺动脉融合部，主肺动脉近端呈“闭锁”状态；F，箭头所指为室间隔缺损（VSD）（心脏短轴）

（三）单心室（single ventricle，SV）

若显示两组房室瓣或一组共同房室瓣均开口于单一心室，即诊断为单心室。

a．确定主心腔结构的类型：单层 CT 增强扫描能显示心腔肌小梁结构，肌小梁粗糙有较大肌束充盈缺损的心室为形态学右室，肌小梁较细小的为形态学左室，兼而有之为未定型心室。b．残余心腔：为无流入道的心腔，其中有大血管（主动脉或肺动脉）相连的称输出腔，无大血管发出的为小梁囊。c．大动脉—心室连接：CT可显示主肺动脉及肺动脉的发育情况、两大动脉的位置关系以及大动脉—心室连接关系等。有无肺动脉闭锁、肺动脉分支有无狭窄等。d．房室连接及房室瓣：根据心耳形态及与肺静脉的连接区别左右心房，CT能确切显示房室瓣环的数目，两组瓣环直径应相近，如果一组瓣环比另一组瓣环直径小 1/3 以上时应视为发育不全。如果于房室瓣环各层面均见一组较大的房室瓣时，为共同房室瓣（图 13-6）。

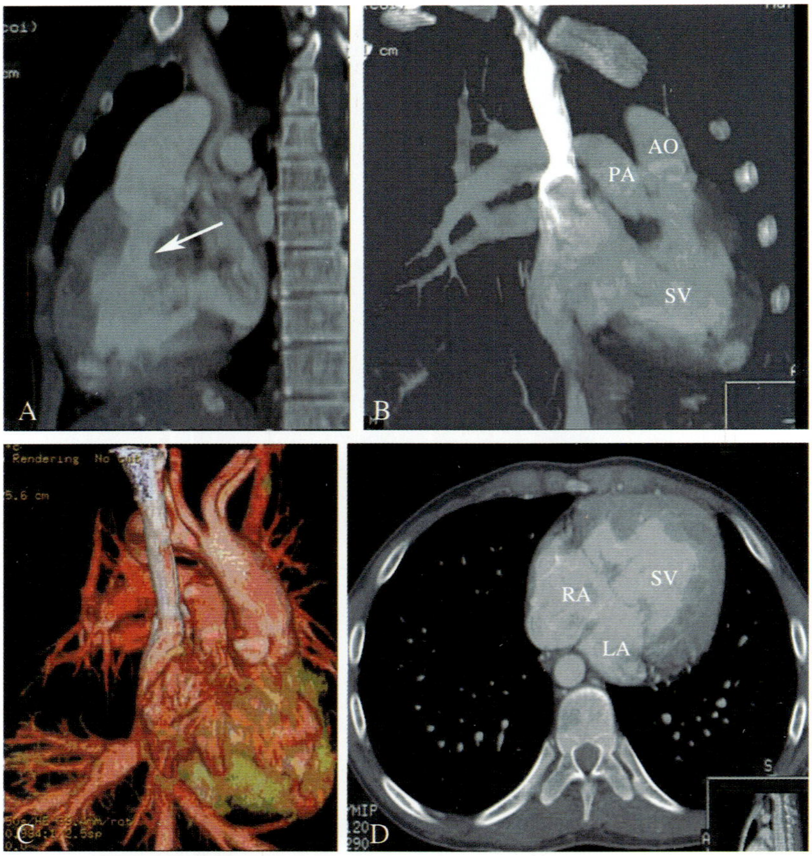

图13-6 患者，男，15岁。出生后发现心脏杂音和紫绀，64层MSCT示单心室（SV）（左室型），肺动脉（PA）狭窄（CPR/3D及横断面图像）

（四）肺静脉异位引流（abnormal pulmonary vein conduct，APVC）

主要是指单支、多支或全部肺静脉未引流入左心房，而直接引流入腔静脉—右心房系统。按异位引流支数分为部分性肺静脉畸形引流（PAPVC）和完全性肺静脉畸形引流（TAPVC），按异位引流部位分为心上型、心内型、心下型、混合型几种。CT可清楚显示两心房的形态及上、下腔静脉结构。正常情况下于左房层面可见左右侧上、下各一支共4支肺静脉引流入左房，当发现缺支时应逐层检查，追踪异位引流的部位，引流血管有无狭窄。a．左侧肺静脉常汇合成一条垂直静脉在主动脉弓外走行，通过左无名静脉或横静脉汇入上腔静脉近心端。b．右侧全部肺静脉汇合为一支总干向下弯曲走行如镰刀，引流入下腔静脉，在通过横膈处或吻合口部有狭窄，如果并发右肺动脉发育不全时，称为镰刀综合征。c．如异位引流入冠状静脉窦可致其扩张，应注意与房间隔缺损的关系。无脾综合征时应注意肺静脉引流情况，因其容易并发该畸形。表面阴影显示（SSD）三维重建可显示异位引流的肺静脉与腔静脉、右心房的关系并显示引流部位。而造影常常需要再循环显示肺静脉引流，对引流部位的显示不甚理想。超声心动图由于声窗条件的受限，对肺静脉异位引流的判断也有限度。相比而言，MSCT对该类疾病的诊断优势明显（图13-7至图13-11）。

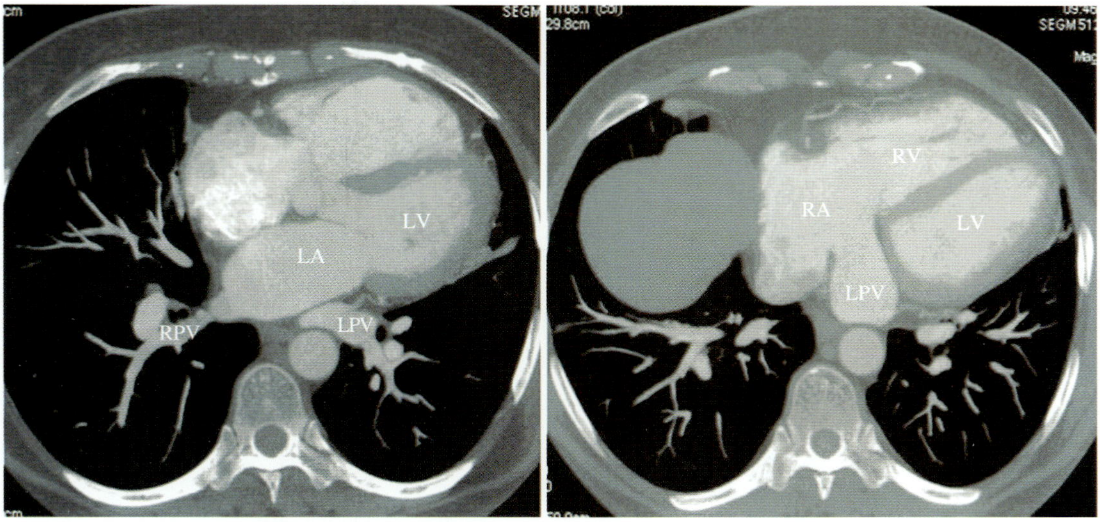

图 13-7　患者，女，59 岁。发现心脏杂音数月。64 层 MSCT 示部分性心内型肺静脉畸形引流（左肺静脉引流入冠状静脉窦）。（心脏短轴） LA左心房， LV左心室，RA右心房， RPV右肺静脉， LPV左肺静脉，RV 右心室

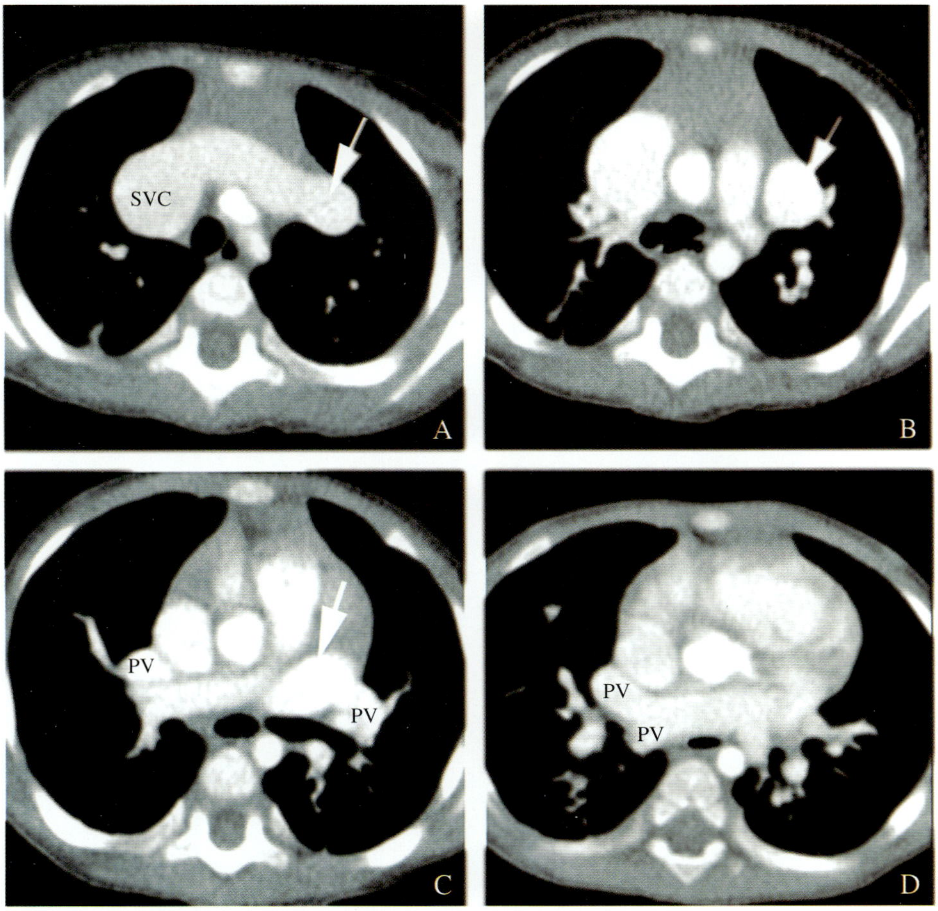

图13-8　患者，男，1岁零5个月，发现心脏杂音5个月，64层MSCT示完全性肺静脉畸形引流（心上型），房间隔缺损，肺动脉高压。图中箭头所指为垂直静脉。右肺静脉及左下叶肺静脉汇成一支单独汇入垂直静脉－右上腔静脉－右心房（心脏短轴图像）。SVC上腔静脉， PV肺静脉

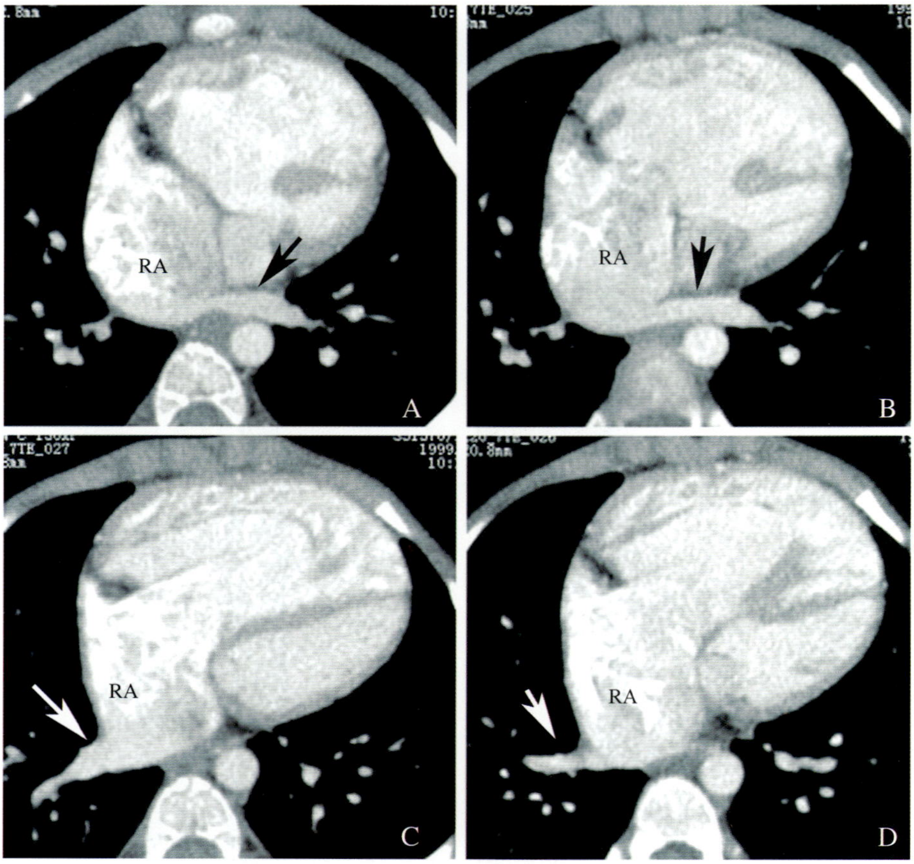

图13-9　患者，男，6岁，出生后发现心脏杂音，64层MSCT示完全性肺静脉畸形引流（心内型），房间隔缺损。右肺静脉及左肺静脉均汇入右房（箭头所指）（心脏短轴图像）

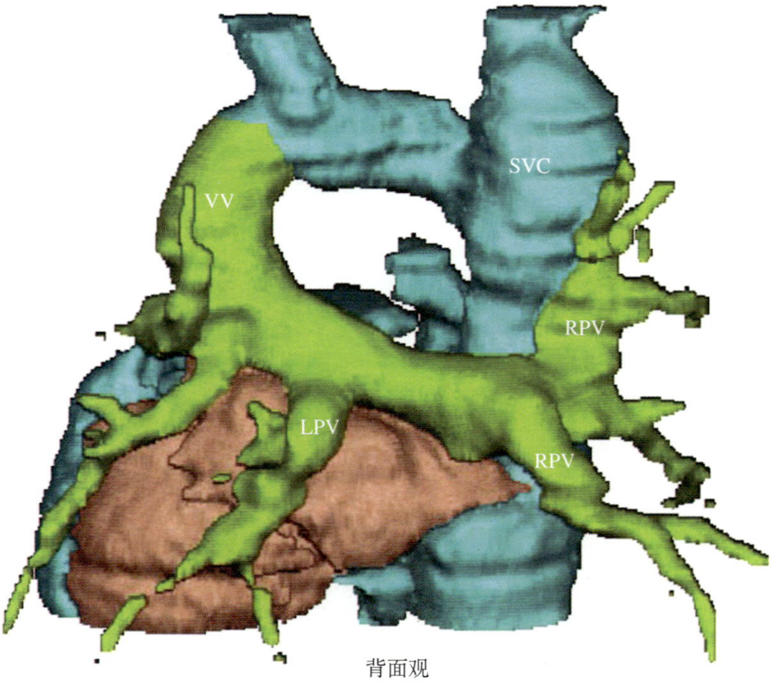

图13-10　患者，男，6岁，MSCT（3D图像，背面观）显示完全性肺静脉畸形引流（心上型）。SVC右上腔静脉，VV垂直静脉，LPV左下肺静脉，RPV右上肺和右下肺静脉

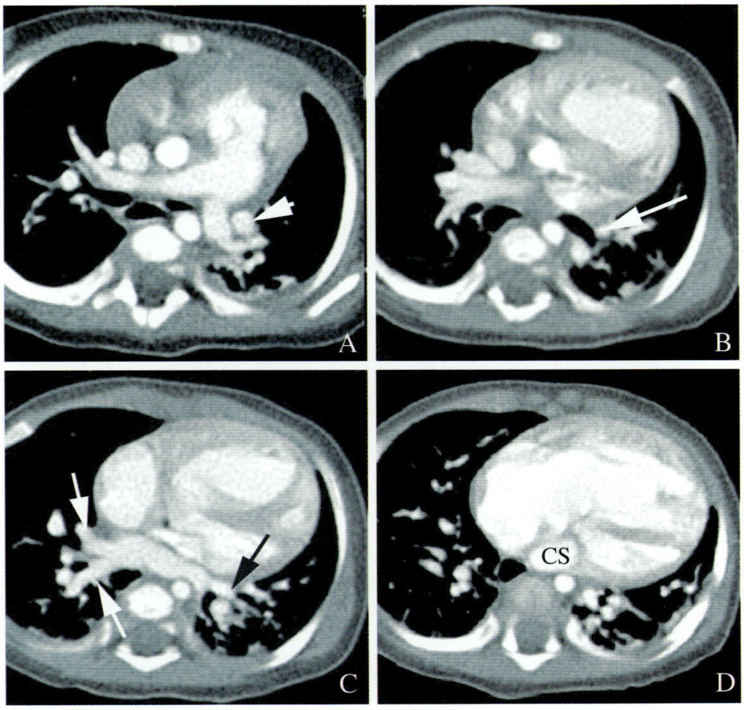

图13-11　患者，男，3岁，64层MSCT诊断为完全性肺静脉畸形引流（混合型），右肺静脉及左下肺静脉汇合入冠状静脉窦，左上肺静脉经垂直静脉入右上腔静脉（心脏短轴）。A，箭头所指为垂直静脉；B，箭头所指为左上肺静脉；C，左侧两个白色箭头所指为右上肺和右下肺静脉，黑色箭头所指为左下肺静脉；D，CS为冠状静脉窦

（五）主—肺间隔缺损（aorta-pulmonary septal defect，APSD）

按缺损部位，主动脉—肺动脉间隔缺损可分为三型，Ⅰ型：缺损紧邻半月瓣上方；Ⅱ型：缺损远离半月瓣；Ⅲ型：主动脉—肺动脉间隔全部缺损。CT单层增强扫描直接征象包括：于主动脉弓下层面可见主动脉与肺动脉间分隔消失，主动脉左后壁与肺动脉右前壁相连通，两组半月瓣完整，依据其缺损范围及与半月瓣距离可分型（图13-12）。

（六）永存共同动脉干（truncus arteriosus，TA）

是指自心底部发出一支大的动脉干，由其供应冠状动脉、体动脉和肺动脉。TA在一组共同半月瓣基础上部分分隔，如果右侧发出主动脉，左侧发出主肺动脉，称为Ⅰ型共干；如果左右肺动脉分别发自共同动脉干的背侧，称为Ⅱ型共干；如果左右肺动脉分别发自共同动脉干的两侧，称为Ⅲ型共干。CT单层增强扫描直接征象包括：自心底部仅显示一组半月瓣，可有2～6个半月瓣，以3瓣最常见。肺动脉发出情况如上述Ⅲ型中其一，室间隔连续中断，骑跨于共同动脉干，间接征象包括合并肺动脉高压等。

（七）主动脉/肺动脉瓣上或瓣下狭窄

CT判断瓣上或瓣下狭窄比判断瓣膜狭窄确切，主要是CT能准确显示管壁狭窄及增厚情况，对隔膜型和肌性狭窄的区别要更直观，并可直接测定最窄部的直径（图13-13）。

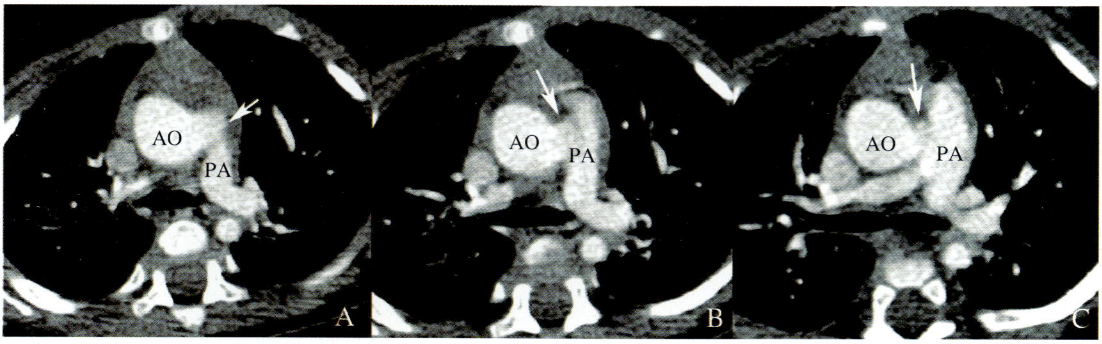

图 13-12　患者，女，11 岁，出生后发现心脏杂音，64 层 MSCT 示主动脉和肺动脉间隔缺损（Ⅱ型）（箭头所指）（心脏短轴）

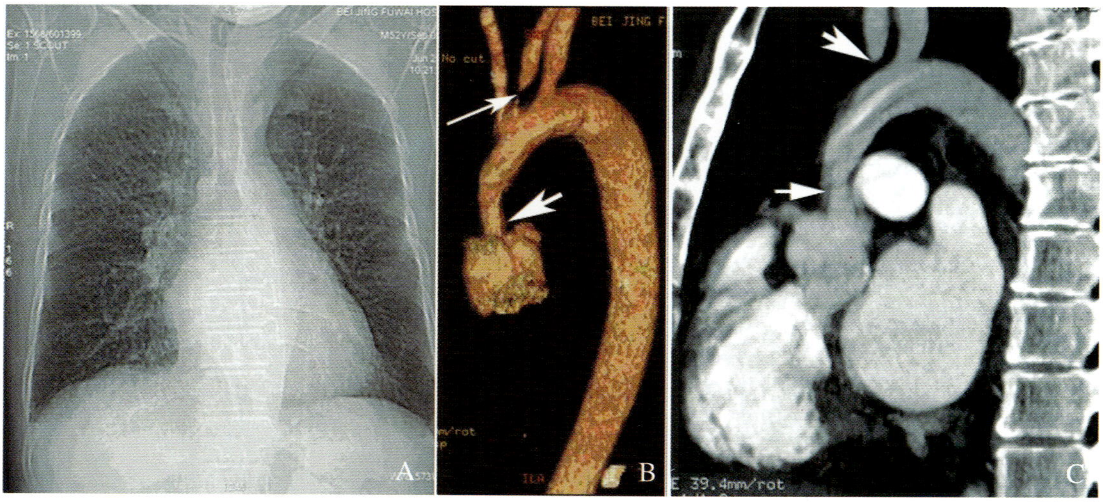

图 13-13　患者，男，53 岁，间断咳嗽，发热 5 个月，64 层 MSCT 示主动脉瓣上狭窄，左颈总动脉开口部重度狭窄近闭塞。A，胸部前后位X线图片；B，3D图像显示主动脉瓣上狭窄（下箭头所指）和左颈总动脉开口部重度狭窄（上箭头所指）；C，CPR重建图像显示主动脉瓣上狭窄（下箭头所指）和左颈总动脉开口部重度狭窄（上箭头所指）

（八）主动脉缩窄 / 离断（coarctation of the aorta，COA/interrution of aortic arch，IAA）

由于CT能准确测量缩窄部的管腔内径、病变长度、缩窄远近端主动脉的发育情况，动脉导管未闭的位置和形态及其与缩窄部位的关系以及侧支血管的情况，弥补了超声心动图的声窗对此部位显示的不足和不全，所以是诊断此类疾病较理想的无创检查方法。主动脉弓离断是指升主动脉与降主动脉间无直接沟通，管腔连续性中断，通过动脉导管未闭（PDA）肺动脉直接与降主动脉相连供血（极少无PDA，通过侧支循环供血）。根据离断的部位可分为三型：A 型，在左锁骨下动脉以远离断，占 40%；B 型，在左颈总和左锁骨下动脉之间离断，占55%；C型，在无名动脉与左颈总动脉间离断，占5%。动脉导管未闭和室间隔缺损是最常见的并发畸形，称为主动脉弓离断三联征。CT显示升主动脉内移、垂直向上发出头臂动脉，无横行的主动脉弓，动脉导管直接与降主动脉相连，结合头臂动脉的分布可分型。用表面阴影显示（SSD）、曲面重组（CPR）等三维重建方法可直观显示上述解剖细节（图 13-14）。

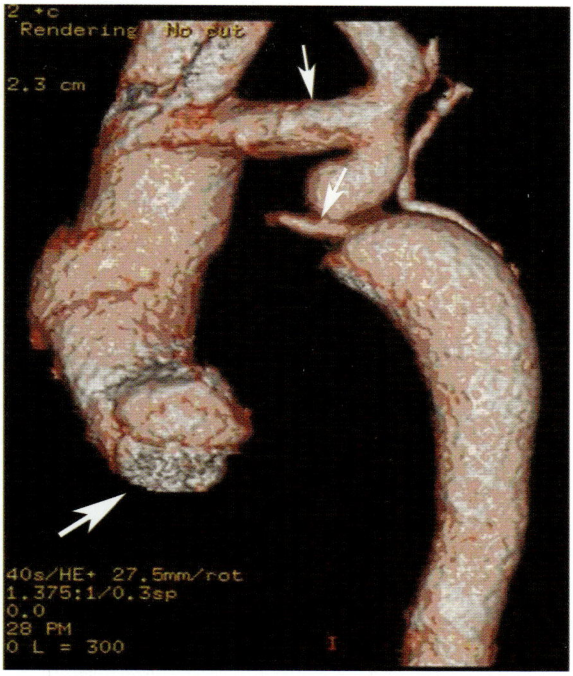

图 13-14　患者，男，5 岁，出生后发现心脏杂音，VR 图像示先天性心脏病，主动脉缩窄伴主动脉弓发育不良（上箭头所指），动脉导管未闭（中部箭头所指），主动脉瓣二瓣化畸形（下箭头所指）

（九）右室双出口（double outlet of right ventricle，DORV）

是指主肺动脉及主动脉均完全起自形态学右心室，或一支大动脉全部及另一支大动脉大部分起自右心室。对 CT 图像可按节段分析法作分析，CT 可清楚显示两心室的形态及肌小梁结构，判断形态学左右心室；确定室间隔的位置、大小，与两大动脉的关系，肺动脉瓣有无狭窄等。特别是对大动脉骑跨程度的判断CT有其优势，如肺动脉完全起自右心室，主动脉骑跨，当存在肺动脉狭窄时，主动脉须骑跨≥ 75%，即至少有两个窦在室间隔的右心室侧；无肺动脉狭窄时，主动脉骑跨应＞50%，即主动脉应有一个半窦以上在室间隔的右室侧（图 13-15）。

（十）先天性冠状动脉畸形

主要包括先天性冠状动脉瘘、冠状动脉异常起源等。由于多层螺旋CT对冠状动脉的良好时间分辨率，加之良好的三维重建技术可以显示冠状动脉的起源、分布、管腔狭窄、扩张、瘘口等全程信息，对冠状动脉畸形的诊断有明显的优势。

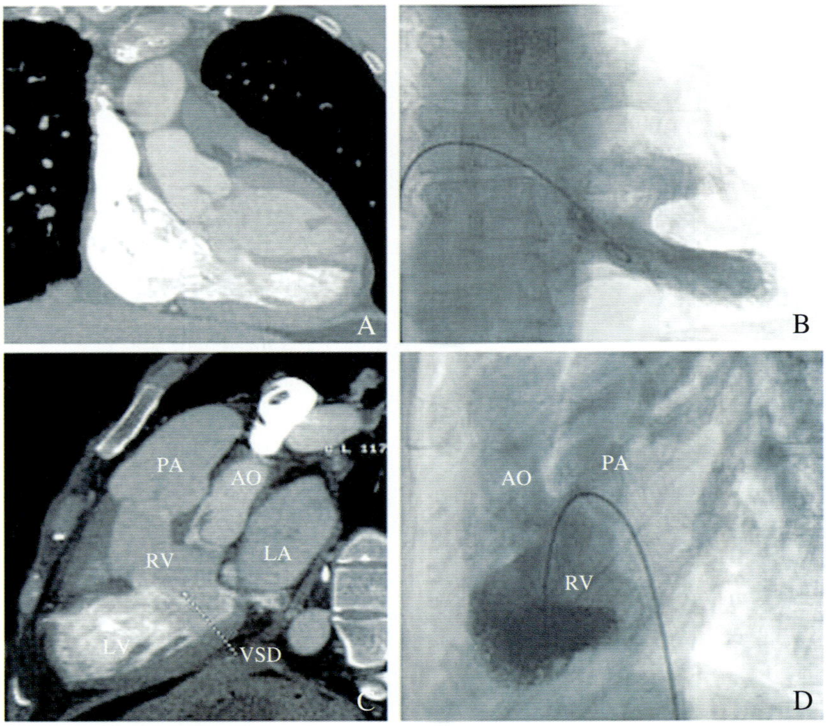

图13-15　患者，男，31岁，出生后发现心脏杂音伴紫绀，64层MSCT示右室双出口，室间隔缺损（VSD，C图箭头所指），肺动脉瓣二瓣畸形，肺动脉瓣及瓣下狭窄，大动脉异位，（左侧图为CPR图像，右侧为心血管造影对比图像）PA肺动脉，AO主动脉，LA左心房，RV右心室，LV左心室

四、CT应用价值及评价

（一）肺动脉发育不良类先心病（包括法乐四联症、肺动脉闭锁、单心室等）

肺动脉的发育情况是这类畸形手术前评价的重要指标，常规心血管造影由于肺动脉及分支发育差时灌注不良，造影剂灌注少，加上造影技术及影像重叠等因素影响，部分病例对肺动脉及分支的发育情况观察不满意。MSCT单层横断增强扫描可逐层分析有无固有肺动脉、左右肺动脉有无融合、肺动脉及分支的直径、管腔狭窄、侧支连接情况，定量测定肺动脉发育指数（NAKATA指数）等指标，三维重建可以展示肺动脉及分支发育及分布的全貌，由于MSCT密度分辨率和空间分辨率较心血管造影检查高，所以其对肺动脉分支及侧支血管的显示较造影更准确和清晰，对造影质量不佳的病例是重要补救和补充措施。同时，对于该类疾病常见的体—肺分流手术、Glenn手术等术后随访，观察术后肺动脉发育的改变，MSCT也较心血管造影具有明显的可操作性，可作为Ⅱ期手术前的重要参考依据。所以，CT成像在该类疾病术前诊断及术后随访中的作用是值得期待的。

（二）在复杂先心病的鉴别诊断中的价值

MSCT对于主动脉骑跨程度的判断、血管的狭窄或扩张的判断、肺静脉引流路径的显示、心房结构的显示、内脏—心房连接关系的判断等均可靠和准确，所以对上述问题的解决可以成为某些疑难先心病诊断的重要依据，超声心动图—心血管造影—MSCT综合影像诊断模式将大大提高疑难先心病的诊断准确率。

（三）在部分先心病手术后随访复查中的应用

包括主动脉缩窄术后、肺静脉畸形引流术后、外通道术后、流出道肥厚心肌切除术后等，MSCT 能直观了解手术效果、术后转归等，且迅速、方便，故应用前景广泛。

参考文献

1. Klingerbeck R, Schaller S, Fhlor T, *et al*. Subsecond multislice computed tomography, basis and applications. *Eur J Radiol*, 1999, 31:110-124.
2. Kim TH, Kim YM, Suh CH, *et al*. Helical CT angiography and three dimensional reconstruction of total anomalous pulmonary venous connections in neonates and infants. *AJR*. 2000. 175:1381-1386.
3. Kawano T, Ishii M, Takagi J, *et al*. Three-dimensional helical computed tomagraphic angiography in neonates and infants with complex congenital heart disease. *Am Heart J*, 2000, 1 39:654-660.
4. Carrascosa PM, Capunay CM, Parodi JC, *et al*. General utilities of multislice tomography in the cardiac field. *Herz*, 2003, 28（1):44-51.
5. Gilkeson RC, Ciancibello L, Kenneth Z. Multi-detector CT evaluation of congentital heart disease in pediatric and adult patients. *AJR*, 2003, 180:973-980.
6. Goo HW, Ko FK, Kim YH, *et al*. CT of congenital heart disease:Normal anatomy and typical pathologic conditions. *Radiographics*, 2003, 23:S147-S165.
7. 黄美萍，梁长虹，曾辉，等. 多层螺旋 CT 在小儿复杂先天性心脏病诊断中的应用. 中华放射学杂志，2004；38:726-730.

第十四章　主动脉、肾动脉和颈动脉多层螺旋 CT 成像

主动脉疾患及其外周动脉疾患的诊断目前仍以心血管造影为主，但随着MSCT的迅速发展、使从头到脚的“一站式”扫描成为可能[1-3]，即一次扫描可获得主动脉全程及其分支的血管图像，使得CT成像在该类疾病的诊断中发挥着越来越重要的作用，现以64层螺旋CT为例，介绍主动脉、肾动脉、颈动脉的CT成像应用情况。

一、检查方法

（一）螺旋增强扫描（Helical Full 0.6s）

64层螺旋CT机按以下步骤完成检查：（1）先做定位像：主动脉全程扫描为胸廓入口至耻骨联合水平，肾动脉扫描为剑突下至盆腔水平，颈动脉扫描为下颌至胸廓膈水平。（2）增强扫描（hellical）：采用Smart Prep（可以即时检测注入血管内造影剂的浓度，在最佳时刻触发扫描，触发阈值为120Hu，感兴趣区为升主动脉（主动脉扫描或颈动脉扫描）或腹主动脉上段（肾动脉扫描）。扫描参数为：120kV，500～600mA，准直器宽度64mm × 0.625mm，扫描层厚3.75mm，螺矩0.516，机架旋转时间0.5秒/圈，FOV＝360mm × 360mm，重建0.625mm横断图像。对比剂使用非离子型对比剂（碘海醇或碘普罗胺，每ml含碘350 mg或碘帕醇每ml含碘370mg）80～100ml，用高压注射器注入，流率4.0～5.0 ml/s，经肘静脉注射。

（二）将薄层图像传输至工作站，行多平面重建（multi-planar reformating，MPR），最大密度投影（maximum intensity projection，MIP）以及容积再现（volume rendering，VR）重建三维图像（图14-1）。

二、CT征象及表现

（一）主动脉疾病

包括主动脉粥样硬化、主动脉瘤、主动脉夹层、大动脉炎、其他主动脉狭窄或扩张病变等。

1．主动脉粥样硬化：是许多主动脉疾患的病变基础，主要CT征象包括：主动脉管壁增厚、钙化，内壁不规则，部分可见管腔内壁“龛影”—溃疡形成（图14-2，图14-3，图14-4）。

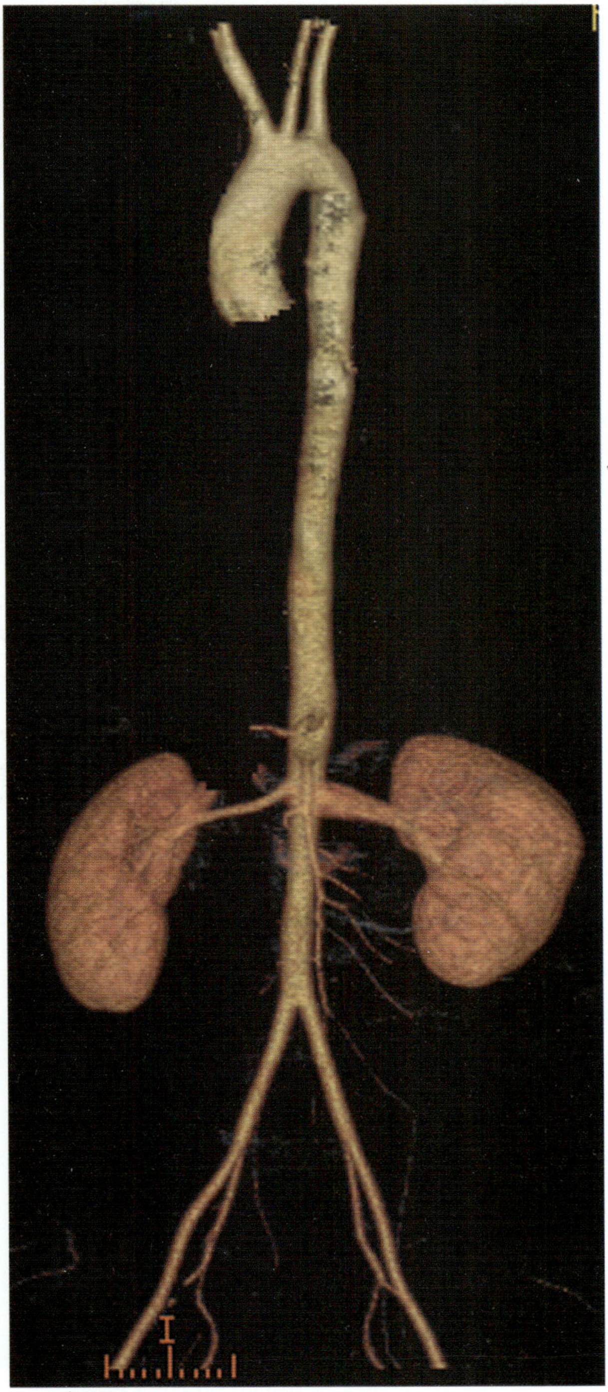

图 14-1　正常主动脉、肾动脉、头臂动脉的 64 层 MSCT 图像（VR 技术）

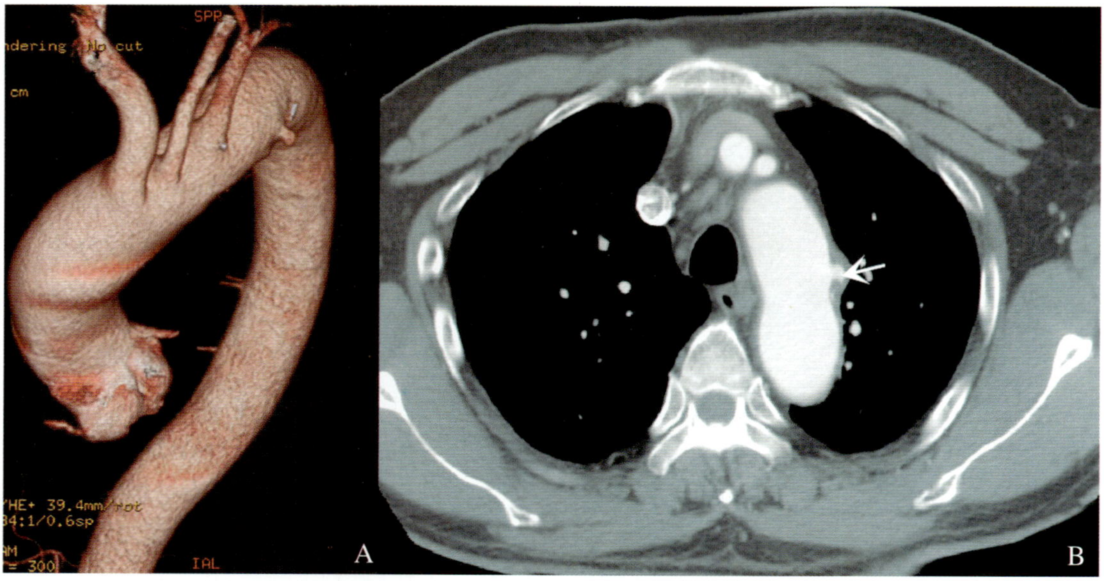

图 14-2 患者，男，58 岁，发作性背痛 1 年，64 层 MSCT 示主动脉弓侧壁穿透性小溃疡，已破出外膜。A，三维重建图像；B，横断面图像（箭头所指为病变部位）

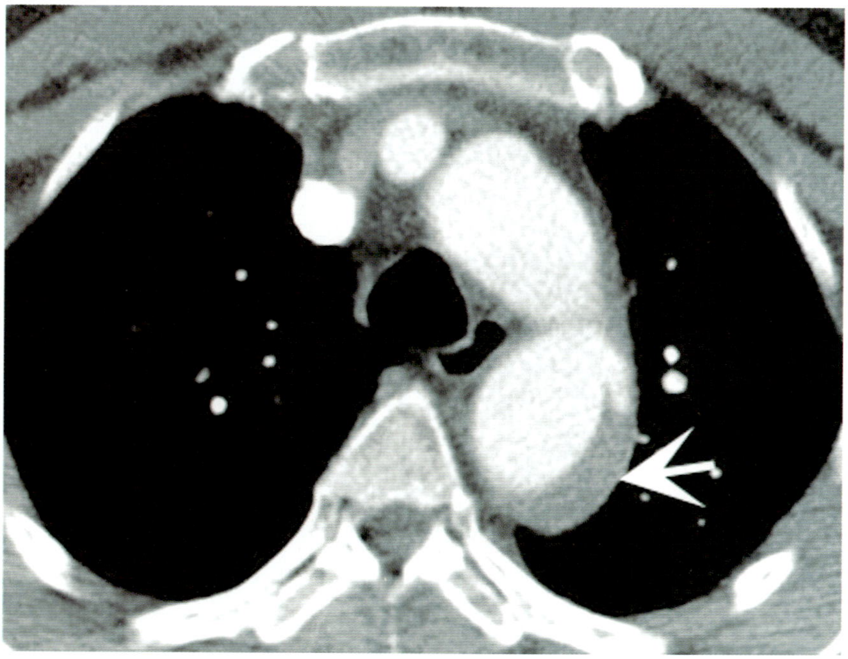

图 14-3 患者，男，54 岁，64 层 MSCT 横断面图像显示主动脉弓降部壁内血肿形成（箭头所指）

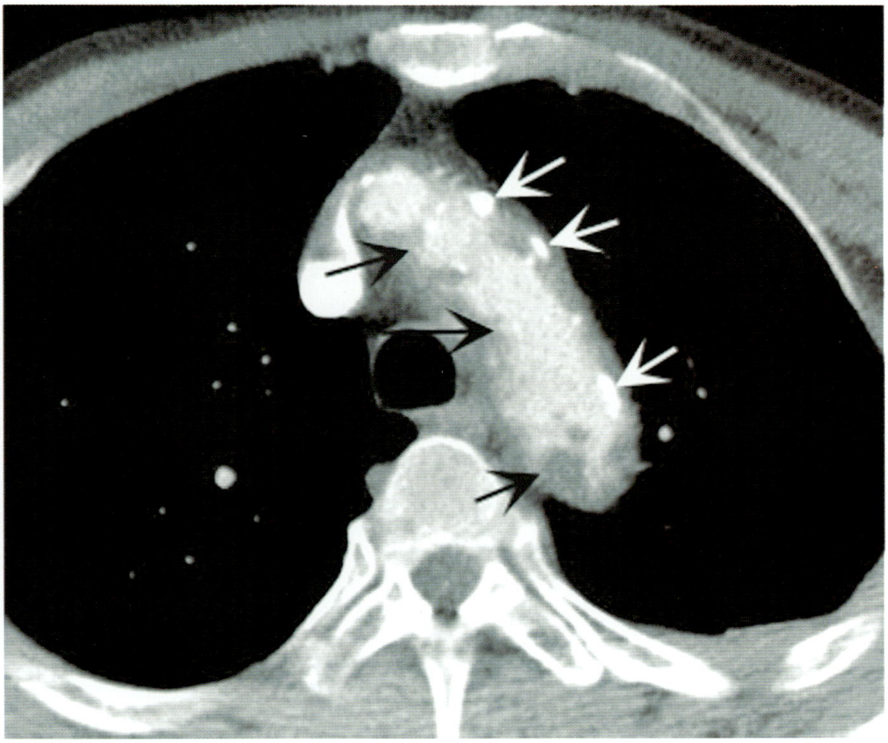

图 14-4　**患者，男，65 岁，64 层 MSCT 示（心脏短轴）主动脉弓部主动脉壁广泛钙化（白色箭头所指），伴多发溃疡形成（黑色箭头所指）**

2．主动脉瘤：主动脉局部病理性扩张，超过正常主动脉管径 50% 以上称为主动脉瘤，按病因可分为粥样硬化性、感染性、创伤性、先天性、梅毒性及特发性等，主要由于动脉中层弹力纤维的损害形成局部薄弱区造成。按病理解剖分为真性动脉瘤和假性动脉瘤两种。真性动脉瘤瘤壁三层结构完整，是主动脉壁的延续，主要CT征象包括：局部主动脉管径增宽，大于正常 50% 或直径大于 4cm，瘤体形态可有囊状及梭形等几种，管壁不规则增厚、钙化及出现附壁血栓，其他表现包括部分分支受累情况，瘤体对周围组织压迫等（图14-5）。假性动脉瘤是指各种原因造成的主动脉壁损伤、破裂、血液外溢，与周围组织粘连，形成血肿。一般破口较小，瘤壁为机化的血栓。CT 能显示瘤体大小、部位、附壁血栓量、钙化、破口大小，重要分支累及情况以及周围器官压迫情况等（图 14-6，图 14-7）。

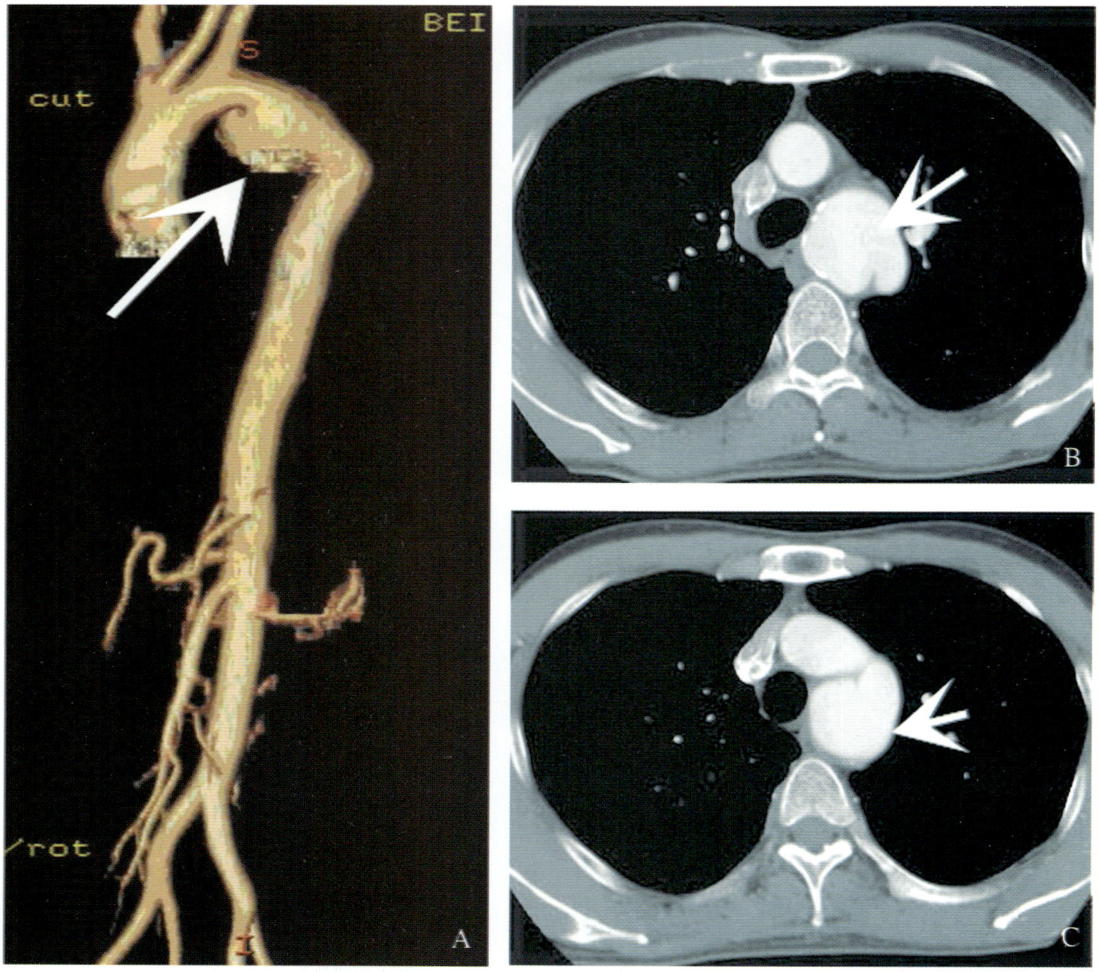

图14-5　患者，男，43岁，突发胸背痛7天，64层MSCT显示主动脉弓降部真性动脉瘤形成。A，三维图像显示主动脉弓降部动脉瘤（箭头所指）；B和C，横断面图像显示主动脉弓降部真性动脉瘤（箭头所指）

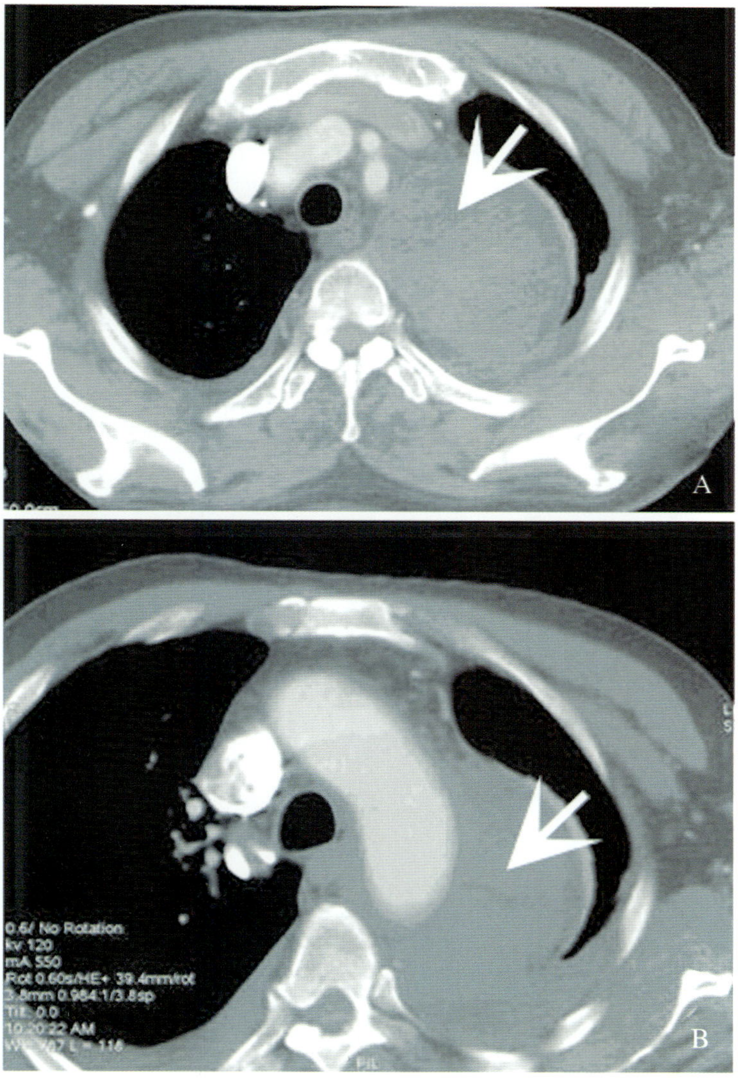

图 14-6　患者，男，34 岁，活动后胸背部疼痛 7 天，64 层 MSCT 示主动脉弓降部假性动脉瘤形成。A 和 B，横断面图像显示主动脉弓降部假性动脉瘤（箭头所指为瘤腔内大量血栓形成）

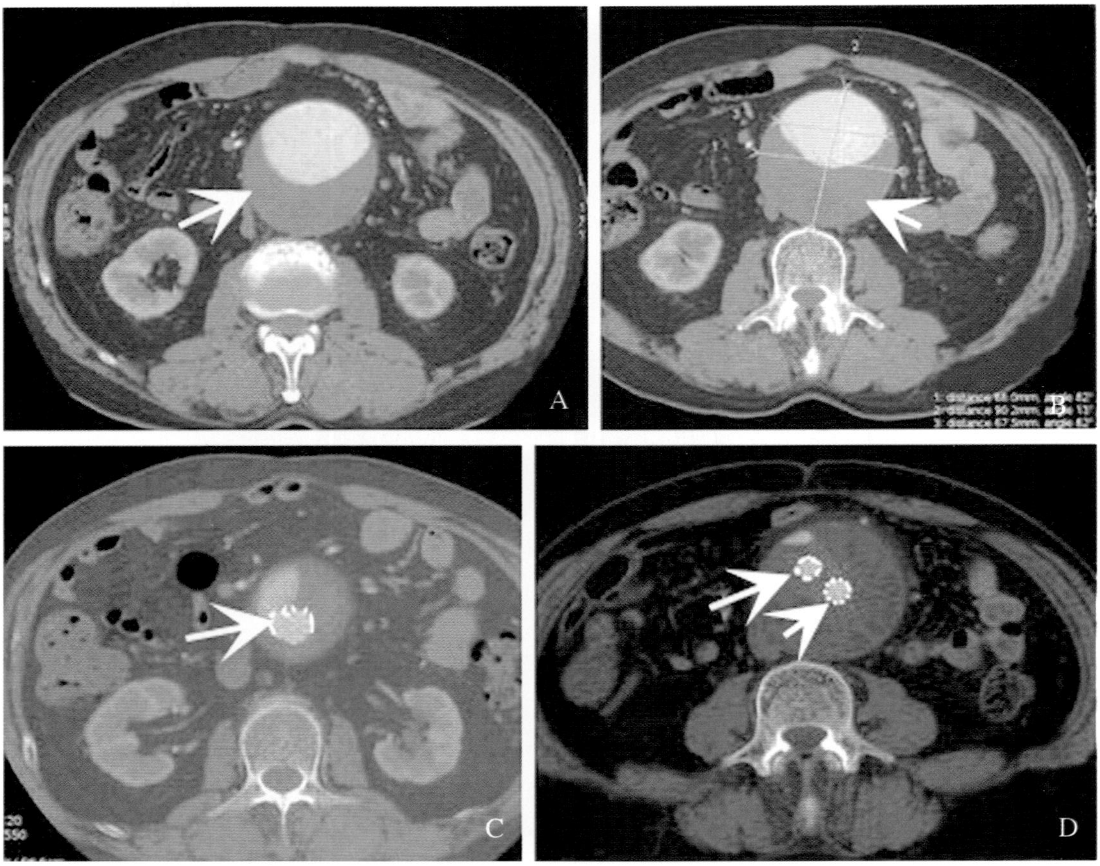

图 14-7　**患者，男，42 岁，腹主动脉瘤经主动脉内支架隔绝术前与术后 64 层 MSCT 图像。A 和 B，C T 横断面图像显示腹主动脉真性动脉瘤（箭头所指为腹主动脉扩张，大量附壁血栓）；C和D，CT横断面图像显示腹主动脉瘤经主动脉内支架隔绝术后，假腔明显改善，箭头所指为支架**

3．主动脉夹层：是指各种病因导致主动脉内膜破裂、血液进入内膜下中膜内，导致中膜—内膜间撕裂、剥离形成双腔。根据内膜破口位置及病变范围，可分为三型（Debakey分型），Ⅰ型：破口位于升主动脉，病变累及主动脉全程；Ⅱ型：破口位于升主动脉，病变仅累及升主动脉；Ⅲ型：破口位于左锁骨下动脉以远，病变仅累及降主动脉及以远。主要CT征象包括：主动脉腔内可见内膜片影及“双腔征”，内膜钙化内移，部分胸腔有积液。破口位置、病变起止范围、假腔内血栓形成、重要分支血管受累情况是判断病变程度的重要依据。另外，有学者将主动脉溃疡及无明显破口的主动脉壁内血肿称为“不典型夹层”，其中一部分可演化为典型主动脉夹层（图 14-8 至图 14-11）。

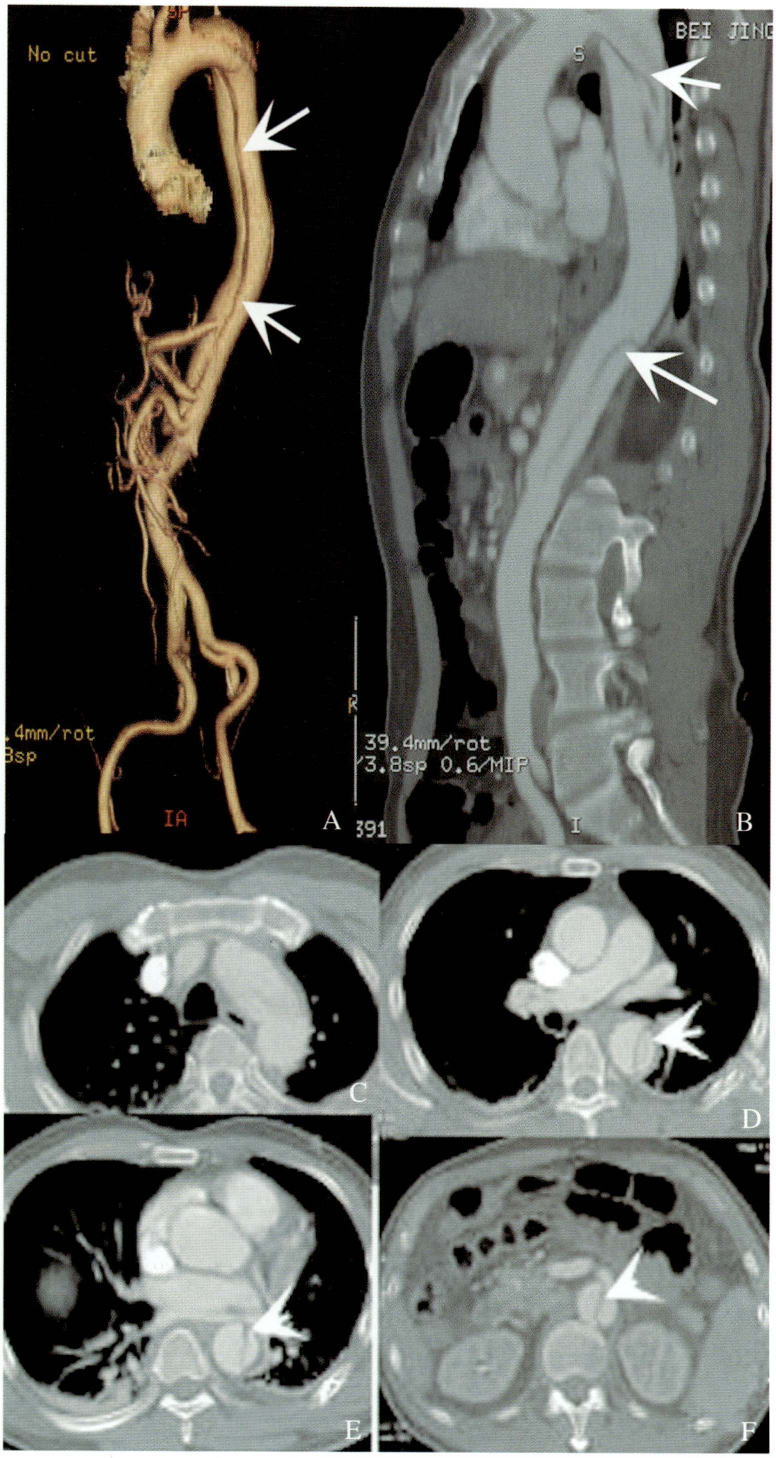

图14-8A　患者，男，48岁，突发胸背痛5小时，64层MSCT诊断Ⅲ型主动脉夹层。A，主动脉三维图像，箭头所指为夹层；B，主动脉MPR图像，箭头所指为破口部位；C至F，主动脉弓降部和降主动脉横断面图像，箭头所指为夹层部位

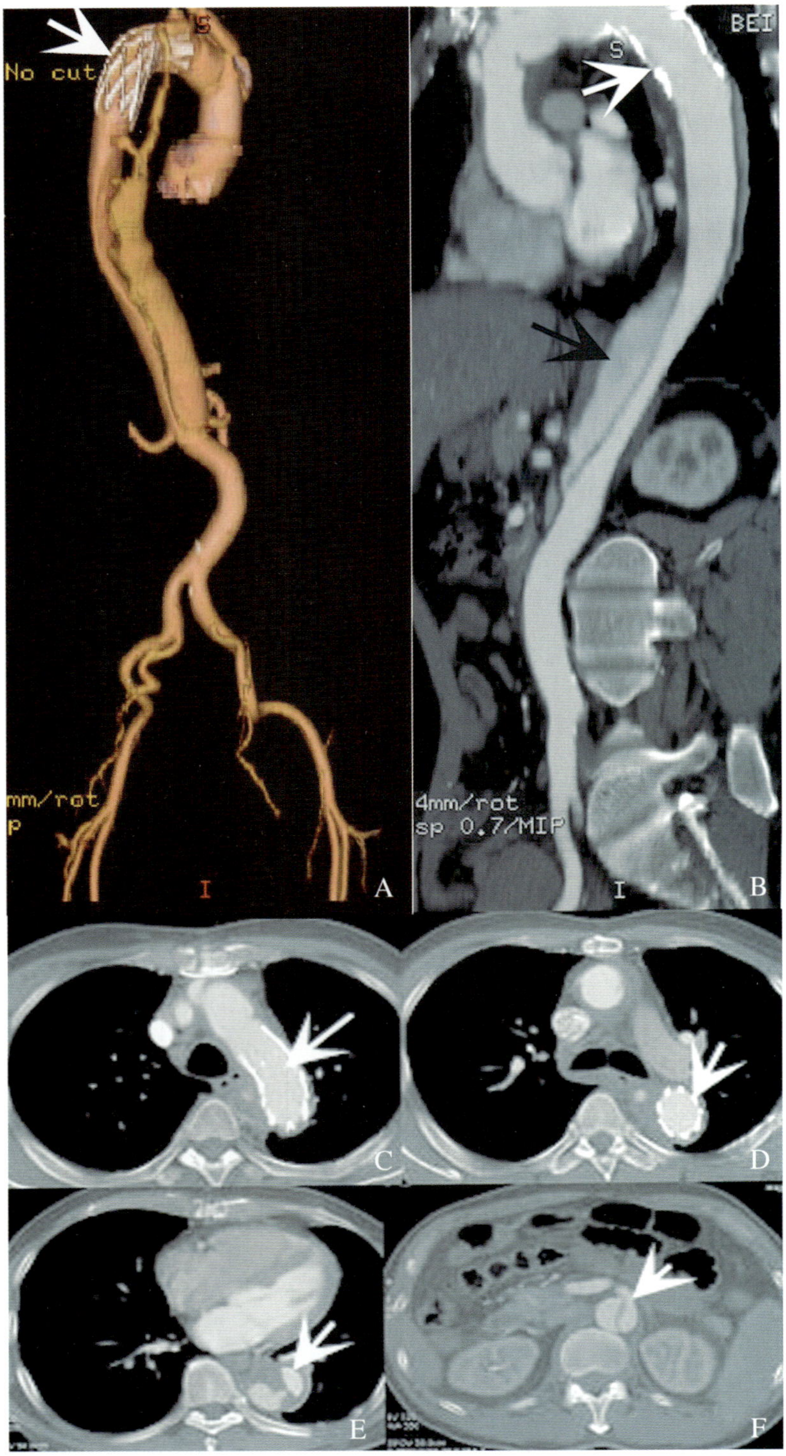

图 14-8B　同一病例主动脉弓降部支架置入术后。A，主动脉三维图像，箭头所指为主动脉弓降部支架；B，主动脉弓降部支架置入术后 MPR 图像，上方白色箭头所指为支架部位，黑色箭头所指为夹层部位；C至F，主动脉弓降部和降主动脉横断面图像（心脏短轴），箭头所指为支架和夹层部位；C和D示假腔完全消失

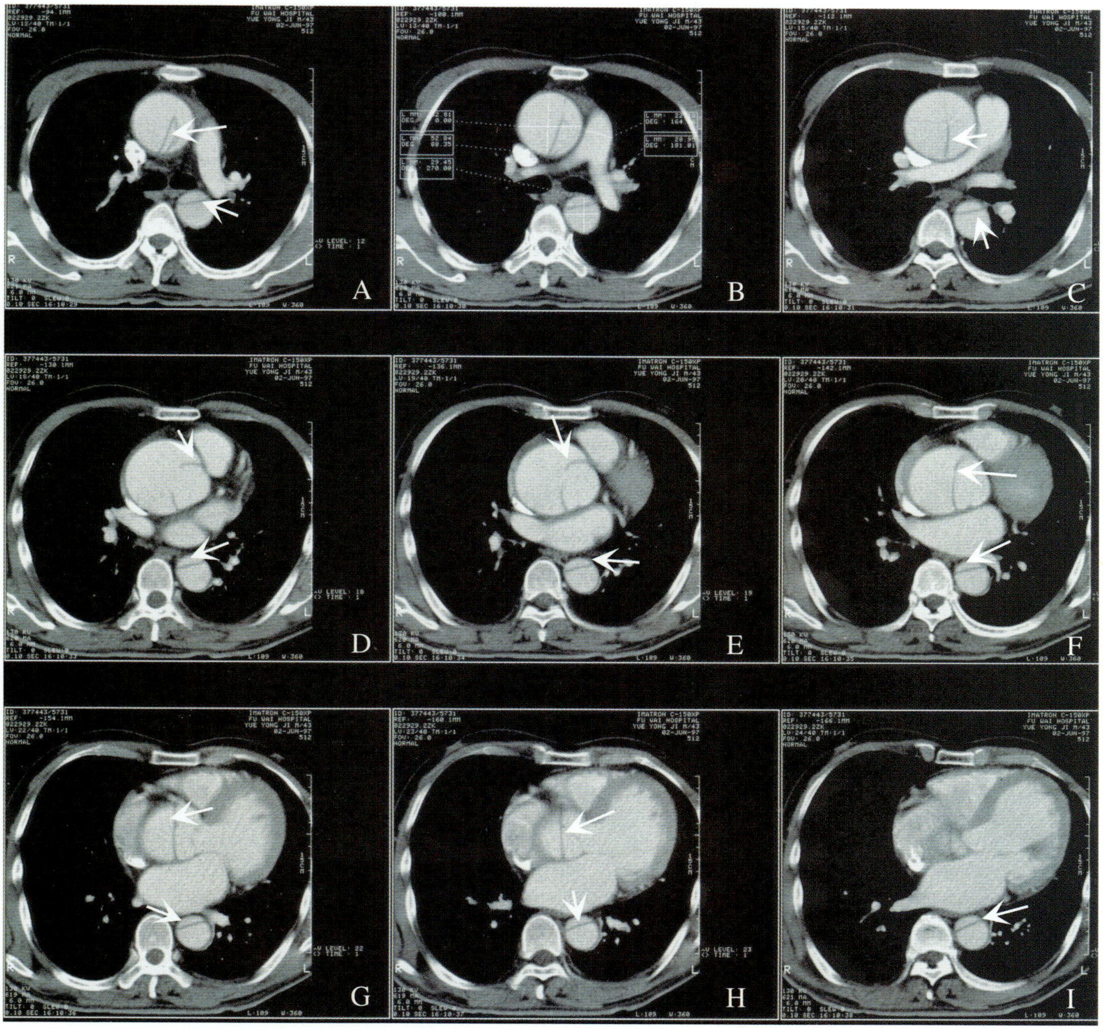

图 14-9 Debakey Ⅰ 型主动脉夹层，累及升、降主动脉和主动脉弓（心脏短轴）A 至 I，64 层 MSCT 从主肺动脉部位开始往心尖方向扫描，箭头所指为夹层部位

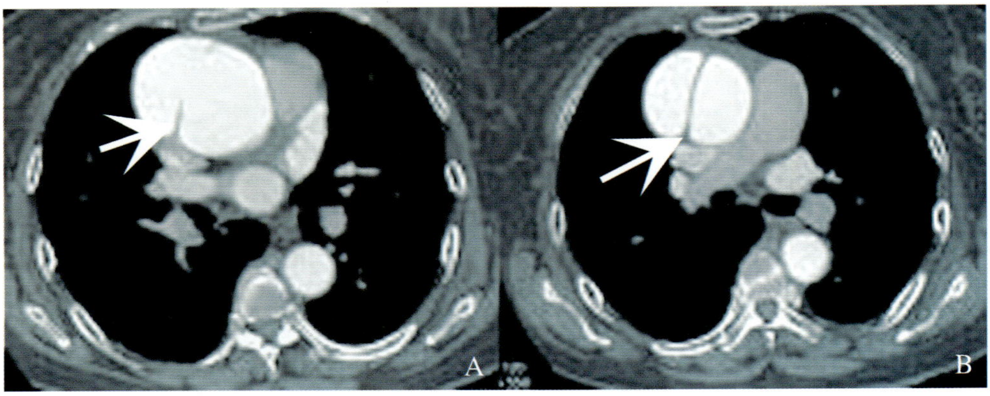

图14-10 Debakey Ⅱ型主动脉夹层，仅累及升主动脉（心脏短轴），箭头所指为夹层部位

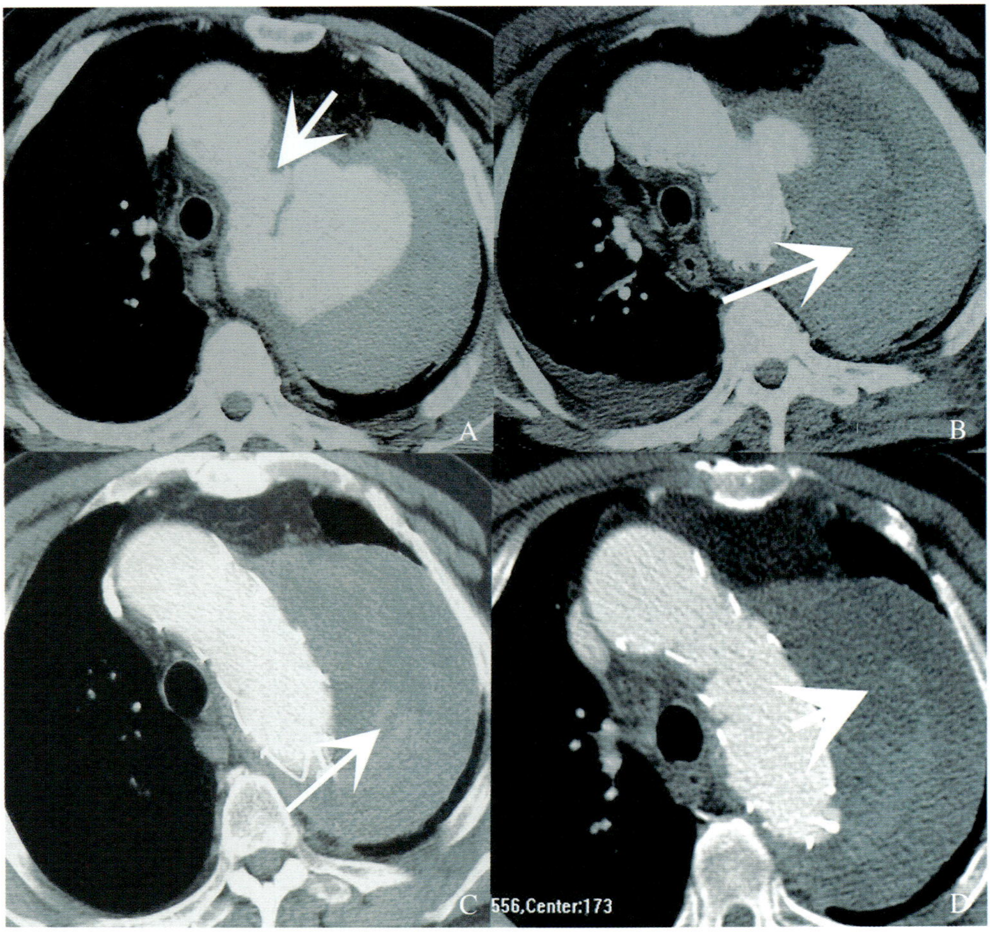

图14-11 患者，男，75岁。A，主动脉弓部假性动脉瘤，可见大破口（箭头所指），瘤颈与主动脉管壁的成角常小于90°，外围见血肿形成；B，支架置放后3天，仍见大破口，对比剂外溢，巨大假性动脉瘤（箭头所指）；C和D，支架置放50天、158天后，破口较前明显缩小，但巨大假腔内仍有少量对比剂充盈（箭头所指）

4．大动脉炎：又称无脉症，是一种多发于年轻女性的主动脉全层受累，以中层炎症细胞浸润为特征的血管炎。主要CT表现为：累及主动脉及主要分支，早期主动脉壁均匀、规则增厚，呈“双环征”，可致主动脉及分支管腔呈不同程度狭窄或狭窄—扩张病变。可累及肺动脉、肾动脉、头臂动脉、冠状动脉。

（二）肾动脉疾病

主要是各种原因所致的肾动脉狭窄（动脉粥样硬化、大动脉炎、纤维结构发育不良）。CT 能直接观察到肾动脉的狭窄程度、部位、肾皮质灌注情况、相关肾脏及肾上腺情况等。可作为排除继发性高血压的重要检查手段（图 14-12）。

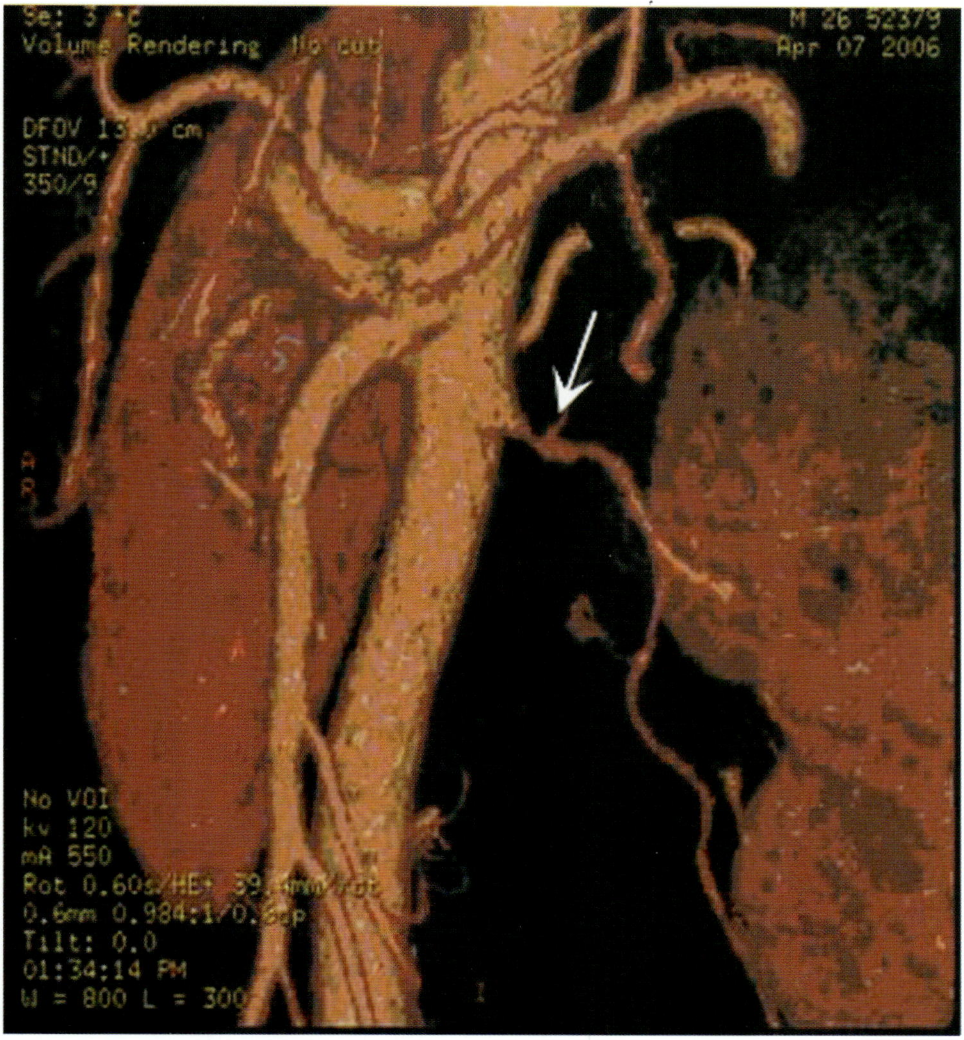

图14-12 患者，男，27岁，高血压10余年，MSCT三维重建图像显示左肾动脉重度狭窄（箭头所指）

（三）颈动脉疾病

主要是各种原因所致的颈动脉（颅外段）狭窄或溃疡、动脉瘤等病变。CT影像结合三维重建可达到血管造影的效果。显示主动脉弓与双侧颈动脉（颅外段）的全程情况，作为部分心脏病手术前的重要筛选检查。

三、CT 应用价值及评价

（一）MSCT 在主动脉疾病诊断中的应用价值

由于目前MSCT能完成从头到脚的“一站式”扫描，一次扫描可获得主动脉全程及其分支的血管成像，横断图像可观察管腔内情况，测量相关直径、距离等数据，三维重建可显示全程概况，同时可以兼顾其主要分支包括冠状动脉、头臂动脉、腹腔动脉、肾动脉、髂动脉等的情况，可以说CT对主动脉疾患的诊断获得的信息最为全面和准确，相对于超声心动图甚至血管造影都有明显优势，是目前临床上主动脉瘤、主动脉夹层、大动脉炎、主动脉粥样硬化等疾病最重要的诊断手段。

（二）MSCT 在主动脉疾病发展转归观察中的作用

由于CT对主动脉壁病变细节观察的准确性和可定量性[4-5]，使得一些利用CT对一些慢性主动脉疾患的发展转归进行随访观察成为可能，部分主动脉瘤的瘤体进展，不典型夹层恶化为典型夹层的情况均通过CT找到了影像学证据并和相应病理学证据有良好一致性。所以观察这些发展转归对这类疾病的预防及针对治疗有重要意义。

（三）MSCT 在主动脉外科或介入术后随访中的应用

因其具有经济方便、可重复性好、评价准确等优点，目前MSCT成为主动脉人工血管替换术、支架置入术、血管成形术等治疗手段的主要随访工具，成为此类手术疗效评价的重要依据。

（四）MSCT 在外周血管疾病中的应用价值

随着CTA技术的不断成熟，CT血管成像可达到血管造影相同的效果，这为肾动脉、颈动脉等外周疾患的诊断和治疗提供了极大方便，由于CT检查覆盖范围广，包括头颅、内脏等器官均有显示，获得的信息更多，同时全身血管CT成像的“一体化”更有利于对疾病的全面认识。对肾动脉成形术、颈动脉支架置入术等，MSCT也是良好的随访手段[6-7]。

参考文献

1. Rubin GD. MSCT imaging of the aorta and peripheral vessels. *Eur J Radiol*, 2003, 45 (Suppl 1):S42-49.
2. Macari M, Israel GM, Berman P, *et al*. Infrarenal abdominal aortic aneurysms at multi-detector row CT angiography: intravascular enhancement without a timing acquisition. *Radiology*, 2001, 220:519-523.
3. Hayter RG, Rhea JT, Small A, *et al*. Suspected aortic dissection and other aortic disorders: multi-detector row CT in 373 cases in the emergency setting. *Radiology*, 2006, 238:841-852.
4. Ouwendijk R, Kock MC, van Dijk LC, *et al*. Vessel wall calcifications at multi-detector row CT angiography in patients with peripheral arterial disease: effect on clinical utility and clinical predictors. *Radiology*, 2006, 241: 603-608.
5. Willmann JK, Wildermuth S, Pfammatter T, *et al*. Aortoiliac and renal arteries: prospective intraindividual comparison of contrast-enhanced three-dimensional MR angiography and multi-detector row CT angiography.

Radiology, 2003, 226:798-811.

6. Orbach DB, Pramanik BK, Lee J, *et al.* Carotid artery stent implantation: evaluation with multi-detector row CT angiography and virtual angioscopy-initial experience. *Radiology*, 2006, 238:309-320.
7. Berg M, Zhang Z, Ikonen A, *et al.* Multi-detector row CT angiography in the assessment of carotid artery disease in symptomatic patients: comparison with rotational angiography and digital subtraction angiography. *Am J Neuroradiol*, 2005, 26:1022-1034.

第十五章 多层螺旋CT心脏成像在心脏电生理检查和治疗中的应用

心内心脏电生理检查和射频消融治疗目前已成为根治多种类型心律失常的重要手段。主要是应用心内电极导管放置在心腔内，通过记录心脏内各部位的局部心内电图，结合各种心脏程序刺激的反应确定心律失常的发生机制，应用射频能量对发生心律失常的关键部位进行治疗来实现。近年来，越来越多的更为复杂的心律失常的介入治疗已经成为心脏电生理医生面临的挑战，心脏三维技术（如CARTO XP和Ensite NavX）的兴起，使得心脏电生理医生可以像外科医生那样通过介入手段进行治疗，目前主要应用于心房纤颤、心肌梗死后室速以及外科手术后房性心律失常等方面。

但是，目前的三维标测技术主要通过消融电极导管在心腔内采点来实现，且因心脏在不停地跳动，导管的贴靠是否紧密也会受到影响，如何更好地保证电生理解剖构图的准确性以指导手术治疗必然成为人们关注的焦点。因此，电生理心脏三维成像与多层螺旋CT心脏成像的融合技术，已成为一项重要的手段。另外，多层螺旋CT心脏的准确成像技术，对术前判定心脏大小、形状，心脏血管走行以及心房或心室内有无血栓等均有重要价值。本章以心房纤颤为例，介绍与心房纤颤相关的多层螺旋CT心脏成像在电生理检查和治疗中的应用。

一、CT心脏成像对心房纤颤患者左心房血栓的检测

血栓形成是心房纤颤最常见的一个严重并发症，也是心房纤颤患者致残、致死的一个重要原因。心房纤颤时心房失去主动收缩和舒张的功能，心房内尤其是左心耳血液淤滞，是血栓形成的基础。

食道超声（TEE）是临床检测心房的重要手段，在目前心房纤颤射频手术消融前，电极导管在左心房内操作时为了避免心房血栓脱落引起栓塞并发症，术前必须排除有无左心房血栓。TEE检测虽然安全有效，但由于其操作中需要应用镇静及局部麻醉药物，患者相对比较痛苦。另外，操作者个人的操作经验对检查结果有很大的影响。因而，临床上对一种完全无创，又能客观准确检测心房血栓的筛选方法有着潜在的需求。多层螺旋CT心脏成像近年在临床应用迅速普及，有望成为评价左心房血栓最有效的无创筛选方法。Achenbach等[1]对比研究了电子束CT和TEE在心房纤颤直流电转复之前的血栓检测，发现52例患者中，7例TEE检测到左心房血栓，这7例患者同时行电子束CT成像均检出左心房有血栓。国内夏云龙等[2]应用16层螺旋CT与TEE比较也取得了相似的结果。另外，新的三维电解剖标测技术，如Catro-MERGE技术的应用，使得多层螺旋CT成为导管消融前的常规准备，即使已行TEE检查的患者，也可更加肯定有无血栓的存在，并可能成为一种可靠的替代手段。

二、CT心脏成像对心房纤颤患者左心房及肺静脉开口判定

心房纤颤目前在临床上最常见的一种消融手段是环肺静脉环行消融，其方法主要通过两种机制的干预来治疗心房纤颤，其一是隔离肺静脉与肺静脉之间的电传导，对终止与肺静脉相关的心房纤颤起到重要作用，同时避免了对肺静脉口部消融从而造成肺静脉狭窄的严重并发症。其二是心房大环消融可以对左心房进行更大范围的干预，改良心房的基质，根治心房纤颤[3-4]。

但是，左心房与肺静脉的连接因人而异，多数患者为4个肺静脉，但每个人的肺静脉也有很多变异，比如肺静脉可以有5～6支，也可以为上下肺静脉共干。临床发现存在肺静脉共干的患者同时具有较高的阵发性心房纤颤发生率（图 15-1）。

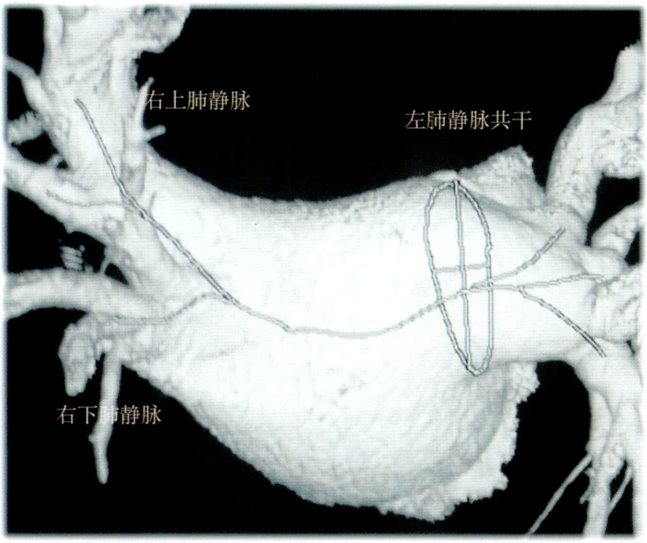

图15-1　患者，男，69岁。左上下肺静脉共干，于共干与心房交界处行环行消融后实现心房和左侧肺静脉电隔离

三、三维电解剖标测与CT成像融合技术对消融线路的指导作用

三维电解剖标测对心脏结构构图后，通过应用多层螺旋CT所采集的原始数据可直接输入到三维标测系统中，标测医生可以对所采集的数据在三维标测系统的计算机上进行解剖学成像，选择所需要的心脏解剖结构。比如对心房纤颤患者可以仅保留左心房和肺静脉部分，其余部分可以删除。这样，把应用导管技术所勾画的电解剖图形与真实的CT成像进行融合来矫正电解剖图形的不足，当两种图形融合点的误差小于1mm时，可以直接在CT的成像上进行消融，从而取得可靠的消融路径（图 15-2，图 15-3）。

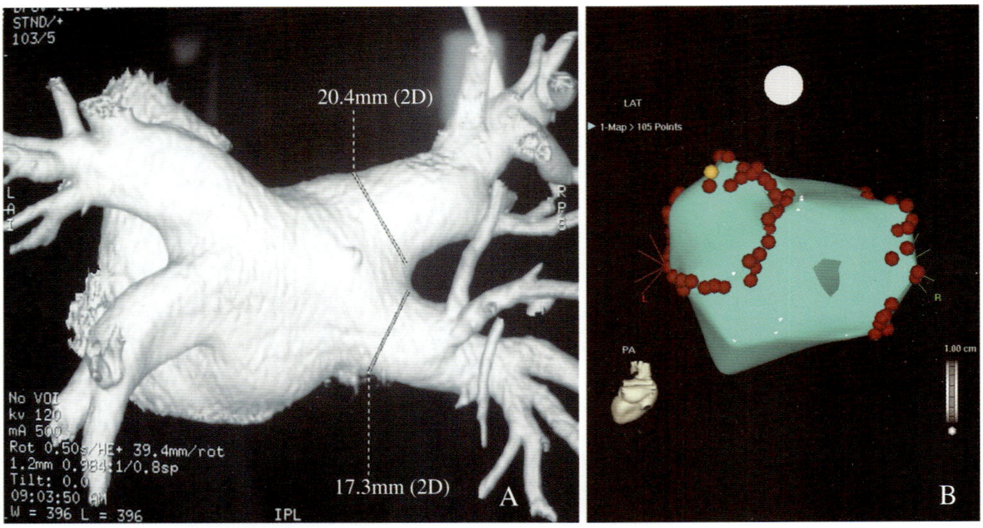

图 15-2　患者，男，54 岁，阵发性心房纤颤病史 10 余年。应用三维电解剖标测与 MSCT 成像融合技术指导消融线路

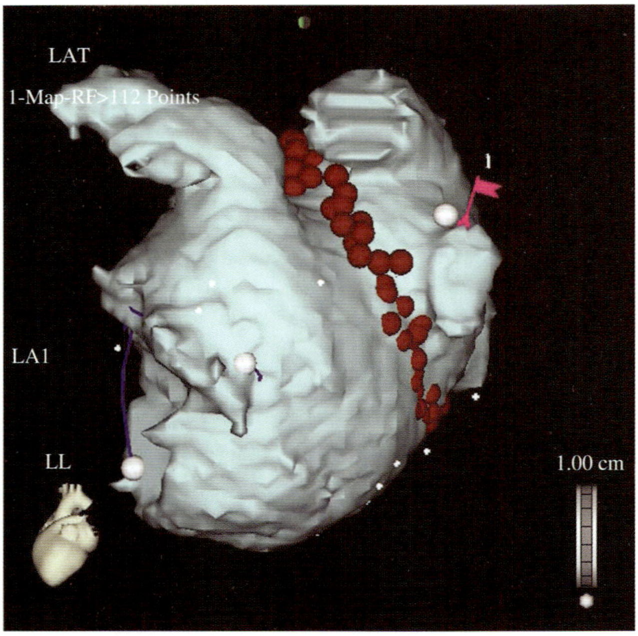

图 15-3　患者，男，49 岁，持续性心房纤颤 8 年，消融左侧肺静脉与左心耳交界区是消融的难点，图中显示了消融线路的清晰走向

四、心脏CT成像通过“内窥镜”技术指导消融导管的定位

当应用上述融合技术成功后，在CT影像的指导下即可进行心房线形消融，消融导管的放电部位可以进行随时采集。我们不仅能在心脏的外膜观察到消融导管的位置，也可以利用CT成像的内窥镜技术，从心脏的内膜进行观察，尤其对那些心内结构隆起的部位进行消融更具有价值（图 15-4）。

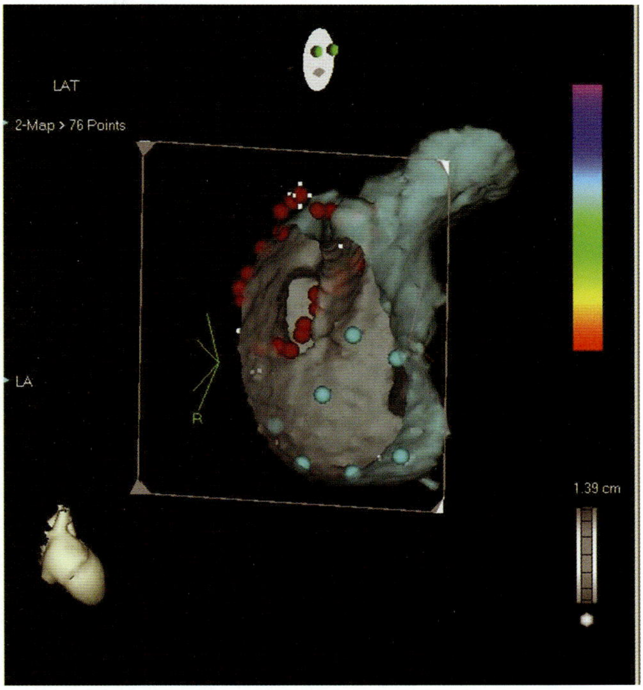

图 15-4　患者，男，43 岁。阵发性心房纤颤射频消融术中，通过心内膜系统可见心房内的结构

五、心脏 CT 成像有助于随访消融后病例是否发生肺静脉狭窄

肺静脉节段隔离或环肺静脉行消融时，可能出现消融导管在肺静脉内误放电，也可能因环肺静脉消融后存在电传导缝隙而不能完全被隔离。为保证隔离成功，环肺静脉的消融线路会逐渐接近肺静脉口部，尤其当导管深度在肺静脉口内超过5mm时，术后有可能造成肺静脉狭窄。单支肺静脉狭窄多数患者可无临床症状，多支狭窄可能造成胸闷，气短，反复出现刺激性干咳，活动耐力下降等表现，严重病例可能需要外科干预治疗。在肺动脉狭窄的各种无创检查方法中，多层螺旋CT成像被认为最有诊断价值。最近有不少文献报道多层螺旋CT可以准确识别肺动脉狭窄。

总之，应用多层螺旋CT成像技术已经成为心脏电生理检查和消融治疗中不可缺少的检查和获取信息的手段。随着临床经验的积累，MSCT心脏成像也可应用在室性心律失常和外科术后心律失常的患者中，有待于更好地被开发和利用。

参考文献

1. Achenbach S, Sacher D, Roper D, *et al*. Electron beam computed tomography for the detection of left atrial thrombi in patients with atrial fibrillation. *Heart*, 2004, 90:1477-1478.
2. 夏云龙，杨延宗，丛涛，等. 心房纤颤导管消融术前多层螺旋CT对比食管超声检测心房血栓的应用价值探讨. 中华心律失常学杂志，2006:333-337.
3. Haissaguerre M, Sanders P, Jais P, *et al*. Catheter ablation of atrial fibrillation: triggers and substrate. *J Cardiac Electrophysiology*, 2004, 1039-1052.
4. Pappone C, Rosanio S, Oreto G, *et al*. Circumferential radiofrequency ablation of pulmonary vein ostia. *Circulation*, 2000, 2619-2628.

索　　引